国家科学技术学术著作出版基金资助出版

计算生物医学超声学

万明习 冯 怡 路舒宽 等 著

科学出版社

北 京

内 容 简 介

生物医学超声学是声学与生物医学交叉而形成的重要领域。鉴于计算仿真技术在生物医学超声领域研究中的重要地位，西安交通大学生物医学超声课题组撰写了本书。本书简明、系统地介绍了计算生物医学超声学的概念和内涵，从治疗超声非线性声场、温度场、微泡动力学及非线性特性、超声成像前沿技术、超声微粒操控和空化等若干方面展开了系统深入的阐述，兼顾经典理论与最新研究成果。

本书适用于生物医学超声相关课程的本科及研究生教学，更适合有志于了解或从事生物医学超声计算相关工作的研究生、科研工作者、工程技术人员和临床医生使用。

图书在版编目（CIP）数据

计算生物医学超声学/万明习等著.—北京：科学出版社，2019.1
ISBN 978-7-03-059103-6

Ⅰ．①计… Ⅱ.①万… Ⅲ．①生物医学工程–超声学 Ⅳ．①R318
②R312

中国版本图书馆 CIP 数据核字(2018)第 238066 号

责任编辑：罗 静 刘 晶 / 责任校对：郑金红
责任印制：张 伟 / 封面设计：无极书装

科学出版社出版
北京东黄城根北街 16 号
邮政编码：100717
http://www.sciencep.com

北京虎彩文化传播有限公司 印刷
科学出版社发行 各地新华书店经销
*

2019 年 1 月第 一 版 开本：787×1092 1/16
2019 年 6 月第二次印刷 印张：20 1/2
字数：480 000
定价：150.00 元
(如有印装质量问题，我社负责调换)

前　　言

　　生物医学超声学是声学与生物医学交叉而形成的研究领域，涉及疾病的预防、诊疗和康复等诸方面，应用需求广泛，前沿发展很快。生物医学超声研究涉及面甚广，从声学基础理论、声能量的转化与利用、声空化机制、声波的传播及其与复杂生物系统的相互作用，到造影成像、分子成像、弹性成像、多模成像等新型超声诊断技术，以及热消融、组织毁损、溶栓、药物控释、血脑屏障开放等超声治疗技术的蓬勃发展，均体现了物理、生物医学和工程科学基础理论与关键技术的不断融合创新。与计算力学和计算声学等领域类似，在生物医学超声研究中，理论推导与计算仿真具有独特而重要的价值，在阐明生物医学超声重要基础理论和关键技术研发中发挥着重要推动作用。然而，目前有关生物医学超声领域仿真计算关键理论、技术及应用的著作甚少。

　　本书著者及其所领导的实验室在生物医学超声领域长期进行研究，取得了丰富的科研成果和转化应用，并借用计算仿真技术对生物医学超声的物理现象与机制、成像、治疗等领域开展了一系列研究工作。通过将编者在计算生物医学超声学领域取得的主要研究成果和国内外本领域的经典理论模型与最新研究进展紧密结合，这本《计算生物医学超声学》得以完成。本书首先介绍了生物医学超声非线性声场和温度场评估的理论与计算方法；针对生物医学超声作用下微泡的物理特性，讨论了微泡及微泡群振动模型、声散射特性及其在组织中的动力学模型，为微泡信号检测和相关成像技术奠定了理论基础；进一步介绍了几种生物医学超声成像前沿技术的理论和计算方法；对近年来的研究热点，如超声的微粒操纵、声空化与光声空化等计算问题也进行了系统的阐释，从而使得本书具有较高的学术价值。

　　本书共 12 章，由主编进行了全书的架构设计，组织和指导所领导的团队成员完成了各章的撰写。第 1 章介绍治疗超声的非线性声场，由陆明珠、马凤超和王睿完成，感谢南京大学声学研究所章东教授对该章内容的审校；第 2 章介绍治疗超声中生物组织的温度场，由张思远、徐田奇完成；第 3 章介绍单微泡振动与声散射，由胡虹、路舒宽完成；第 4 章介绍黏弹性介质中的微泡动力学，主要由刘润娜、路舒宽和霍瑞完成；第 5 章介绍微泡群动力学与声散射，由路舒宽完成；第 6 章介绍波束合成与控制，由柏晨完成；第 7 章和第 8 章介绍生物组织弹性模量重构和分数阶黏弹性估计算法，由张红梅完成；第 9 章介绍基于稀疏表达模型的超声成像及 GPU 并行计算，由段君博完成；第 10 章介绍基于声辐射力的微球体操控，由史爱伟、杜轩完成；第 11 章介绍超声空化与声致液滴相变，主要由徐姗姗、郭世放、刘晓东完成；第 12 章介绍光声空化，由冯怡、秦对完成。万明习、冯怡和路舒宽负责全书稿件的审核和校对。

本书撰写过程中，参考了大量国内外著作和论文，也在此一并表示衷心感谢。

生物医学超声学正在快速发展，计算生物医学超声学的理论和应用研究也方兴未艾。我们在撰写过程中除了对经典理论进行介绍，也对发展前沿进行跟进和展开。本书撰写过程中难免会有疏漏或不妥之处，敬请读者批评指正。

万明习

2017 年 12 月于西安交通大学

目　录

第1章　治疗超声的非线性声场

1.1　引　　言

超声波的医学应用可以分为两种：一种是诊断超声，它是利用脉冲回波获取组织的结构图像；另一种是治疗超声，主要是应用超声的生物学效应。在治疗超声应用中，非线性的有限振幅声波产生的物理效应有声辐射压力、声流和空化效应（程建春，2012）。传统非线性声传播理论认为声速随声压的增加而增加，从而使波峰传播快而波谷传播慢，导致波形产生畸变，此时声波中除了基波外，还会衍生出谐波的成分，介质中传播的声波声压并不能采用线性声传播方程确定，而需要通过建立非线性模型和方程来求解。声波非线性的作用会使得焦点处的能量显著提升、组织吸收等热效应明显增强。由于吸收系数与频率呈现幂律关系，谐波的产生增加了超声生物效应发生的可能性。高强度聚焦超声的治疗手段正是依赖于组织的这些生物效应。由于聚焦超声在不同的强度水平所产生的生物效应不同，相应的治疗模式也不同。传统的治疗模式主要利用超声的热效应，加热的速率取决于局部的声强，组织吸热产生蛋白质热凝固变性。将超声强度进一步提高，除了热效应增强，治疗模式还可以利用伴随的达到惯性空化阈值的微泡产生的机械效应。在超高强度的超声作用下，由于焦区非线性传播的影响，超声在焦点处会形成冲击波，并因此可能产生更加强烈的空化作用，造成细胞层面的机械损伤。在现代超声治疗领域中，非线性的效应不可忽视并且已经成为治疗应用的关键技术（章东等，2014）。

本章内容着眼于高强度超声的非线性变化及生物热效应，从理想流体质点运动方程逐步推导出适合于大振幅声波在黏滞流体中的非线性声场方程，在此基础上对方程进一步做抛物线近似处理得到目前应用最为广泛的 KZK 方程。而后，采用频域有限差分的方法求解该方程，仿真出声波的非线性变化、非线性声场分布及热效应结果，之后探讨影响非线性变化的因素，对比阐述线性与非线性传播的差异。这些结果可对超声治疗方案的选择和参数优化提供指导，是治疗超声，尤其是超声手术研究中最基础的内容。

1.2　非线性声场的理论基础与计算模型

1.2.1　超声波传播的非线性特性

单频平面声波在无边界的理想介质中传播时，如果幅值微小，可遵循线性声波的传播理论，不存在边界反射、能量耗散和声频散等现象，波形不会发生变化。但是当初始声压逐渐增大或超声频率增大，声波传播就会偏离线性声学的传播规律，衍生出谐波成分，波形会发生畸变，基波的能量转移到谐波成分上，这就使声波传播产生了非线性变化。由频谱分析可知，圆频率为ω的周期有限振幅波在耗散介质中传播会产生波形失真，可以将此时的时域波形展开成频率为ω，2ω，3ω，…，$m\omega$的一系列简谐函数，并且随着传播距离的增加，高频分量在总能量中所占比重增大，随时间具有累加效应。因此，畸变的波形就是多个谐波成分叠加形成的结果（章东等，2014）。

介质的密度及压缩系数决定声速，声速的改变将导致声波的折射。空间密度及压缩系数的变化（即声的特性阻抗）或者声吸收会引起声波的散射和反射。生物组织中，折射、反射、散射及吸收都是引起声能量衰减的因素。由于传播介质的非线性和耗散，有限振幅声波在传播中不断衍生出了谐波，谐波继承基波的能量，基波在传播过程中不仅会因为介质的黏滞吸收引起能量衰减，而且由于谐波衍生转移能量造成了附加衰减，因此，焦区非线性热效应就更加显著。

正是由于声传播的非线性及非线性热效应，焦区介质吸收转化声能的能力将大大提高，局部组织温度会迅速升高，短时间内热传导现象并不明显，所以焦区局部组织可能很快会达到能量饱和的状态。声饱和效应最终将使传递到介质中指定点上的声功率受到限制，使接收点的超声波强度大大降低，影响超声治疗的效果。

高强度聚焦超声（high intensity focused ultrasound，HIFU）是一种近年来发展非常迅猛的治疗方法，以其非侵入、治疗时间短等优势已经成为医学超声领域的研究热点（Kennedy，2005）。HIFU治疗手术是在体外把超声波通过一些聚焦手段（声透镜、凹球面自聚焦、电子聚焦等）汇聚，然后辐照到体内，超声波与人体靶区组织相互作用从而产生热效应、机械效应和空化效应等，瞬间（0.5～2 s）灭活肿瘤组织，而且不损伤靶区周围的正常组织。

聚焦超声波在到达靶组织中的指定区域的过程中，往往需要经过多层组织介质（包括皮肤、肌肉、脂肪等）。在每层组织界面上，由于声阻抗的差异，部分声能量被反射，造成能量的无益损耗。声能量的透射系数主要取决于介质声阻抗的差异及组织的厚度，人体组织中，除了脂肪、气体和骨头，大部分组织的声阻抗和水相似，所以，一般使用水作为耦合介质，使得超声能量尽可能少损失地从换能器传递至人体组织。超声传播通过组织时，声波能量会发生衰减，这主要有两个方面的原因：首先，声压波动引起组织微观层面上的剪切运动，入射声波所携带的部分机械能由于黏滞吸收转化为热能，这种黏滞吸收产生的热效应是超声热疗的主要机制；其次，在各向异性介质中，组织声学特性不均匀，与周围组织不同声学特性的小区域将入射声波散射至各个方向，导致声波的入射方向的能量损失。Kashcheeva等（2000）提出理论：对于大多数组织而言，衰减系数α与超声频率f两者之间呈指数关系：

$$\alpha = \alpha_0 \left(f / f_0 \right)^{\eta} \tag{1.1}$$

式中，α_0为频率f_0时声波传播的衰减系数；η为组织常量。对于生物组织，$f_0 = 1$ MHz时，η在1～1.4之间取值，衰减系数和频率近似呈线性关系。

由于声波传播的衰减系数与频率存在这样的对应关系，因此如何合理选取超声治疗的各种参数成了HIFU治疗研究中一项重要内容。对于多数临床治疗应用，HIFU换能器使用0.5～0.8 MHz的单频超声，如果假设超声在组织中的传播遵循线性理论，则组织吸收热量完全依赖于入射超声声强及局部组织的声吸收系数。实际上,高强度超声在组织中传播时,波形会产生非线性畸变,从而衍生出谐波成分,而任何超声声波传播过程中由于非线性机制产生的高次谐波成分,都会改变线性条件下组织对于热量的吸收,从而产生许多与线性传播理论预想的不同的现象。HIFU 治疗过程中有两种明显的非线性机制:非线性声传播和空化效应。我们这里主要探讨的是声波传播的非线性机制。

当大振幅的单频声波在介质中传播时,声波波形由于与介质的相互作用逐渐发生畸变,甚至可能形成冲击波。由于组织的声吸收系数与频率存在依赖关系,因此高次谐波成分更易被组织吸收,进而转化为热能。基频能量向高次谐波转移的程度取决于入射声波的振幅、传播媒介的非线性参量(一般用 B/A 表示),以及声波在介质中的传播距离。在 HIFU 治疗的研究中,随着靶组织深度的增加和声强的提高,非线性效应的影响变得越来越重要,波形非线性畸变导致组织能量的额外吸收对 HIFU 治疗中的热效应有着越来越重要的影响。而根据对 HIFU 的最新研究,利用分裂焦点(Lu et al.,2014)、组织毁损(Xu et al.,2004)及强非线性引起的冲击波效应(Maxwell et al.,2012)等技术手段在焦区产生更加强烈的非线性生物效应对于治疗模式的改进和治疗效率的提升都大有裨益。

1.2.2　理想流体中有限振幅声波的线性传播方程

流体介质在宏观上是连续的,以牛顿质点动力学的观点,流体介质可以看成是由许多紧密相连的微小体积元组成的,每个体积元内的介质集中在一点。在声扰动下,质点在平衡位置附近振动,又引起周围其他介质的振动,从而使振动由近而远传播,这种传播称为声波。存在声波的空间称为声场。理想流体中,不考虑黏性,没有声能转化为热能等能量形态变化,没有总能量的损耗;在流体介质中没有切向力,也就没有横波发生。微小声波时,没有线性波形畸变导致的非线性吸收,没有定向声场引起介质定向流动的问题。在理想流体中,质点只在压力的作用下运动,不存在其他外力。

以空间坐标 (x,y,z) 和时间 t 为自变量,t 时刻,位于空间 (x,y,z) 处的质点速度为 $V(x,y,z,t)$;$t+\mathrm{d}t$ 时刻,该质点运动到了 $(x+u_1\mathrm{d}t,y+u_2\mathrm{d}t,z+u_3\mathrm{d}t)$ 处,其速度可以用 $V(x+u_1\mathrm{d}t,y+u_2\mathrm{d}t,z+u_3\mathrm{d}t;t+\mathrm{d}t)$ 表示。质点的加速度可以表示为(程建春,2012;章东等,2014):

$$\frac{\mathrm{d}V}{\mathrm{d}t}=\frac{\partial V}{\partial t}+u_1\frac{\partial V}{\partial x}+u_2\frac{\partial V}{\partial y}+u_3\frac{\partial V}{\partial z}=\frac{\partial V}{\partial t}+(V\cdot\nabla)V \tag{1.2}$$

质点加速度由两部分组成:第一部分称为局部加速度,它是空间固定点的加速度,表示空间速度场的时间变化率;第二部分称为对流加速度,它是质点从 t 时刻所在空间点运动至 $t+\mathrm{d}t$ 时刻空间点所获得的加速度。对于理想流体,外力为声压,根据牛顿第二定律,可以得到质点的运动方程(程建春,2012):

$$\rho\frac{\mathrm{d}V}{\mathrm{d}t}=-\nabla P \tag{1.3}$$

质点在运动中需要遵守质量守恒定律,即单位时间内体积元质量的增加量等于流入体积元的净质量，即（程建春，2012）：

$$\frac{\partial \rho}{\partial t} + \nabla \cdot (\rho V) = 0 \qquad (1.4)$$

另外一个方程为状态方程，它描述了介质中热力学量，包括压力 P、密度 ρ 和熵 S 三者之间的关系，即（程建春，2012）：

$$F(P, \rho, S) = 0 \qquad (1.5)$$

在声波传播过程中，体积压缩和膨胀的周期远小于热传导需要的时间，因此在声波传播时，质点来不及与周围介质发生热交换，可以认为声波传播是绝热的，熵保持不变，在物态方程中，声压 P 为密度 ρ 的函数，在 ρ_0 附近将声压 P 展开成泰勒级数（程建春，2012）：

$$P = P(\rho, S) = P_0 + A(\rho - \rho_0) + \frac{1}{2!}B(\rho - \rho_0)^2 + \frac{1}{3!}C(\rho - \rho_0)^3 + \cdots \qquad (1.6)$$

式中，A 为 P 对 ρ 的一阶偏微分，B 为 P 对 ρ 的二阶偏微分，C 为 P 对 ρ 的三阶偏微分，B/A 称为非线性系数，描述了介质的非线性特性，是声波的非线性传播理论中很重要的参数。

方程（1.3）～（1.5）是声学的 3 个基本方程，均是非线性的方程。在线性声学研究范围内，可忽略 3 个基本方程中的非线性项，消去方程中的 ρ 和 V，推导出描述线性声场的方程（程建春，2012）：

$$\nabla^2 P - \frac{1}{c_0^2}\frac{\partial^2 P}{\partial t^2} = 0 \qquad (1.7)$$

方程（1.7）为声波传播线性模型的基本方程。式中，c_0 为声速。

当声源激发单一频率的正弦波时，空间中任意一点的声压可以表示为 $P(r,t) = p(r)e^{j\omega t}$，代入方程（1.7）可以得到与时间无关的 Helmholtz 方程（程建春，2012）：

$$\nabla^2 p + k^2 p = 0 \qquad (1.8)$$

式中，$k = \omega / c_0$，为传播介质中的波数；∇^2 为 Laplace 算子。声波动方程（1.8）只是给出了声波传播必须遵循的一般规律，至于具体场合的声传播特性，还必须结合声源和边界条件才能确定。最简单的一个例子是把在一个无限大介质中单一方向行进、单一频率为 ω 的声波

$$p = P(z)e^{j\omega t} \qquad (1.9)$$

代入式（1.8），得

$$\frac{\partial^2 P(z)}{\partial z^2} + \frac{\omega^2}{c_0^2}P(z) = 0 \qquad (1.10)$$

其解为

$$P(z) = Ae^{-jkz} + Be^{jkz} \qquad (1.11)$$

代入式（1.9）得

$$p = Ae^{-j(\omega t - zk)} + Be^{j(\omega t + zk)} \qquad (1.12)$$

式中，第一项是沿+z 方向、第二项是沿 −z 方向行进的平面声波。

在 HIFU 治疗研究中，需要将声场能量聚焦在很小的区域内，球壳式聚焦换能器应用广泛。图 1.1 是基于二维轴对称圆柱坐标下的 Helmholtz 方程，利用 Comsol 软件进行的仿真计算，波动方程在二维轴对称圆柱坐标下的 Helmholtz 方程为（章东等，2014）：

$$\frac{\partial}{\partial r}\left[-\frac{r}{\rho_c}\left(\frac{\partial p}{\partial r}\right)\right]+r\frac{\partial}{\partial z}\left[-\frac{1}{\rho_c}\left(\frac{\partial p}{\partial z}\right)\right]-\left[\left(\frac{\omega}{c_c}\right)^2\right]\frac{rp}{\rho_c}=0 \tag{1.13}$$

式中，r 和 z 分别是径向和轴向坐标；p 是声压；ω 为角频率；密度 ρ_c 和声速 c_c 考虑到材料的阻尼特性均是复数。

使用方程（1.13）假设声波传播是线性的（Canino et al.，1998），而且剪切波在组织区域内的振幅要远小于压力波，因此非线性效应和剪切波被忽略。解法采用有限元方法，具体计算过程不作为本章重点内容，不做过多解释。图 1.1（a）、（b）是球壳式聚焦换能器、水、组织仿体的耦合模型，四个圆柱形状的完美匹配层 PML（r1～r4）和一个球形 PML（c1）用于吸收出射波。图 1.1（c）描述了计算中的网格划分，为了精确地解决焦点区域内的强烈的压力梯度，模型在焦区内使用 $\lambda/6$ 波长的细网格，在其他区域使用 $\lambda/4$ 的粗网格。图 1.1（d）为声场的计算结果。仿真结果显示出超声波在组织中的传播路径和声场的分布。进一步根据 Pennes（1948）生物传热原理可以得出热场仿真。

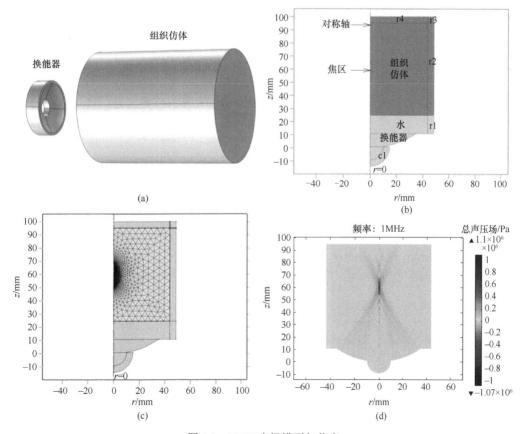

图 1.1　HIFU 声场模型与仿真

1.2.3 黏滞流体中有限振幅声波的非线性传播方程

常见流体并非理想流体，而是具有黏性、热传导性和非线性的流体。声学的基本方程是非线性的，在研究小振幅声波的传播时，其中的非线性项的数量级远小于线性项，可以忽略。当研究大振幅声波传播时，线性化条件不能成立，随着声波的传播，谐波成分逐渐产生，波形发生畸变，声波能量转向更高的频率成分，这就使得聚焦声波能在狭小的空间区域集中大的声能量，对于临床应用具有重要贡献。下面简单描述包含非线性项的声传播方程。

1. Westervelt 方程

实际介质是非理想的，如生物组织，由于黏滞、热传导，以及介质的微观过程引起的弛豫效应等，声波能量被组织吸收转化为热能。组织对声波能量的吸收是实现 HIFU 治疗的基本原理。相比较线性声场方程，Westervelt 方程考虑到了声波传播过程中产生的非线性变化，以及与介质作用时的能量传导，更加准确地描述了声压较大时超声波在非线性介质中的传播状态。

Westervelt（1963）推导了精确到二阶的黏滞流体中的非线性声传播方程：

$$\nabla^2 p - \frac{1}{c_0^2}\frac{\partial^2 p}{\partial t^2} + \frac{\delta}{c_0^4}\frac{\partial^3 p}{\partial t^3} + \frac{\beta}{\rho_0 c_0^4}\frac{\partial^2 p^2}{\partial t^2} + \frac{1}{c_0^2}\frac{\partial^2 \varepsilon}{\partial t^2} + \nabla^2 \varepsilon = 0 \tag{1.14}$$

式中，$\beta = 1 + B/2A$，为传播介质的非线性系数；$\delta = b/\rho_0$，$b = \mu + 2\mu' + \kappa\left(\dfrac{1}{C_v} - \dfrac{1}{C_p}\right)$

代表了声波在传播介质中的衰减参数，流体中的声衰减系数可以表示为 $\alpha = \omega^2 b/\left(2\rho_0 c_0^3\right)$，$\mu$ 为流体介质中的体积黏性，μ' 为切边（剪断）黏性，κ 为热导率，C_v 为定容比热容，C_p 为定压比热容；ε 为动能与势能之差 $\varepsilon = e_k - e_p = \dfrac{1}{2}\rho_0 v^2 - \dfrac{1}{2}\dfrac{p_1^2}{\rho_0 c_0^2}$

方程（1.14）就是近似到二阶微小项的声波动方程。对于平面波来说，$e_k \approx e_p$，故 $\varepsilon \approx 0$。方程（1.14）的第一项为与声源几何形状有关的衍射项，第三项代表衰减项，第四项表示非线性项。通常不需要考虑二阶以上的微小量。

由平面波的弱冲击波理论，波形在传播超过产生锯齿冲击波的临界距离（Szabo，2014）

$$z_c = \frac{\rho_0 c_0^3}{\beta \omega p_0} \tag{1.15}$$

后变为锯齿波，甚至变成为冲击波。一旦冲击波形成，波的能量损耗就会增大，与黏度、热传导引起的声吸收不同，这种损耗称为非线性吸收。另外，声波在介质中传播足够长的距离后振幅会发生变化，为

$$p \approx \frac{\pi \rho_0 c_0^3}{\beta \omega} z \qquad (1.16)$$

与初始声压无关，即加大发射声压不能提高接收声压。但是在强冲击波条件下，会产生冲击波面的反射波，以上保留二阶微小量的声波动方程（1.14）就不能描述这种现象了。

2. KZK 方程

非线性效应是空间累积的，一般不能如积分法那样以描述点源效应的格林函数建立任意两个波面间的积分计算式。对小开口的聚焦声源可以做抛物近似。

当 z 为声束传播方向时，对方程（1.14）做坐标变换，令 $z' = z$，$t' = t - z/c_0$，这一变换的物理意义在于换到一个在声波行进方向上（+z 方向）以声波的传播速度行进的移动坐标系上描述方程。如果声波在 x，y 方向上的分量不大，主要是在 +z 方向传播，那么在原坐标系（z，t）中，随 z 的变化，相位项在移动坐标系（z'，t'）中消失了，只剩下空间变化不大的幅度项，得到

$$\begin{cases} \dfrac{\partial}{\partial z} = \dfrac{\partial}{\partial z'} - \dfrac{1}{c_0}\dfrac{\partial}{\partial t'} \\ \dfrac{\partial}{\partial t} = \dfrac{\partial}{\partial t'} \end{cases} \qquad (1.17)$$

将式（1.17）代入 Westervelt 方程，得到（章东等，2014）

$$\frac{\partial}{\partial z'}\left(-\frac{c_0}{2}\frac{\partial p}{\partial z'} + \frac{\partial p}{\partial t'} \right) = \frac{c_0}{2}\Delta_\perp p + \frac{b}{2\rho_0 c_0^3}\frac{\partial^3 p}{\partial t'^3} + \frac{\beta}{2\rho_0 c_0^3}\frac{\partial^2 p}{\partial t'^2} \qquad (1.18)$$

式中，$\Delta_\perp$ 为 Laplace 算子，在直角坐标系中表示为 $\Delta_\perp = \dfrac{\partial^2}{\partial x^2} + \dfrac{\partial^2}{\partial y^2}$；而在柱坐标系中表示为 $\Delta_\perp = \dfrac{1}{r}\dfrac{\partial}{\partial r}\left(r\dfrac{\partial}{\partial r} \right) + \dfrac{1}{r^2}\dfrac{\partial^2}{\partial \theta^2}$。

由对活塞辐射声场的研究可知，当 $ka \gg 1$ 时，换能器激发的声波在某一段距离内基本集中在以活塞为底面的一个圆柱内，即换能器声束以有限束的方式沿 z 轴传播。若声压为 p 的波形在一个波长的距离中由耗散和非线性效应产生的波形畸变很小，则有 $\dfrac{\partial p}{\partial z'} \ll \dfrac{1}{c_0}\dfrac{\partial p}{\partial t'}$，此即为近轴近似或抛物线近似。此时，方程（1.18）中左边括号中第一项远小于第二项，忽略第一项，令 $z = z'$，$t = t'$；方程（1.18）简化为

$$\frac{\partial^2 p}{\partial z \partial t} = \frac{c_0}{2}\Delta_\perp p + \frac{b}{2\rho_0 c_0^3}\frac{\partial^3 p}{\partial t^3} + \frac{\beta}{2\rho_0 c_0^3}\frac{\partial^2 p}{\partial t^2} \qquad (1.19)$$

上式即为人们所熟悉的 KZK 方程（Zabotskaya and Khoklov，1969）。右边第一项代表声场的衍射效应，第二项代表声波的衰减效应，第三项代表声传播的非线性效应。目前，KZK 方程广泛应用于描述声波的非线性传播场合，对于其解法较为适合和流行的是有限时间或频域差分方法，以下就此算法做一简单介绍，并且阐述 KZK 方程的具体计算思想和流程。

1）差分法基础（Stanley et al.，2006）

生物医学领域中常见的数学模型是以微分方程的形式呈现出来的，具有单个独立变量的系统可以用常微分方程来模拟，有两个及以上的独立变量的系统则应该用偏微分方程来模拟。对于大多数微分方程，尤其是非线性偏微分方程，没有解析解，需要用数值方法来处理。声场计算中可以使用的数值计算方法很多，如差分法、有限元法、边界元法等。差分法的优点是简单方便，尤其是时域差分法对反射、透射等一些基本的声学现象不需要另外做特殊考虑。下面就简单介绍有限差分法的知识。

微分中值定理是差分法的基础，也是微分计算的基础。对满足条件的函数可以用 Taylor 公式展开：

$$f(x) = f(x_0) + (x - x_0)f'(x_0) + \frac{(x - x_0)^2 f''(x_0)}{2!} + \frac{(x - x_0)^3 f'''(x_0)}{3!}$$
$$+ \ldots + \frac{(x - x_0)^n f^{(n)}(x_0)}{n!} + R_n(x) \tag{1.20}$$

余项 $R_n(x) = \frac{(x - x_0)^{n+1} f^{(n+1)}(x_0)}{(n+1)!}$，表示截断误差。

有限差分法的操作对象是离散的数据序列，这些离散数据可以是实验数据，也可以是某个函数的离散值，因此对于应用差分计算方法解微分方程，首先就是要将函数离散化。我们先定义一组用于微分计算和有限差分计算的线性符号算子：D 为微分算子；∇ 为向后差分算子；Δ 为向前差分算子；δ 为中心差分算子。所有这些算子都满足代数运算的分配律、交换律和结合律，因此，可以作为代数变量来处理。这里我们不做推导，直接给出各种算子的差分形式。

首先，对于函数 $y(x)$，

$$Dy(x) = \frac{\mathrm{d}y(x)}{\mathrm{d}x} = y'(x) \tag{1.21}$$

假设有一组沿 x 方向等距分布的 y 值：$y_{i-3}, y_{i-2}, y_{i-1}, y_i, y_{i+1}, y_{i+2}, y_{i+3}$，在 i 处 y 的一阶向后差分定义为

$$\nabla y_i = y_i - y_{i-1} \tag{1.22}$$

在 i 处 y 的一阶向后差分定义为

$$\nabla^2 y_i = \nabla(\nabla y_i) = y_i - 2y_{i-1} + y_{i-2} \tag{1.23}$$

依此类推，n 阶向后有限差分的通式就可以表示为

$$\nabla^n y_i = \sum_{m=0}^{n} (-1)^m \frac{n!}{(n-m)!m!} y_{i-m} \tag{1.24}$$

对于向后有限差分，从杨辉三角的第 n 行就可以得到 n 阶向后有限差分各项系数的值，各项的符号是正负交替的。利用泰勒展开式和向后有限差分的方法就可以计算出含有任意阶误差的函数的导数。例如，误差为 h 阶的导数：

$$\frac{\mathrm{d}y_i}{\mathrm{d}x} = \frac{1}{h}(y_i - y_{i-1}) + o(h) \tag{1.25}$$

对于向前有限差分，y 函数在 i 处的前两阶向前差分定义如下：

$$一阶：\Delta y_i = y_{i+1} - y_i \tag{1.26}$$

$$二阶：\Delta^2 y_i = y_{i+2} - 2y_{i+1} + y_i \tag{1.27}$$

与向后有限差分相同，向前有限差分的系数也对应于二项式 $(a-b)^n$ 的展开系数，从杨辉三角的第 n 行也可得到 n 阶向前差分各项的系数。

中心有限差分就是以主节点为中心，利用主节点左右两边距离为 $h/2$ 处的函数值计算差分。首先在数据序列中增加节点间距中点的值，使其变为

$$y_{i-2}, y_{i-\frac{3}{2}}, y_{i-1}, y_{i-\frac{1}{2}}, y_i, y_{i+\frac{1}{2}}, y_{i+1}, y_{i+\frac{3}{2}}, y_{i+2}$$

则 y 在 i 处的中心差分公式为

$$一阶：\delta y_i = y_{i+\frac{1}{2}} - y_{i-\frac{1}{2}} \tag{1.28}$$

$$二阶：\delta^2 y_i = y_{i+1,} - 2y_i + y_{i-1} \tag{1.29}$$

$$三阶：\delta^3 y_i = y_{i+1\frac{1}{2}} - 3y_{i+\frac{1}{2}} + 3y_{i-\frac{1}{2}} - y_{i-1\frac{1}{2}} \tag{1.30}$$

与前两种有限差分相同，向前有限差分的系数也对应于二项式 $(a-b)^n$ 的展开系数，从杨辉三角的第 n 行也可得到 n 阶向前差分各项的系数。

2）频域有限差分算法

对于单频激励，通常使用频域有限差分方法更为简便。大多数 HIFU 应用的许多实际情况中，声波衍射、吸收衰减和非线性效应都能用 KZK 方程进行较为精确地描述。

$$\frac{\partial^2 p}{\partial z \partial t} = \frac{c_0}{2}\nabla_r^2 p + \mathcal{L}p + \frac{\beta}{2\rho_0 c_0^3}\frac{\partial^2 p^2}{\partial t^2} \tag{1.31}$$

式中，p 是与周围环境的压差；z，r 分别是轴向及径向坐标；$\nabla_r^2 = \partial^2/\partial r^2 + r^{-1}\partial/\partial r$ 是横向 Laplace 算子；$\beta = 1 + B/2A$ 是非线性声学参量；$\mathcal{L}$ 是一个考虑了吸收和声速度弥散的线性算子，有时也可表示为 $\mathcal{L} = (\delta/2c_0^3)\partial^3/\partial t^3$（$\delta$ 为声扩散系数），这里假定了吸收由频率的二次方决定，声波在水中的传播满足此假设。然而，在组织中的非线性传播并不满足这种假设，组织对声波的吸收几乎与频率呈线性关系并伴有声速度弥散。

Soneson 和 Myers（2007）基于高强度聚焦超声波束的高斯表达提出了一种频域差分的方法，较为准确地计算出了 HIFU 中的声压分布情况。其认为如果声压场在时间上是呈周期性的，那么声压就可以表示为

$$p(r,z,t) = \frac{1}{2}\sum_{n=1}^{\infty}[A_n(r,z)\mathrm{e}^{\mathrm{i}n\omega t} + A_n^*(r,z)\mathrm{e}^{-\mathrm{i}n\omega t}] \tag{1.32}$$

式中，A_n 是相对应于第 n 次谐波的复值幅度函数。将式（1.32）结合 KZK 方程的时域

表达［式（1.31）］，并将方程进一步无量纲化，便可得到 KZK 方程的频域表达：

$$\frac{\partial u_n}{\partial \zeta} + \frac{\mathrm{i}}{4nG}\nabla_\rho^2 u_n + \gamma_n u_n = \frac{\mathrm{i}nN}{4}\sum_{m=1}^{\infty} u_m(u_{n-m}+2u_{m-n}^*), \quad n=1,2,\cdots \tag{1.33}$$

式中，$\zeta = z/d$；$\rho = r/a$；$u_n = A_n/p_0$；d、a 分别为焦距和孔径；p_0 则为换能表面的峰值声压；$G = z_0/d$ 是瑞利距离（$z_0 = \pi a^2 f/c_0$ 处的线性声压增益）；γ_n 是频域下表示算子 $\mathcal{L}$ 的复数；$N = 2\pi p_0\beta d f/\rho_0 c_0^3$ 是非线性系数。

吸收系数和频率的关系在较大的范围内都可以表示为

$$\alpha(f) = \alpha_0(f/f_0)^\eta \tag{1.34}$$

假设系统满足因果性，参数 γ 需要满足条件：

$$\gamma(f) = \mathrm{d}\alpha(f) - \frac{2\mathrm{i}d}{\pi}\begin{cases}(\eta-1)^{-1}[\alpha(f)-\alpha(f_0)f/f_0], & \eta\neq1 \\ a(f)\log(f/f_0), & \eta=1\end{cases} \tag{1.35}$$

进一步地，高斯分布的单频波抛物线近似下的边界条件为

$$u_1(\rho,\zeta) = \exp[(\mathrm{i}G-1)\rho^2] \tag{1.36a}$$

$$u_n(\rho,\zeta) = 0, \quad n=2,3,\cdots \tag{1.36b}$$

$$\frac{\partial u_n}{\partial \rho}(\rho=0,\zeta) = 0 = u_n(\rho\to\infty,\zeta), \quad n=1,2,\cdots \tag{1.36c}$$

为了进一步简化计算量，计算谐波时，上式又可以表示为

$$u_n(\rho,\zeta) = a_n(\zeta)\exp[-Gnb_n(\zeta)\rho^2]$$

如此便可以自动满足边界条件［式（1.35）］。将上式代入 KZK 方程的频域表示［式（1.33）］，可得

$$\frac{1}{a_n}\frac{\mathrm{d}a_n}{\mathrm{d}\zeta} - Gn\frac{\mathrm{d}b_n}{\mathrm{d}\zeta}\rho^2 + \mathrm{i}b_n(Gnb_n\rho^2-1) + \gamma_n$$
$$= \frac{\mathrm{i}nN}{4a_n}\sum_{m=1}^{\infty} a_{n-m}a_m\exp\{G[nb_n-(n-m)b_{n-m}-mb_m]\rho^2\} \tag{1.37}$$
$$+ 2a_{m-n}^* a_m\exp\{G[nb_n-(m-n)b_{m-n}^*-mb_m]\rho^2\}, \quad n=1,2,\cdots$$

在 $\rho=0$ 处，该方程可以简化为

$$\frac{\mathrm{d}a_n}{\mathrm{d}\zeta} + (\gamma_n-\mathrm{i}b_n)a_n = \frac{\mathrm{i}nN}{4}\sum_{m=1}^{\infty} a_m(a_{n-m}+2a_{m-n}^*), \quad n=1,2,\cdots \tag{1.38}$$

这便可以得到一系列耦合的关于高斯幅度参数的常微分方程。

而在 $\rho=\infty$ 处，该方程又可以简化为

$$\frac{\mathrm{d}b_n}{\mathrm{d}\zeta} = \mathrm{i}b_n^2 \tag{1.39}$$

代入边界条件 $b(0)=1/G-\mathrm{i}$，便可以将 $\rho=\infty$ 条件下的常微分方程求得精确解：

$$b(\zeta) = \frac{1-\mathrm{i}G}{G-(G+\mathrm{i})\zeta} \tag{1.40}$$

将此结果代入式（1.38），便可得到最终的模型方程：

$$\frac{\mathrm{d}a_n}{\mathrm{d}\zeta} + [\gamma_n - \frac{G+\mathrm{i}}{G-(G+\mathrm{i})\zeta}]a_n = \frac{\mathrm{i}nN}{4}\sum_{m=1}^{\infty} a_m(a_{n-m} + 2a_{m-n}^*), \ n=1,2,\cdots \tag{1.41}$$

采用二阶龙格-库塔法便可对上式进行求解，得到最终的仿真结果。

3）时域有限差分算法

频域算法只能计算单频激励信号。对于宽频脉冲信号，由于不能做傅里叶级数展开，频域方法自然也就不适用。此时，需要采用时域算法。Hallaja 和 Cleveland（1999）提出了一种基于时域有限差分（finite difference time domain，FDTD）的有限振幅波的声压仿真计算方法。以球壳换能器为例，由于轴对称，采用柱坐标系 (r,z)，其中 z 为声束传播方向。令 $Z = z/F$，$R = r/a$，$T = \omega t$，$P = p/P_0$，其中，F 为换能器几何焦距，a 为换能器几何半径，P_0 为表面声压幅值，将 KZK 方程归一化：

$$\frac{\partial^2 P}{\partial T\partial Z} = \frac{1}{4G}\Delta_\perp P + A\frac{\partial^3 P}{\partial T^3} + \frac{N}{2}\frac{\partial^2 P}{\partial T^2} \tag{1.42}$$

上式右边三项分别代表声波衍射、吸收衰减和非线性效应，其中，$G = \dfrac{ka^2}{2F}$，$A = \dfrac{\omega^2 b}{2\rho_0 c_0^3}$，$N = \dfrac{F}{\rho_0 c_0^3 / (P_0\beta\omega)} = \dfrac{F}{l_d}$。

对式（1.42）同样采用算子分离的方法，逐步计算超声传播过程中的衍射、衰减和非线性效应。令 $P_n^{k,m}$ 代表 $P(k\times\mathrm{d}R, m\times\mathrm{d}Z, T_{\min}+n\times\mathrm{d}T)$，已知 $Z = m\mathrm{d}Z$ 平面的声压波形，需计算 $Z = (m+1)\mathrm{d}Z$ 平面的声压波形。首先计算衍射项（Khokhlova et al.，2001）：

$$\frac{\partial P}{\partial Z} = \frac{1}{4G}\int_{-\infty}^{T}\left(\frac{\partial^2 P}{\partial R^2} + \frac{1}{R}\frac{\partial P}{\partial R}\right)\mathrm{d}t \tag{1.43}$$

采用隐式向后差分，将式（1.43）空间、时间离散化：

$$\begin{aligned}
&-\frac{C}{2}\left(1+\frac{1}{2k}\right)P_n^{k+1,m+1} + (1+C)P_n^{k,m+1} - \frac{C}{2}\left(1-\frac{1}{2k}\right)P_n^{k-1,m+1} \\
&= C\sum_{i=1}^{n-1}\left[\left(1+\frac{1}{2k}\right)P_i^{k+1,m+1} - 2P_i^{k,m+1} + \left(1-\frac{1}{2k}\right)P_i^{k-1,m+1}\right] + P_n^{k,m}
\end{aligned} \tag{1.44}$$

式中，常量 $C = \mathrm{d}Z\mathrm{d}T / (4G\mathrm{d}R^2)$。将 k 从 0 取至 $k_{\max}$，可以得到关于 $P_n^{k,m+1}$ 的三对角线方程组，使用追赶法计算线性方程组，求出衍射项。

将衍射项的结果作为吸收项的初始条件，代入衰减项：$\dfrac{\partial P}{\partial Z} = A\dfrac{\partial^2 P}{\partial T^2}$，依然采用隐式向后差分：

$$\frac{P_n^{k,m+1} - P_n^{k,m}}{\mathrm{d}Z} = A\frac{P_{n+1}^{k,m+1} - 2P_n^{k,m+1} + P_{n-1}^{k,m+1}}{\mathrm{d}T^2} \tag{1.45}$$

将衰减项的计算结果作为初始条件，代入非线性项：$\dfrac{\partial P}{\partial Z} = \dfrac{N}{2}\dfrac{\partial^2 P}{\partial T^2}$，该方程存在隐式解：

$$P(Z,T) = F(T + N \cdot Z \cdot P) \tag{1.46}$$

式中，$F(T) = P(0,T)$，代表在边界 $Z=0$ 处的初始条件。若已知 Z 处的波形 $P(Z,T)$，那么结合方程（1.46），在 $Z+\mathrm{d}Z$ 处的波形可以表示为

$$P(Z+\mathrm{d}Z,T) = P(Z,T+N\cdot \mathrm{d}Z \cdot P) \tag{1.47}$$

上式为非线性项的严格解。从上式可以看出，$Z+\mathrm{d}Z$ 处的波形其实是由 Z 处波形时域发生畸变而形成，畸变大小为 $N\mathrm{d}ZP$，与 P 的绝对值成正比。

令 P_n^m 代表 $P(m\times \mathrm{d}Z, T_{\min}+n\times \mathrm{d}T)$。由式（1.47）可知，在 m 平面上，n 时刻的点由于波形畸变，在 $m+1$ 平面上转移到时刻：

$$T_n^m \mid_{m+1} = T_n^m - N\cdot \mathrm{d}Z \cdot P_n^m \tag{1.48}$$

在求解衍射、衰减效应时，时间网格是均匀的。由式（1.48）可知，由于波形畸变，从 Z 平面到 $Z+\mathrm{d}Z$ 平面，时间网格不再均匀。实际计算中，使用线性插值对波形重新采样。

3. 大张角聚焦换能器的 SBE 方程

上述 KZK 方程是对声场方程近轴近似情况下得到的，对于平面活塞换能器，当 $ka \gg 1$ 时，在远场 $z > a(ka)^{1/3}$ 处，近轴近似能很好地描述声场分布。但对于聚焦换能器，声场焦域不一定位于近轴近似的有效范围之内，研究表明当聚焦换能器半张角小于 16° 的情况下，KZK 方程能够有效地描述其非线性声场。对于大张角聚焦换能器，Kamakura 等（2000）提出了一个新的模型用来计算大张角聚焦换能器的声场分布。在该模型中，声场被划分成两部分：在靠近换能器表面处，声场作球面波近似；在靠近焦点处，声场作平面波近似。此模型是在椭球坐标系中推导出的，称为椭球坐标声束方程（spheroidal beam equation，SBE）。基于 SBE 方程，章东领导的研究小组，Liu 等（2007）、Zhang 等（2010）和 Chen 等（2014）提出了一种改进算法。

椭球坐标系 (σ,η,ϕ) 与直角坐标系 (x,y,z) 的变换关系为

$$\begin{cases} x = b\sqrt{(1+\sigma^2)(1-\eta^2)}\cos\phi \\ y = b\sqrt{(1+\sigma^2)(1-\eta^2)}\sin\phi \\ z = b\sigma\eta \end{cases} \tag{1.49}$$

式中，$-\infty < \sigma < +\infty$，$0 < \eta < 1$，$0 < \phi < 2\pi$；$b$ 是椭球坐标系中焦点到原点的距离。对于轴对称聚焦声场，椭球坐标系可以简化为两个坐标 (σ,η)。图 1.2 为椭球坐标系示意图，图 1.3 为球面波和平面波近似区域划分示意图，其中，F 为几何焦距，a 为换能器开孔半径。

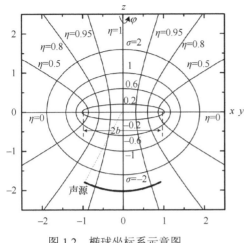

图 1.2　椭球坐标系示意图

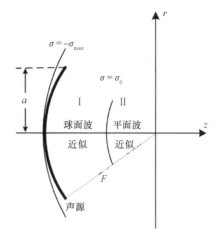

图 1.3　球面波和平面波近似区域划分示意图

声波非线性传播的 Westervelt 方程为

$$\nabla^2 p - \frac{1}{c_0^2}\frac{\partial^2 p}{\partial t^2} + \frac{\delta}{c_0^4}\frac{\partial^3 p}{\partial t^3} + \frac{\beta}{\rho_0 c_0^4}\frac{\partial^2 p^2}{\partial t^2} = 0 \tag{1.50}$$

在轴对称椭球坐标系中，经过坐标变换，上式可以表示为

$$\frac{\partial}{\partial \sigma}\left[\left(1+\sigma^2\right)\frac{\partial p}{\partial \sigma}\right] + \frac{\partial}{\partial \eta}\left[\left(1-\eta^2\right)\frac{\partial p}{\partial \eta}\right]$$

$$+ b^2\left(\sigma^2+\eta^2\right)\left(-\frac{1}{c_0^2}\frac{\partial^2 p}{\partial t^2} + \frac{\delta}{c_0^4}\frac{\partial^3 p}{\partial t^3} + \frac{\beta}{\rho_0 c_0^4}\frac{\partial^2 p^2}{\partial t^2}\right) = 0 \tag{1.51}$$

将换能器声场分为两部分：$\sigma < \sigma_0 < 0$（区域 I）和 $\sigma \geqslant \sigma_0$（区域 II），其中 $\sigma = \sigma_0$ 为分界点；区域 I 靠近换能器表面，为球面波近似区域；区域 II 靠近焦域，为平面波近似区域。对于区域 I 和区域 II 作不同的解析。

对于球面波近似区域（$\sigma < \sigma_0 < 0$），在声源附近，引入坐标变换 $t_s = t + R/c$，其中，R 为场点到原点的距离，在实际使用的高频聚焦换能器中，声压 p 波形在一个波长的距离中波形畸变很小，上式左边第一项可以忽略。$\eta = \cos\theta\,(0 \leqslant \theta \leqslant \pi/2)$，再引入变换 $P = p/p_0$，$\tau_s = \omega t_s$，p_0 为表面声压幅值，得到球面波近似表达式：

$$\frac{\partial^2 P}{\partial \tau_s \partial \sigma} + \frac{\sin 2\theta}{2\sigma\left(1+\sigma^2\right)}\frac{\partial^2 P}{\partial \tau_s \partial \theta} + \frac{\varepsilon\sqrt{\sigma^2+\sin^2\theta}}{\sigma\left(1+\sigma^2\right)}\left(\frac{\partial^2 P}{\partial \theta^2}+\cot\theta\frac{\partial P}{\partial \theta}\right) + \frac{E}{\sigma}\frac{\partial P}{\partial \tau_s}$$

$$= -\frac{\sqrt{\sigma^2+\sin^2\theta}}{\sigma}\left(\alpha b\frac{\partial^3 P}{\partial \tau_s^3} + \frac{b}{2l_D}\frac{\partial^2 P^2}{\partial \tau_s^2}\right)E \tag{1.52}$$

式中，$\alpha = \delta\omega^2/\left(2c_0^3\right)$ 为声波衰减系数；$l_D = \rho_0 c_0^3/\left(p_0\beta\omega\right)$ 为平面波的冲击形成距离；$\varepsilon = 1/\left(2kb\right)$。式（1.52）中 E 为 σ 和 θ 的函数：

$$E\left(\sigma,\theta\right) = \frac{\sigma^2+\cos^2\theta}{1+\sigma^2} \tag{1.53}$$

对于平面波近似区域（$\sigma \geqslant \sigma_0$），在远离声源处引入坐标变换：

$$t_\mathrm{p} = t - \frac{z}{c_0} = t - \frac{b\sigma\eta}{c_0}$$

代入方程（1.51），如果声压 p 波形在一个波长的距离中波形畸变很小，方程（1.51）左边第一项可以忽略。另外，根据变量关系 $\eta = \cos\theta\,(0 \leqslant \theta \leqslant \pi/2)$，再引入变换 $P = p/p_0$，$\tau_\mathrm{p} = \omega t_\mathrm{p}$，$p_0$ 为表面声压幅值。在靠近轴线附近，θ 趋近于 0，$\cos\theta \approx 1$，$\sin\theta \approx 0$，若不计非线性项和吸收项，最终可以得到平面波近似表达式：

$$\frac{\partial^2 P}{\partial \tau_\mathrm{p} \partial \sigma} - \frac{\sigma\sin\theta}{1+\sigma^2}\frac{\partial^2 P}{\partial \tau_\mathrm{p}\partial\theta} - \frac{\varepsilon(2-\cos\theta)}{\sigma(1+\sigma^2)}\left(\frac{\partial^2 P}{\partial\theta^2} + \cot\theta\frac{\partial P}{\partial\theta}\right)$$
$$= \left(\alpha b\frac{\partial^3 P}{\partial \tau_\mathrm{p}^3} + \frac{b}{2l_D}\frac{\partial^2 P^2}{\partial \tau_\mathrm{p}^2}\right)E \tag{1.54}$$

在上面的叙述中，推导出了大张角换能器在靠近声场和焦点附近的声传播非线性方程。其中，方程（1.52）适用于分析声源附近的声场，方程（1.54）适用于分析焦点附近的声场。这两个方程的解在椭球坐标系中 $\sigma = \sigma_0$ 平面上应当连续，

$$\tau_\mathrm{s} = \tau_\mathrm{p} + kb\left(\sqrt{\sigma_0^2 + \sin^2\theta} + \sigma_0\cos\theta\right) \tag{1.55}$$

方程（1.52）、方程（1.54）和方程（1.55）称为椭球坐标声束方程，简称为 SBE 方程。

1.3 声波非线性传播分析

通过频域有限差分的方法可以得到 KZK 方程的数值解，在这里，我们设计两层具有不同的声学参数和非线性变量的介质，分别计算超声声波在通过这两层介质时是否考虑非线性因素的结果，通过对比，反映出声波在通过介质时的非线性变化，讨论这种变化是如何产生的、变化的形式是怎样的、对于组织的影响如何。由前文的原理部分可知，影响波形非线性变化的三个主要因素为初始声压强度、传播距离和介质衰减系数，通过改变一些关键影响参数，仿真出相应结果，观察波形变化和组织吸收热量的情况。这些结果对于指导我们在超声治疗的实际应用中优化参数选择和确定治疗方案大有裨益。

考虑到在实际应用中，超声波需要通过耦合介质进入生物体组织，为了避免声波能量的无益损耗，在仿真模型的换能器与组织之间设置了一定深度的水介质，然后按照真实情况设置组织参数和超声换能器的特征参量，见表 1.1 和表 1.2。实际计算中，考虑到计算机性能、计算时间和计算精度等问题，谐波次数设置为 128 次，最大轴向距离计算到 1.5 倍焦距，边界条件处理方法是设置完美匹配层（perfect matching layer，PML），见表 1.3。

表 1.1 介质参数设置

	参数	符号	数值	单位
介质 1	声速	c_1	1482	m/s
	质量密度	ρ_1	1000	kg/m^3
	1MHz 处的吸收率	α_1	0.217	dB/m
	组织吸收随频率变化曲线的指数幂次	η_1	2	—
	非线性参量	β_1	3.5	—
	介质传播距离	z	5	cm
介质 2	声速	c_2	1629	m/s
	质量密度	ρ_2	1000	kg/m^3
	1MHz 处的吸收率	α_2	58	dB/m
	组织吸收随频率变化曲线的指数幂次	η_2	1	—
	非线性参量	β_2	4.5	—

表 1.2 换能器参数设置

参数	符号	数值	单位
外半径	a	2.5	cm
内半径	b	1	cm
聚焦深度	d	8	cm
中心频率	f	1.5	MHz
声功率	P	100	W

表 1.3 计算域参数设置

参数	符号	数值	单位
初始声压	p_0	0.42	MPa
声压增益	G	22.6	—
轴向计算步长	dz	0.081	mm
径向计算步长	dr	0.079	mm

1.3.1 时域波形畸变

波形非线性畸变的过程是怎样的、究竟会产生什么样的变化,通过仿真可以得到声波传播过程中的时域波形,供具体分析。正弦声波的波形在传播过程中发生畸变甚至产生冲击波,这一过程中,正声压的变化起到了主导作用,而负声压的变化明显迟缓,它们的共同作用造成了波形的改变。

图 1.4 描述的是非线性声传播过程中一个周期内的时域波形。从图中可以看出,换能器发出 1.5MHz 中心频率的正弦激励的超声波,由于传播介质的非线性效应,波形明显发生了畸变,正压幅值显著高于负压幅值,但在持续时间上,正压的持续时间缩短,负压的持续时间增长,因此,正压变得窄而尖,负压部分则变得缓而平。此外,从图中也可以看出,波形在从负压上升到正压时是相对锐利的,变化速度较快,而从正压峰值变到负压的时候,过程相对缓慢,趋势相对平稳。这些变化对于空化效应的产生可能会有益处,波形的这种畸变会利于声波传播过程中在介质中诱导产生和增强空化效应。

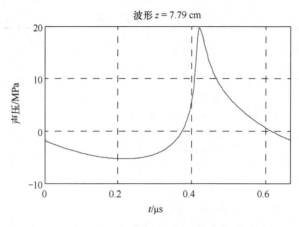

图 1.4　焦点时域波形

　　图 1.5 是非线性声波沿传播路径上的正向和负向声压幅值随传播深度的变化曲线。由图可见，在声波传播过程中，正、负压峰值出现的位置基本相同，并且在前 5cm 内，由于传播介质是纯水，声波正、负压峰值基本相同，波形畸变不明显，而在 5cm 以后，传播介质发生了变化，变成了衰减系数很大的组织，非线性参量增大，波形明显发生了畸变，正压峰值显著高于负压峰值。另外，正、负压基本上都在预设的焦点位置处达到了最大值，但是在距离上略微有所提前。这也是治疗超声实现精准控制需要考虑的问题之一，非线性效应一方面可以加速组织对声波的能量获取速度，另一方面也会阻碍声波向组织深处的传播。

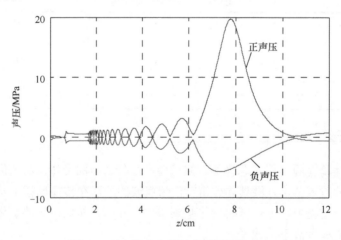

图 1.5　正向和负向的轴向声压幅值分布

1.3.2　线性与非线性声压分布对比

　　根据上面的理论，小信号声波在理想介质中传播遵循线性声波传播的理论，由于不存在边界反射、能量耗散和声频散等现象，不会产生其他的频率成分，波形不会发生畸变。一般采用连续波方式治疗时，初始波形模式为正弦波，声波传播过程中，任意时刻波形依然为正弦波。但是当声波的声压逐渐增大，声波传播就会衍生出谐波成分，波形就会发生畸变，甚至可能形成冲击波，基波的能量转移到谐波成分上，这就使声波传播产生了非线性变化。

如图 1.6 所示，在仿真条件下，焦平面的径向方向上，由于非线性因素对声波的影响，峰值声强大约比线性的峰值声强提高了 12%；在声波传播的轴向方向上，考虑非线性的影响后，峰值声强大约比线性传播的峰值声强提高了 15%。另外，从图中也可以看出，由于非线性因素导致的波形畸变，产生了多次谐波，谐波的幅值随着谐波频率的增加逐渐减小，且峰值声压出现的位置基本相同。通过对比这些结果，明显说明非线性因素确实显著提高了焦点处的声压与声强。进一步考虑到，声压或是声强与热量一样，也是能量的表达形式，组织对声能量的黏滞吸收随频率呈现指数关系，因此非线性畸变的波形中的高频成分使得组织的能量积聚更快。

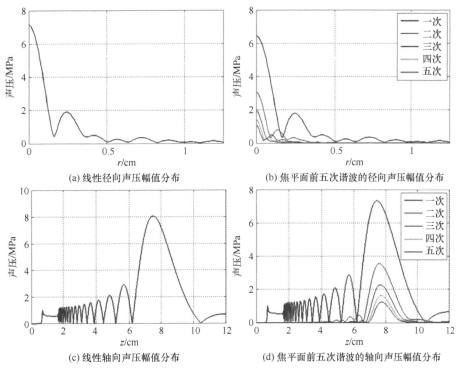

(a) 线性径向声压幅值分布　　　　　(b) 焦平面前五次谐波的径向声压幅值分布

(c) 线性轴向声压幅值分布　　　　　(d) 焦平面前五次谐波的轴向声压幅值分布

图 1.6　线性与非线性声波传播仿真结果对比图

1.3.3　声波传播非线性变化提升组织热效应

临床中治疗效率成为一个影响超声应用的限制因素，如果病灶区域尺寸较大，一般的超声热融手段耗时长，可能会引起超声传播途径中或焦区周围正常组织的破坏，这是我们不希望看到的结果。然而，非线性的声传播理论为我们解决这一问题提供了思路，利用非线性效应加快组织升温显得意义重大。

此部分内容是将前文中计算得到的声压数据代入生物热传导方程中计算出的温升曲线。具体计算过程详见下章内容，这里我们仅由结果探讨非线性引起的生物热效应变化。图 1.7 中，虚线与实线分别为线性与非线性声传播过程中焦域内轴向方向上的介质的功率密度随半径的变化曲线。介质的单位体积上的功率表征了声波对介质的加热速率，通过对比，可以明显看出非线性效应显著提高了组织的升温速率。原因是传播过程中的非线性因素导致的波形畸变产生出了高次谐波，这些高频成分的声波能量更加容易被介质吸收，因此也就提高了介质的升温速率。这一点对于解释 HIFU 相比较于一般超声治疗的优越性做出了突出贡献，正是由于超声在非均匀介质中传播的非线性效应引起的介质快速升温，使得治疗效率大大提高，也有利于减少治疗的副作用。

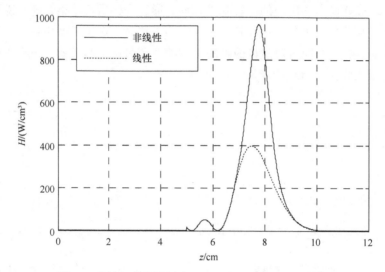

图 1.7 线性与非线性超声传播对介质加热速率对比图

1.4 高强度聚焦超声非线性特性的影响因素

1.4.1 换能器中心频率对非线性特性的影响

超声换能器中心频率决定衰减系数，是诱发非线性效应的主要因素之一。声波频率越高，声衰减系数就越大，声波与传播介质的相互作用就会越明显，波形变化就越显著。因此，换能器中心频率可以作为一个控制非线性效应强弱的开关。

图 1.8 是不同发射频率下的非线性波形正负声压幅值随传播深度的变化曲线。图 1.8（a）～（d）分别对应的是换能器发射的超声波中心频率为 0.5 MHz、1.5 MHz、3 MHz、5 MHz。从图中可以看出，在一定范围内，随着超声波频率的增大，声波正负压力峰值也逐渐增大。其中，正向压力峰值增大明显，而负向压力峰值增大效果微弱。但是，由于声饱和现象的存在，声压强度不可能无穷增大，而且，由于频率与传播深度相互矛盾，实际应用中也不可能一味提高发射频率，应该在两者间根据实际需求来平衡。

提高超声激励频率可以提高组织的衰减系数，进而增加组织吸收的声能量，提高治疗效率；而且，随着频率的增大，声波的聚焦性能越来越好，温升曲线的半高宽越来越窄，这一点对于实现治疗的精准控制意义重大。但是，衰减系数的增大会降低超声的传播深度，从而无法有效地治疗较深的内部器官。因此，治疗超声频率的选择需要权衡治疗深度和治疗效率。

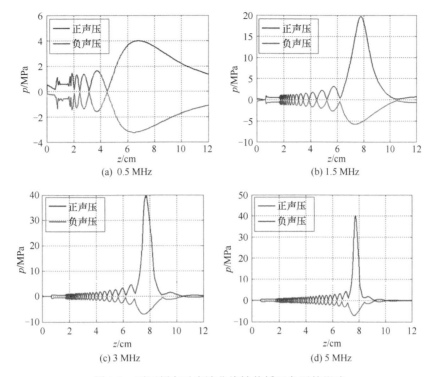

(a) 0.5 MHz

(b) 1.5 MHz

(c) 3 MHz

(d) 5 MHz

图 1.8　不同频率对声波非线性传播正负压的影响

1.4.2　超声波传播深度对非线性特性的影响

声波的传播深度越深，与介质相互作用的时间也就越长，能量耗散越多，进而声波频散现象就越明显，理论上非线性效应就会越发显著。更多的频率成分的衍生会导致波形畸变的程度更剧烈，也更加有利于介质对声波能量的吸收。因此，传播深度也是影响声波非线性效应强弱的一个重要因素。

图 1.9 是改变了介质的传播深度声波发生波形畸变的结果图。作为影响声波传播发生非线性变化的一个主要因素，传播深度的增大会导致更加明显的非线性效应。从图中

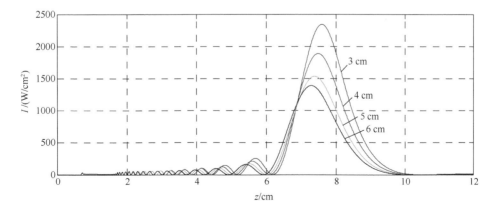

图 1.9　传播深度对声波非线性变化的影响

可以看出，随着声波在组织中传播深度的减小，波形畸变的程度随之减弱，由于组织吸收的能量增多，表现为峰值声压的不断减小和时域波形畸变效果减缓。

1.4.3 传播介质的声衰减系数对非线性特性的影响

顾名思义，介质的声衰减系数表征了传播介质对于声波能量吸收的能力大小。不同生物组织由于组织特性的不同势必拥有不同的声衰减系数，当声波穿过这些生物组织时，表现出的现象就有所不同。生物组织本就是多种多样的，实际中每一处都是多相结构，由于其复杂性，研究每一种具体生物组织的非线性效应就显得很有必要。

以上仿真主要研究了传播介质的声衰减系数对声波非线性变化的影响。声衰减系数是表征声波能量在传播介质中耗损能力的参数，声衰减系数越大，声能量转化为热能的程度越强。这里，我们分别模拟了一些人体组织的声衰减系数的参量，仿真得到相应的时域波形，如图 1.10 所示。从图中可以明显看出，经过相同距离的传播，随着声衰减系数的减小（胸腺>软组织>肝脏>血液），声波波形的幅值渐增，相应的，转化为介质的热能等其他形式的能量逐渐增大。这符合声波传播的原理，实际超声治疗应用中，针对不同的治疗区域，采用不同强度和不同深度的治疗方案是必要的。

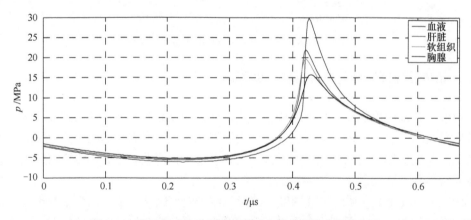

图 1.10　传播介质的声衰减系数对声波非线性变化的影响

1.5　本章小结

当声波的声压增大，声波传播就会偏离线性声学的传播规律，衍生出基波以外的谐波成分，即声波传播产生了非线性变化，波形发生畸变，此时声压求解需要建立适合的非线性声波传播方程。本章内容由理想流体中的小振幅声波传播方程推导出了三种非线性声波传播模型：Westervelt 方程是在黏滞流体中的质点运动方程基础上，考虑了热传导的物态方程及质量守恒方程推导得出的，具有普适性，但计算过程较为复杂；在其基础上的 KZK 方程做了近轴近似的简化处理，计算上较为简单一些，但是适用性上对于换能器半张角有所限制；针对 KZK 方程的这一特性，Kamakura 等（2000）提出了可以用来计算大张角聚焦换能器的声场分布的 SBE 模型，将声场分为球面波近似区域和平面波近似区域分别计算，有效地解决了强聚焦条件下的近场声压分布计算问题。在计算方法上，主要采用了有限时频域差分算法，该方法计算结构清晰，但受到计算性能的折中要求，在计算时间和精确度上需要做出权衡。仿真计算结果与理论吻合，引起声波非线性变化程度的三个主要因素是声源强度、传播距离和介质的声衰减系数。声波传播产生非线性变化，基波的能量会转移到谐波成分上，高频能量更易被组织吸收，这就使得介质与声波的作用相比较于线性声波来说更加强烈，具体表现为介质的声压、声强明显增大，升温速率、最大温度值等的热效应也显著提升。但由于声饱和效应和能量吸收的弛豫效应的存在，限制了声强的无限增加；另外，由于频率与传播深度之间存在制约关系，因此在实际治疗方案中也需要做出权衡。

综上所述，在超声治疗，尤其是在 HIFU 应用领域中，非线性变化引起的声热现象的计算对于指导临床应用有着极为重要的意义，因此快速、精确求解声热结果的计算方法有着积极的研究价值。超声治疗的应用也将朝着高效、安全的方向推进。

主要参考文献

程建春. 2012. 声学原理. 北京: 科学出版社: 718-840.

章东, 郭霞生, 马青玉, 等. 2014. 医学超声基础. 北京: 科学出版社: 395-436.

Bailey M R, Khokhlova V A, Sapozhnikov O A, et al. 2003. Physical mechanisms of the therapeutic effect of ultrasound (A Review). Acoustical Physics, 49: 369-388.

Canino L F, Ottusch J J, Stalzer M A, et al. 1998. Numerical solution of the helmholtz equation in 2D and 3D using a high-order Nyström discretization. Computer Physics Communications, 146(2): 627-663.

Chen T, Fan T B, Zhang W, et al. 2014. Acoustic characterization of high intensity focused ultrasound fields generated from a transmitter with a large aperture. Applied Physics, 115(11): 114902.

Hallaja I M, Cleveland R O. 1999. FDTD simulation of finite-amplitude pressure and temperature fields for biomedical ultrasound. Acoustics Research Letters On Line, L7-L12.

Joshua E S, Mattew R M. 2007. Gaussian representation of high-intensity focused ultrasound beams. J Acoust Soc Am, 122(5): 2526-2531.

Kamakura T, Ishiwata T, Matsuda K. 2000. Model equation for strongly focused finite-amplitude sound beams. J Acoust Soc Am, 107: 3035-3046.

Kashcheeva S S, Sapozhnikov O A, Khokhlova V A, et al. 2000. Nonlinear distortion and attenuation of intense acoustic waves in lossy media obeying a frequency power law. Acoustical Physics, 46(2): 170-177.

Kennedy J E. 2005. High-intensity focused ultrasound in the treatment of solid tumours. Nature Reviews Cancer, 5(4): 321-327.

Khokhlova V A, Souchon R, Tavakkoli J, et al. 2001. Numerical modeling of finite-amplitude sound beams: Shock formation in the near field of a cw plane piston source. J Acoust Soc Am, 110(1): 95-108.

Liu M H, Zhang D, Gong X F. 2007. Nonlinear effect on focused gain of a focusing transducer with a wide aperture angle. Chin Phys Lett, 24(8): 2267-2270.

Liu Z, Fan T, Guo X, et al. 2010. Effect of tissue inhomogeneity on nonlinear propagation of focused ultrasound. Chinese Physics Letters, 27(9): 127-130.

Lu M Z, Shi Y, Fang L, et al. 2014. Enhanced-cavitation heating protocols in focused ultrasound surgery with broadband split-focus approach. IEEE Trans Ultrason, Ferroelect, Freq Control, 61(4): 631-646.

Maxwell A, Sapozhnikov O, Bailey M, et al. 2012. Disintegration of tissue using high intensity focused ultrasound: two approaches that utilize shock waves. Acoustics Today, 8(4): 24-37.

Okita K, Ono K, Shu T, et al. 2010. Development of high intensity focused ultrasound simulator for large-scale computing. Int J for Numerical Methods in Fluids, 65(1-3): 43-66.

Pennes H H. 1948. Analysis of tissue and arterial blood temperatures in the resting human forearm. Applied Physics Letters, 1: 93-122.

Soneson J E, Myers M R. 2007. Gaussian representation of high-intensity focused ultrasound beams. J Acoust Soc Am, 122(5): 2526-2531.

Stanley D, Alkis C, Prabhas V M. 2006. Numerical methods in biomedical engineering. Elsevier Academic Press, 1-21.

Szabo T L. 2014. Diagnostic ultrasound imaging: inside out. 2nd edition. Philadelphia: Lippincott-Raven.

Ter Haar G, Coussios C. 2007. High intensity focused ultrasound: past, present and future. International Journal of Hyperthermia, 23: 85-87.

Vanhille C, Campos-Pozuelo C. 2008. Nonlinear ultrasonic propagation in bubbly liquids: a numerical model. Ultrasound Medicine Biology, 34(5): 792-808.

Westervelt P J. 1963. Parametric acoustic array. J Acoust Soc Am, 35(4): 535-537.

Xu Z, Ludomirsky A, Eun L Y, et al. 2004. Controlled ultrasound tissue erosion. IEEE Transactions on Ultrasonics Ferroelectrics & Frequency Control, 51(6): 726-736.

Zabotskaya E A, Khoklov R V. 1969. Quasi-plane waves in the nonlinear acoustics of confined beams. Soviet Physics Acoustics, 15: 35-40.

第2章　治疗超声中生物组织温度场

2.1　引　　言

热机制是生物医学治疗超声的主要和基本机制之一。超声在生物组织内传播时会与组织发生相互作用，由于内摩擦、黏滞损耗、热传导损耗及分子弛豫过程等机制，不断地把部分有序的超声振动能量转化成为无序的分子热运动能量并被生物组织吸收，从而在生物组织中形成具有时间空间分布变化特性的温度场。生物组织温度升高可使细胞膜通透性和流动性发生改变，升温过高甚至会产生不可逆的细胞蛋白变性，形成组织热凝固性坏死，从而达到原位灭活，实现治疗肿瘤的目的（刘静，2008；Kennedy，2005；ter Haar，2007；Zhang et al.，2009，2012a，2014）。而不可控的温度升高也会影响、改变甚至破坏生物组织原有结构和正常功能（Mougenot et al.，2011）。因此，治疗超声过程中生物组织温度场的研究关系到医学治疗的精准性、有效性和安全性。本章首先使用基于 KZK 方程的生物组织超声非线性传播模型并结合 Pennes 生物热传导方程，建立治疗超声中生物组织内温度场模型；再结合生物组织超声衰减系数和热导率等参数，以及超声换能器声功率和频率等参数，分别计算治疗超声中肌肉、脂肪等软组织内的温度场，并分析比较不同生物组织参数下的软组织温度场特性；之后结合生物组织中血管位置、血管直径及血流速度等参数，计算分析比较治疗超声中含血管软组织温度场特性；最后结合超声换能器声功率和频率等参数，计算分析比较治疗超声中骨-组织温度场特性。

2.2　治疗超声中生物组织温度场的理论与计算

2.2.1　生物组织中超声非线性传播模型

生物组织中超声非线性传播模型可以用第 1 章中提到的 KZK 方程表示（章东等，2014；Curra et al.，2000；Zabolotskaya and Khokhlov，1969；Zhang et al.，2002）：

$$\frac{\partial^2 p}{\partial z \partial t} = \frac{c_0}{2}\Delta_\perp p + \frac{b}{2\rho_0 c_0^{\ 3}}\frac{\partial^3 p}{\partial t^3} + \frac{\beta}{2\rho_0 c_0^{\ 3}}\frac{\partial^2 p^2}{\partial t^2} \tag{2.1}$$

KZK 方程没有解析解，往往采用数值方法得到解，过程较为繁琐，一般使用有限差分数值求解方程。常用的数值方法有两种：频域有限差分和时域有限差分。对于单频激励，通常使用频域有限差分；而对于脉冲信号，通常采用时域有限差分。本章采用频域有限差分进行计算，计算方法如第 1 章中所示。

2.2.2 治疗超声中生物组织内温升与热传导

超声在生物组织内传播的过程中，由于摩擦等作用，其声能会转化为热能并被组织吸收，使组织自身温度升高（Vilensky et al.，2012）。超声作用下单位体积时间的能量沉积为（万明习，2010；章东等，2014；Clarke and ter Haar，1997）：

$$q_{\text{pri}} = 2\alpha I \tag{2.2}$$

式中，α 为衰减系数；I 为空间中平均时间内焦点处声强。温升 T 可以被写成时间 t 的函数，关系如下（Wan et al.，2015；Clarke and ter Haar，1997）：

$$T = \frac{\alpha I G^2}{2K\rho C_t} \ln\left[1 + \frac{4Kt}{G^2}\right] \tag{2.3}$$

式中，K、ρ、C_t 分别为媒质的热导率、密度和比热；T 和 G 分别为焦点处媒质升高的温度及声束的高斯半径。由于生物体是一个相当复杂的有机体，目前对生物传热的研究有很多，常用的模型有：灌流组织 Pennes 类生物传热模型（刘静，1997；Pennes，1948），基于组织解剖结构的生物微观传热 Weinbaum-Jiji 方程建立的肌肉复合层中传热的三层模型（Weinbaum et al.，1984；Weinbaum and Jiji，1985），由 Wulff（1974）提出、清华大学王补宣先生改进的生物传热多孔体模型等（Wang et al.，2006）。本章采用的是生物组织内 Pennes 热传导模型。

1. 生物组织内 Pennes 热传导模型

Pennes（1948）将人体小臂简化为圆柱体，写出微分形式的"生物传热方程"（bio-heat equation，BHTE），从而为计算生物体温度分布和进行更为细致的传热分析奠定了基础。该方程第一次将生物组织与一般工程材料的传热问题从根本上区别开来。考虑到生物组织的热传导和血流灌注情况，Pennes 生物传热方程为（Pennes，1948；刘静，1997，2008；万明习，2010；Curra et al.，2000；Solovchuk et al.，2012）：

$$\rho C \frac{\partial T}{\partial t} = K\nabla^2 T - W_b C_b (T - T_b) + Q_p \tag{2.4}$$

式中，ρ、C 分别为组织密度和比热容；T 为组织温度；t 为时间；W_b 为血流灌注率；C_b 为血液比热；T_b 为动脉血温度；K 为组织热导率；Q_p 为组织吸收的超声功率密度，表示为

$$Q_p = \alpha \frac{pp^*}{\rho c} \tag{2.5}$$

式中，c 是组织中的声速；α 是吸收系数；p 是声压；p^* 是声压共轭负数。这表明超声信号的衰减主要是由于弛豫过程中组织的吸收，且媒质中的剪切波速可以忽略。在圆柱坐标下，Pennes 生物传热方程表示为：

$$\frac{\partial T}{\partial t} = \frac{K}{\rho C}\frac{\partial^2 T}{\partial r^2} + \frac{1}{r}\frac{\partial T}{\partial r} + \frac{1}{r^2}\frac{\partial T}{\partial \varphi} + \frac{\partial^2 T}{\partial z^2} - \frac{1}{\rho C}W_b C_b(T - T_b) + \frac{1}{\rho C}Q_p \tag{2.6}$$

在 *z-r* 平面中，上式简化为（Hallaj and Cleveland，1999）：

$$\frac{\partial T}{\partial t} = \frac{K}{\rho C}\left[\frac{\partial^2 T}{\partial r^2} + \frac{1}{r}\frac{\partial T}{\partial r} + \frac{\partial^2 T}{\partial z^2}\right] - \frac{1}{\rho C}W_b C_b\left(T - T_b\right) + \frac{1}{\rho C}Q_p \tag{2.7}$$

假定边界条件恒定，采用 FDTD 方法对上式进行求解，其显格式差分形式为（Deng and Liu，2002；Malinen et al.，2003）：

$$T^{n+1}(i,j) = \frac{KL\left[T^n(i+1,j) + T^n(i-1,j)\right]}{(\Delta r)^2} + \frac{KL\left[T^n(i,j+1) + T^n(i,j-1)\right]}{(\Delta z)^2} +$$

$$\frac{KL\left[T^n(i+1,j) - T^n(i,j)\right]}{r\Delta r} - \left(\frac{2KL}{(\Delta z)^2} + \frac{2KL}{(\Delta r)^2} + W_b C_b L - 1\right)T^n(i,j) + W_b C_b L T_b + L Q_p \tag{2.8}$$

式中，$L = \Delta t / (\rho C)$。

2. 含血管软组织 Pennes 热传导模型

生物体流动的血液会带走热量，含血管软组织 Pennes 热传导方程为（Solovchuk et al.，2012）：

$$\rho C\frac{\partial T}{\partial t} = K\nabla^2 T - \rho C\left(\boldsymbol{u}\cdot\nabla T\right) + Q \tag{2.9}$$

式中，$\boldsymbol{u}$ 为血流速度。

根据式（2.9），推导出 *z-r* 坐标系下，含血管软组织 Pennes 热传导方程为（Deng and Liu，2002；Malinen et al.，2003）：

$$\frac{\partial T}{\partial t} = \frac{K}{\rho C}\left[\frac{\partial^2 T}{\partial r^2} + \frac{1}{r}\frac{\partial T}{\partial r} + \frac{\partial^2 T}{\partial z^2}\right] - \boldsymbol{u}\cdot\nabla T + \frac{1}{\rho C}Q_v \tag{2.10}$$

假定边界条件恒定，采用 FDTD 方法对上式进行求解，其显格式差分形式为（Deng and Liu，2002；Malinen et al.，2003）：

$$T^{n+1}(i,j) = \frac{KL\left[T^n(i+1,j) + T^n(i-1,j)\right]}{(\Delta r)^2} + \frac{KL\left[T^n(i,j+1) + T^n(i,j-1)\right]}{(\Delta z)^2} +$$

$$\frac{KL\left[T^n(i+1,j) - T^n(i,j)\right]}{r\Delta r} - \left(\frac{2KL}{(\Delta z)^2} + \frac{2KL}{(\Delta r)^2} - 1\right)T^n(i,j) + u\cdot\Delta t\frac{\left[T^n(i,j+1) - T^n(i,j-1)\right]}{\Delta z} + L Q_p$$

$$\tag{2.11}$$

式中，$L = \Delta t / (\rho C)$；T 为动脉血温度。

2.2.3　治疗超声中生物组织热剂量

热剂量是 1984 年 Sapareto 和 Deway 根据细胞学研究结果提出的概念，即把不同的温度与时间的关系换算成 43℃/min 当量，从而定量地判断生物组织的热损伤程度（章东等，2014；Sapareto and Dewey，1984）。这是因为治疗超声中，产生热效应的基本物理量是温度和时间，且时间和温度之间具有确定的关系。传热的效果即热剂量取决于加热的温度和持续的时间。如果治疗温度在治疗的时间内保持不变，热剂量持续的时间还是可以确定的。但是加热时受到人体内热扩散和热传导等因素的影响，使温度难以保持恒定，因此组织吸收的能量与加热的时间不一定成比例。所以，寻找给定参考温度来求等效传热时间的方法是很有必要的。温度低于 43℃引起的细胞损伤和高于 43℃所致的损伤不同，不低于 43℃和低于 42.5℃的细胞毒作用有不同的靶。另外，低于 43℃时，热耐受性可以在加热过程中进一步发生变化。当温度不低于 43℃时，热耐受不可能在加热过程中发展。在较低温度下，提高加热温度 1℃，获得相同的生物学效应的加热时间减少一半，而在较高温度则减少 2/3。这说明加热温度和时间这两个热剂量因子中，温度更具有决定意义（Perez and Sapareto，1984；Sapareto and Dewey，1984）。因此，设置 43℃为计算等效热剂量时的参考温度。等效热剂量用累积等效分钟（cumulative equivalent minutes，CEM）表示，通过温度分段累积求得，CEM 的计算公式表示为（Fan et al.，2011；Sapareto and Dewey，1984；Solovchuk et al.，2012）：

$$\mathrm{Dose}(t_{T_{\mathrm{ref}}}) = \int_{t=0}^{t=t_{\mathrm{final}}} R^{T_{\mathrm{ref}}-T(t)}\mathrm{d}t \approx \sum_{t=0}^{t=t_{\mathrm{final}}} R^{T_{\mathrm{ref}}-T_{\Delta t}}\Delta t \tag{2.12}$$

式中，参考温度 $T_{\mathrm{ref}} = 43$ ℃；Δt 是足够小的时间间隔；$T_{\Delta t}$ 是 Δt 时间内的平均温度，参量 R 满足：如果 $T(t) > 43$ ℃，则 $R=0.5$；否则，$R=0.25$；时间单位为 min。

2.2.4 治疗超声中生物组织温度场计算流程

本章计算内容包括：使用基于 KZK 方程的生物组织超声非线性传播模型并结合 Pennes 生物热传导方程，建立治疗超声中生物组织内温度场模型，计算得到治疗超声中生物组织的温度场，并分析比较不同生物组织超声衰减系数和热导率等参数，以及超声换能器声功率和频率等参数下温度场特性。同时计算分析治疗超声中含血管软组织和骨-组织温度场特性。治疗超声中生物组织温度场计算流程包括了声场计算、热传导计算及热剂量实现三个步骤。首先基于 KZK 方程的傅里叶分解方法计算非线性声场，再结合 Pennes 传热方程的 FDTD 实现超声在组织中产生的温度场计算，最后计算累计等效时间的热剂量。治疗超声中生物组织温度场计算流程如图 2.1 所示。首先根据设置的

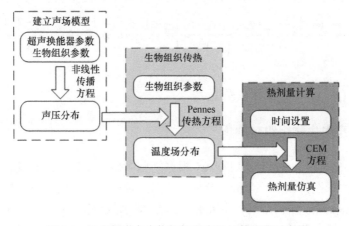

图 2.1 治疗超声中生物组织温度场计算流程示意图

换能器参数和生物组织参数计算超声的声压分布，然后根据设置的生物组织传热参数和计算的声场，经过热传导方程计算得到二维温度场分布图，并由加热过程的温度和时间的积分计算出热剂量，并绘制出热剂量分布图。

2.3　治疗超声中软组织温度场

2.3.1　治疗超声中软组织温度场模型

治疗超声中软组织温度场模型如图 2.2 所示。生物组织的声学和热学基本参数设置如表 2.1 所示。

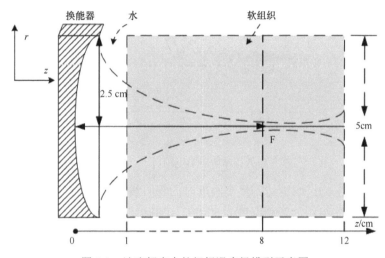

图 2.2　治疗超声中软组织温度场模型示意图

表 2.1　生物软组织声学和热学基本参数（白净，1998；Ginter，2000）

参数	物理量/单位	水	脂肪	肌肉
声速	c /（m/s）	1486	1476	1547
密度	ρ /（kg/m³）	998	920	1050
声吸收系数	α /（Np/m/MHz）	0	6.91	5
吸收指数	η	2.1	1.1	1.1
热导率	k /［W/（m·℃）］	0.63	0.21	0.64
组织比热容	C_b /［J/（kg·℃）］	4178	3500	3500
初始温度	T_b /℃	23	37	37
非线性参量	ε	3.5	6.14	5

2.3.2　肌肉与脂肪组织中温度场特性

为了计算超声作用于肌肉和脂肪组织中产生的温度场，首先分别计算得到肌肉和脂肪组织中的非线性声场。

图 2.3 表示的是均匀肌肉和脂肪组织中轴向正、负声压的分布。肌肉组织中正声压

大于脂肪组织的正声压，而肌肉组织的负声压小于脂肪组织的负声压。这样的结果主要是由于不同生物组织中超声衰减系数的不同所致，肌肉的超声衰减系数小于脂肪组织的超声衰减系数。因此，当超声作用于生物组织时，在肌肉组织传播过程中超声衰减的能量小于在脂肪组织中衰减的能量，因而在肌肉组织中，特别是焦点处，超声声压幅值要大于其在脂肪组织中的声压幅值。

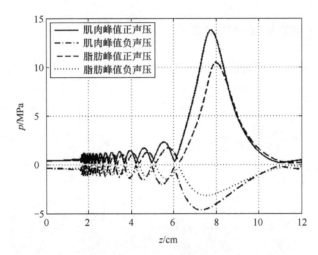

图 2.3   均匀肌肉和脂肪组织中轴向正、负声压的分布

图 2.4 为不同生物组织中达到最高温度时的等温线图。通过比较两种生物组织温度场，可以看出，脂肪组织的最高温度为 91.90℃，高于肌肉组织的最高温度 69.61℃。同时，肌肉组织和脂肪组织中达到最高温度的时间均为 2.4 s。

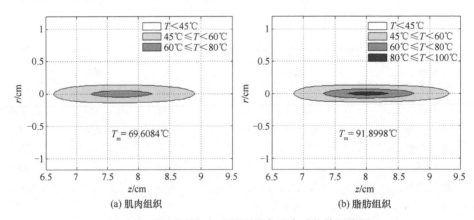

(a) 肌肉组织   (b) 脂肪组织

图 2.4   不同生物组织中达到最高温度时的等温线图

图 2.5 为热传导过程中不同生物组织中焦点处最高温度随时间变化曲线的对比图。从图像上的变化可知，超声作用过程中，肌肉组织的升温速率小于脂肪组织的升温速率。治疗超声辐照的过程中，肌肉组织的声衰减系数小于脂肪组织，因而肌肉组织中的声压大于脂肪组织中的声压。而脂肪组织的热导率远小于肌肉组织的热导率，这使得超声作用过程中脂肪组织焦域内高温分散到周围组织的能力小于肌肉组织。因此，脂肪组织焦

域内温度高，且温度的分布更为集中；而肌肉组织焦域内温度较低，但温度散布的范围更大。因而由于生物组织的声衰减系数和热导率的不同，超声作用产生的温度分布形状与大小也各有不同。

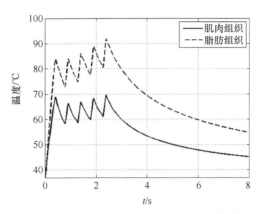

图 2.5　不同生物组织焦点处最高温度随时间变化曲线对比图

2.3.3　生物组织不同声衰减系数和热导率下的温度场特性

对比肌肉与脂肪的温度场，以及这两种软组织的声学和热学参数，可以看出声衰减系数和热导率是影响温度场特性的主要因素。下面以肌肉组织为对象，改变相应的声学和热学参数，分别研究声衰减系数及热导率对温度场结果的影响。声衰减参数 α 分别取 3 Np/m/MHz、5 Np/m/MHz 和 7 Np/m/MHz，其他参数保持一致，得到仿真结果并对其进行分析。

图 2.6 为生物软组织达到最高温度时的等温图。其中，当声衰减系数 α 为 3 Np/m/MHz 时，焦点处最高温度最高，并且焦域处温度分布集中。α 为 3 Np/m/MHz 时达到最高温度的时间为 0.38 s，而 α 为 5 Np/m/MHz 及 7 Np/m/MHz 时达到最高温度的时间为 2.4 s。随着声衰减系数的增大，焦点处最高温度降低，温度较高的分布面积逐渐减小。

图 2.7 为生物组织在不同声衰减系数时，热传导过程中焦点处最高温度随时间变化曲线的对比图。当衰减系数 α 为 3 Np/m/MHz 时，初始辐照时间下焦点处最高温度达到最高，加热的过程中组织的温度低于前者，冷却时间内温度降低速率较大。随着衰减系数 α 的增大，初始辐照时间下焦点处最高温度逐渐降低。α 为 7 Np/m/MHz 时，初始辐照时间下焦点处最高温度低于其循环脉冲加热后的温度。整体上，从图像上的曲线对比可以看出，随着衰减系数 α 的增大，焦域温度随之降低，加热时间内温度上升的速率降低，冷却时间内温度下降的速率降低。

当声衰减系数从 2.5 Np/m/MHz 增至 8 Np/m/MHz，计算不同超声衰减系数时生物组织中的温度分布，得到焦域的最高温度 T_m 和最高温度随声衰减系数变化的曲线，如图 2.8 所示。对比图中曲线的趋势可得，随着声衰减系数的增大，焦点处最高温度逐渐降低。随着声衰减系数的增大，吸收和散射效应增大，声传播的过程中能量的损失会增大，从而在焦点处的声压降低，所以生物组织传热过程中温度降低。为了研究热导率对生物组织温度场的影响，选择生物组织热导率分别为 0.4 W/(m·℃)、0.6 W/(m·℃) 和 0.8 W/(m·℃)，其他参数保持不变，得到的温度场结果如图 2.9 所示。

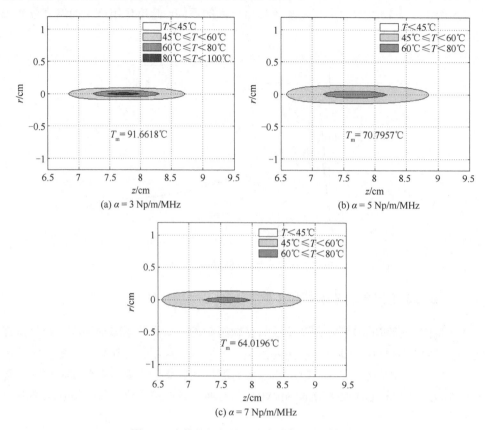

(a) $\alpha = 3\ \text{Np/m/MHz}$

(b) $\alpha = 5\ \text{Np/m/MHz}$

(c) $\alpha = 7\ \text{Np/m/MHz}$

图 2.6　生物软组织达到最高温度时的等温图

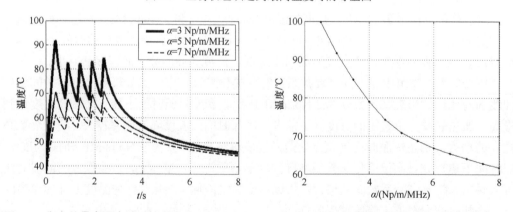

图 2.7　焦点处最高温度随时间变化曲线的对比图　图 2.8　焦点处最高温度随声衰减系数变化曲线

　　图 2.9 为不同热导率下生物软组织达到最高温度时的等温图。热导率 K 设为 0.4 W/(m·℃)、0.6 W/（m·℃）及 0.8 W/（m·℃）时焦点处最高温度分别为 76.78℃、70.55℃及 67.09℃，说明随着热导率的增大，焦点处最高温度逐渐降低。对比不同热导率的等温带图，随着热导率的增大，焦点处最高温度 60～80℃ 的区域逐渐减小，说明随着热导率的增大，高温区域面积逐渐降低。K 为 0.8 W/（m·℃）时达到焦点处最高温度的时间为 0.4 s，其他情

况下焦域达到焦点处最高温度的时间为 2.4 s。

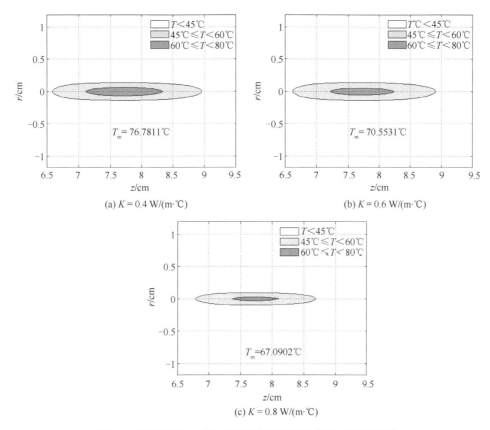

图 2.9 不同热导率下生物软组织达到最高温度时的等温图

图 2.10 为不同热导率下的焦点处最高温度等温图。从图像上可以看到热导率为 0.4 W/(m·℃)时温度最高，随着热导率的增大，焦点处最高温度随之降低。图 2.11 为焦点处最高温度随时间变化曲线的对比图，这里设置其他参数不变，热导率 K 从 0.1～0.9 W/（m·℃）取 17 组数值，计算得到焦域的最高温度 T_m，并由此绘制出曲线。对比图中曲线的趋势可以得到，随着热导率的增大，焦点处最高温度逐渐降低。得到上述结果的原因是焦域的热量

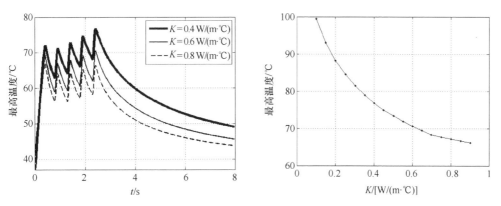

图 2.10 焦点处最高温度随时间变化曲线的对比图 图 2.11 焦点处最高温度随热导率变化曲线趋势

扩散主要受热导率影响，热导率越大，焦域的热量迅速传递到周围组织，从而使焦点处的升温速率降低，所以热导率越高，温度升高越缓慢，焦点处最高温度越低。

不同生物组织超声衰减系数和热导率下的温度场计算结果表明，声衰减系数越小，相同时间内生物组织焦域内温度升高越快，而热导率越大，相同时间内生物组织温度升高幅度逐渐减小。

2.3.4 不同超声换能器参数下生物组织温度场特性

首先计算分析不同超声换能器尺寸下生物组织内温度场特性。分别设置超声换能器半径 R 为 2.0 cm、2.5 cm 及 3.5 cm，计算得到生物组织内温度场。

图 2.12 为不同超声换能器半径下生物软组织达到最高温度时的等温线图，超声换能器半径 R 为 2.0 cm、2.5 cm 及 3.5 cm 时，焦点处最高温度分别为 62.66℃、69.61℃ 及 89.59℃。超声换能器半径 R 越大，聚焦区域温度越高，而面积逐渐减小，焦点位置沿 z 轴增大。因此，随着换能器半径的增大，焦点处最高温度随之增高，且高温的分布更为集中，聚焦效果更加明显。

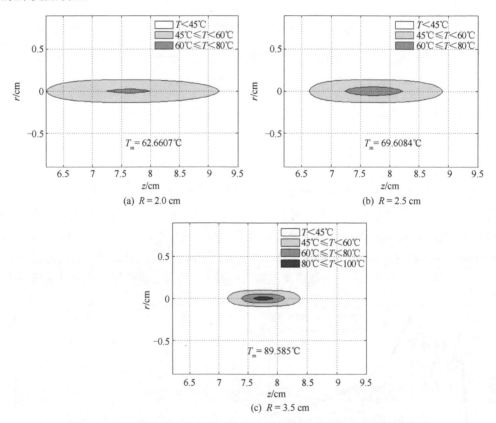

图 2.12　不同超声换能器半径下生物软组织达到最高温度时的等温线图

图 2.13 为生物组织热传导过程中，不同超声换能器下焦点处最高温度随时间变化曲线的对比图。分析图中的曲线变化情况可得，随着超声换能器半径的增大，焦点处最高温度随之增高。超声换能器半径越大，换能器的阵元越多，阵元作用在焦点处的效果越明显，所以

声压越大,聚焦效果越好。为了研究声功率大小对温度场的影响,设置其他参数保持不变,超声换能器声功率分别取 80 W、100 W 及 120 W,计算得到温度场结果如图 2.14 所示。

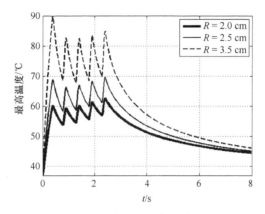

图 2.13　不同超声换能器半径下焦点处最高温度随时间变化曲线的对比图

图 2.14 为不同超声声功率下生物软组织达到最高温度时的等温线图。从图像上可以看到,随着声功率的增大,焦点处最高温度随之增高,且高温的分布更为集中,聚焦效果更加明显。

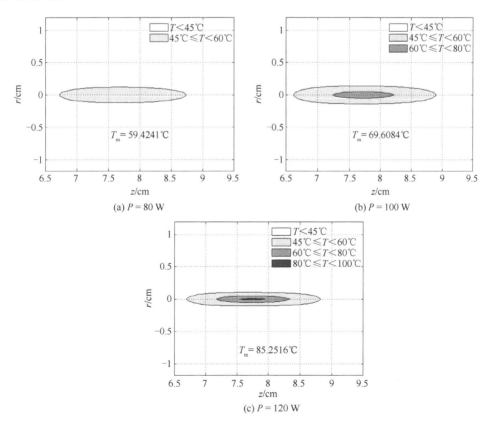

图 2.14　生物软组织在不同声功率下达到最高温度时的等温线图

图 2.15 为不同声功率下焦点处最高温度随时间变化曲线的对比图。从图中可以看到，随着声功率的增大，组织温度逐渐升高。超声声功率对温度影响显著，声功率越大，声压值越大，焦域温度越高。为了研究超声换能器中心频率对温度场的影响，设置其他参数保持一定，超声换能器中心频率分别取 1.0 MHz、1.2 MHz 及 1.5 MHz，计算得到温度场结果如图 2.16 所示。

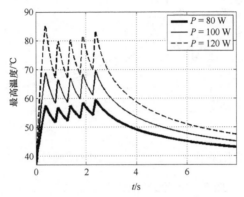

图 2.15　不同声功率下焦点处最高温度随时间变化曲线的对比图

图 2.16 为生物软组织在不同中心频率下达到最高温度时的等温线图。从图像上可以看到，随着中心频率的增大，聚焦区域面积逐渐减小，焦点处最高温度随之增高，且高温的分布更为集中，聚焦效果更加明显。

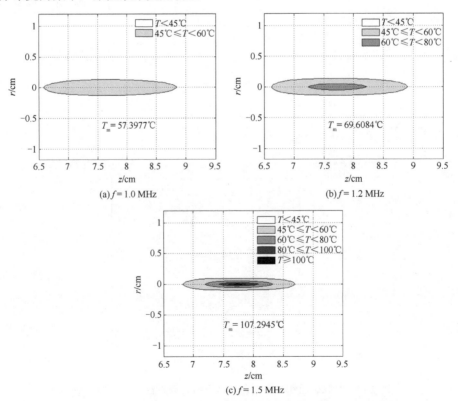

图 2.16　生物软组织在不同中心频率下达到最高温度时的等温线图

图 2.17 为不同中心频率下焦点处最高温度随时间变化曲线的对比图,从曲线的对比上可以看出,随着频率的增加,温度逐渐升高。中心频率对温度影响显著,中心频率越大,声压值越大,焦域温度越高。

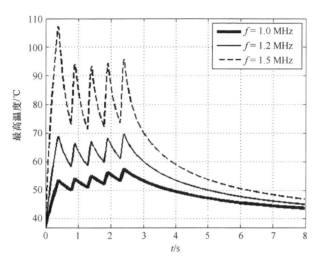

图 2.17　不同中心频率下焦点处最高温度随时间变化曲线的对比图

不同超声换能器参数下温度计算的结果表明,超声换能器的尺寸、声功率及中心频率影响声压的大小,声压越大,相同加热时间生物组织焦域内温度升高越快。

2.3.5　治疗超声中软组织热损伤特性

生物组织的热损伤特性使用累积等效分钟 CEM 表征,CEM 通过温度分段累积求得,计算公式如式（2.13）所示:

$$\text{Dose}(t_{T_{\text{ref}}}) = \int_{t=0}^{t=t_{\text{final}}} R^{T_{\text{ref}} - T(t)} \mathrm{d}t \approx \sum_{t=0}^{t=t_{\text{final}}} R^{T_{\text{ref}} - T_{\Delta t}} \Delta t \tag{2.13}$$

在实际应用中,由于实时监控成像的需要,治疗超声常采用占空比模式,从而避免治疗超声高强度声场对超声监控成像的信号干扰,即在一个治疗监控周期内,在超声治疗间隙进行超声回波信号采集,从而避免治疗超声对超声监控成像的干扰。例如,设置一个治疗监控周期为 0.5 s,占空比 20%,即治疗周期 0.1 s,监控周期为 0.4 s,如图 2.18 所示。

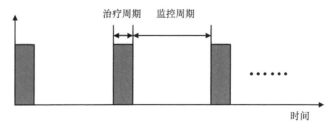

图 2.18　HIFU 辐照时序图

以肌肉组织为例,加热时首先连续辐照 0.3 s,接着 5 个治疗监控周期,总时间为 T=2.3 s。辐照后温度场分布和最高温度的变化曲线如图 2.19 所示。可以看出,如果超声换能器连续辐照,则温度会持续上升,而通过设定合适的占空比进行周期性的辐照,可以使温度控制在一定的范围内。

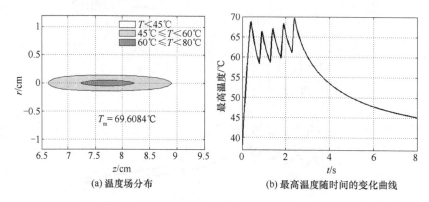

(a) 温度场分布   (b) 最高温度随时间的变化曲线

图 2.19　温度分布和最高温度随时间的变化

1. 生物组织内热损伤随时间的变化过程

设置超声作用时间分别为 0.1 s、0.3 s、0.6 s、0.9 s、1.2 s 和 1.5 s,分别计算得到如图 2.20 所示的等效热剂量图。从图像的对比中可以看到,损伤的形状均为椭球球形,随着治疗时间的增加,热损伤的面积逐渐增大。

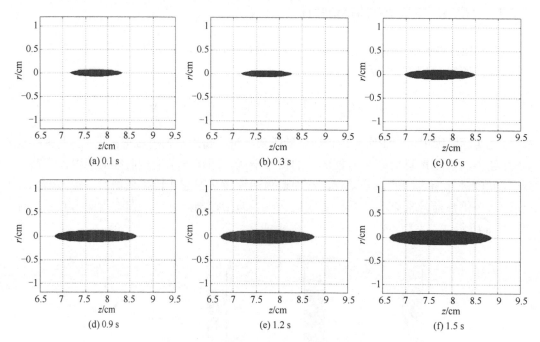

(a) 0.1 s   (b) 0.3 s   (c) 0.6 s

(d) 0.9 s   (e) 1.2 s   (f) 1.5 s

图 2.20　不同超声辐照时间下等效热剂量图

2. 不同治疗超声占空比时生物组织内热损伤特性

为分析比较占空比对生物组织内热损伤的影响，分别设置占空比为 20%、30% 及 40%，计算得到如图 2.21 所示的温度场图像。

图 2.21 为不同占空比下焦点处最高温度随时间变化曲线，从图中的曲线变化情况可以看出，随着占空比的增大，焦点处最高温度随之增高。

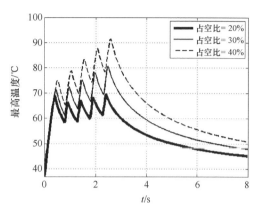

图 2.21　不同占空比下焦点处最高温度随时间的变化曲线

图 2.22 为不同占空比下焦点处达到最高温度时的等温线图。从图像上可以看到，随着占空比的增大，焦点处最高温度随之增高，高温区域出现并且面积增大。

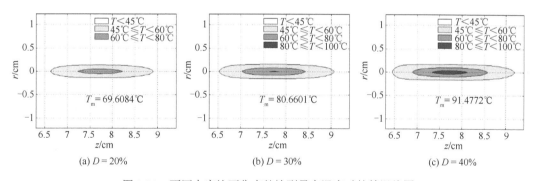

图 2.22　不同占空比下焦点处达到最高温度时的等温线图

图 2.23 为由加热过程计算出的等效热剂量图。从图像的对比中可以看到，随着占空比的增大，热损伤的面积逐渐增大，占空比对温度影响显著，占空比越大，焦域内温度越高，热损伤面积越大。

3. 不同治疗超声监控周期数时生物组织内热损伤特性

为分析比较治疗超声监控周期对生物组织内热损伤的影响，设置监控周期数分别为 2 个、5 个及 10 个，计算得到如下所示的热损伤图像。

图 2.24 为不同治疗监控周期数下焦点处最高温度随时间变化曲线的对比图，从图中的曲线变化情况可以看出，随着周期数的增大，焦点处最高温度随之增高。

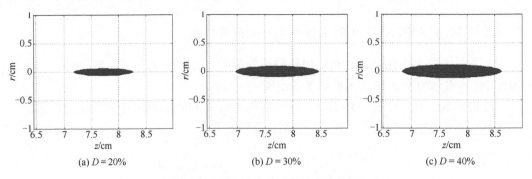

图 2.23 不同占空比下等效热剂量图

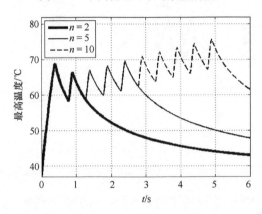

图 2.24 不同治疗监控周期数下焦点处最高温度随时间变化曲线的对比图

图 2.25 为生物软组织在不同治疗监控周期数下达到最高温度时的等温线图。从图像上可以看到，随着周期数的增大，焦点处最高温度随之增高，聚焦区域变大，且高温区域增大。

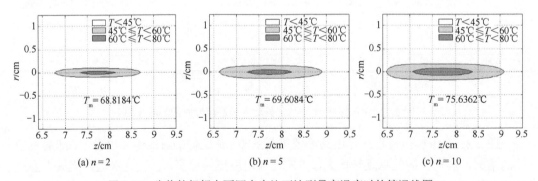

图 2.25 生物软组织在不同占空比下达到最高温度时的等温线图

图 2.26 为超声作用过程中的等效热剂量图。从图像的对比中可以看到，随着治疗监控周期的增加，热损伤的形状基本不变，面积逐渐增大。治疗监控周期数对温度影响显著，治疗监控周期数越多，焦域温度越高，热损伤面积越大（Chenot et al. 2011；Zhang et al.，2017b）。

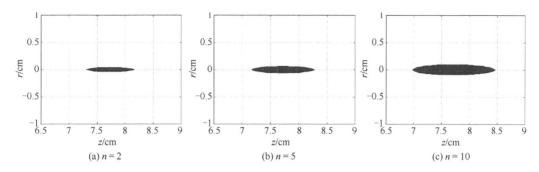

(a) $n = 2$　　　　　　　(b) $n = 5$　　　　　　　(c) $n = 10$

图 2.26　不同占空比下等效热剂量图

2.4　治疗超声中含血管软组织温度场

利用非线性 KZK 方程计算治疗超声声场，结合含血管软组织 Pennes 热传导模型，以及生物组织中血管位置、直径及血流速度等参数变化，计算分析比较治疗超声中含血管软组织温度场特性。

2.4.1　含血管软组织温度场模型

治疗超声中血管血流的数值仿真模型如图 2.27 所示，血管组织的基本参数如表 2.2 所示。设血管直径为 0.4 cm，平行于超声换能器，血管的中心线经过焦点垂直于 z 轴，焦点与换能器的距离设置为 7.7 cm，血流速度为 0.2 m/s。

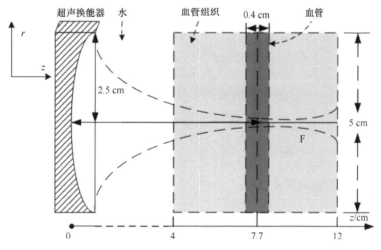

图 2.27　治疗超声中血管血流仿真模型

在临床治疗中，当超声作用在大血管或者富含血管的肿瘤部位时，血流会带走热量，从而降低治疗超声的效率。所以在血流存在条件下研究分析生物组织中血流带走的热量，可以为提高大血管或者富含血管部位的超声治疗效率提供参考。下面分析有血管与无血管的区别。

图 2.28 为有/无血管时最高温度随时间变化曲线的对比图。从图中的结果看到，当

有血管存在时，超声作用产生的温度略低于无血管时超声作用组织中的温度。这是因为血流穿过血管会带走一定的热量。

表 2.2　血管组织的基本参数（Curra et al.，2000）

参数	物理量/单位	血管组织
声速	c /（m/s）	1584
密度	ρ /（kg/m³）	1064
声吸收系数	α /（Np/m/MHz）	8.06
吸收指数	η	1.1
热导率	k /［W/（m·℃）］	0.6
组织比热容	C_b /［J/（kg·℃）］	4180
初始温度	T_b /℃	37
非线性参量	ε	7.1

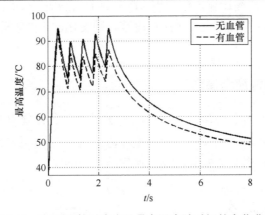

图 2.28　有/无血管时焦点处最高温度随时间的变化曲线

图 2.29 分别显示了有无血管组织达到最高温度时的等温线图。从等温线的对比可以看出，二者温度相近，无血管组织的略高于有血管组织加热时的焦点处最高温度。

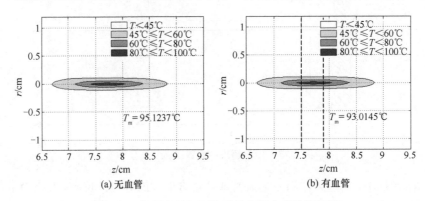

(a) 无血管　　　　　　　　　　　　(b) 有血管

图 2.29　有/无血管组织达到最高温度时等温线图

图 2.30 为计算出的等效热剂量图。从热损伤的效果上看，无血管组织的热损伤在 r-z 二维图像上呈椭圆形，而有血管组织的热损伤较无血管的损伤在血管内有缺损。这

是因为血管中血流带走热量，致使有血管的组织加热时焦点处最高温度略低，且热损伤面积较小。

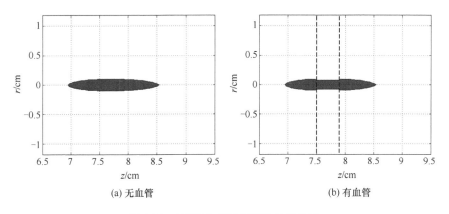

(a) 无血管　　　　　　　　　(b) 有血管

图 2.30　有/无血管组织等效热剂量图

2.4.2　不同血管直径下含血管软组织温度场特性

为了研究含血管生物组织中不同血管条件下血流带走热量的温度场特性，分别改变血管直径、血管位置及血管中血液的流速，分析不同条件下血流带走热量的特性。

图 2.31 为不同血管直径时，焦点处最高温度随时间变化曲线。随着血管直径的增大，焦点处最高温度逐渐降低。这是因为随着血管直径的增大，更多的流动血液带走更多的热量，所以血液流速越大，焦点处最高温度越低。

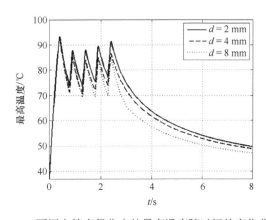

图 2.31　不同血管直径焦点处最高温度随时间的变化曲线

图 2.32 分别显示了不同血管直径下达到最高温度时的等温线图。从等温线的对比可以看出，三者温度相近，随着血管直径的增加，焦点处最高温度略微降低，当直径为 8 mm 时，血管直径大于焦域的长轴，最高温度没有大变化。

图 2.33 为含血管组织不同血管直径下计算出的等效热剂量图。随着血管直径的增大，热损伤的面积逐渐减小。这是因为直径越大，血管中血流会带走更多的热量，致使有大血管的组织中超声作用时焦点处最高温度降低，热损伤面积减少。

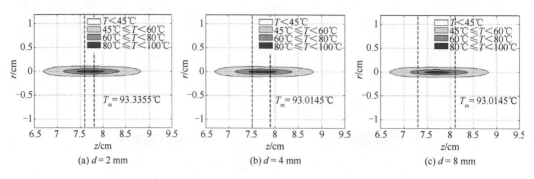

图 2.32 含血管组织不同血管直径下达到最高温度时的等温线图

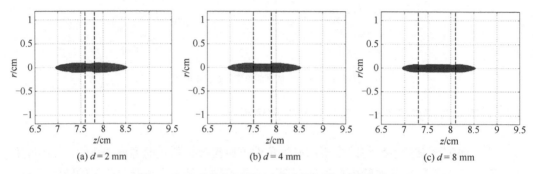

图 2.33 含血管组织不同血管直径下等效热剂量图

2.4.3 不同血管位置下含血管软组织温度场特性

为了研究生物组织中不同血管位置对温度场特性的影响，将血管中心位置分别设置在距超声换能器 7.7 cm、7.5 cm 及 7.3 cm，分析不同血管位置时组织内温度场的特性。

图 2.34 为不同血管位置时生物组织内焦点处最高温度随时间的变化曲线。从图像的对比上看，血管的中心轴与焦点的距离越大，焦点处最高温度越高。这是因为随着血管远离超声焦点，流动的血液将超声焦点处带走的热量会减小，因而远离焦点的血管带走的热量最小，焦域处的温度也最高。

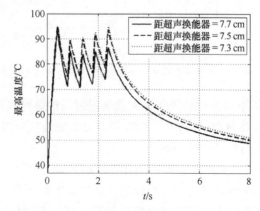

图 2.34 焦点处最高温度随时间的变化曲线

图 2.35 分别显示了不同血管位置时组织达到最高温度的等温线。从等温线的对比可以看出，三者温度相近，说明三者的焦点处最高温度是相近的，随着血管远离焦点处，焦点处最高温度略微升高。

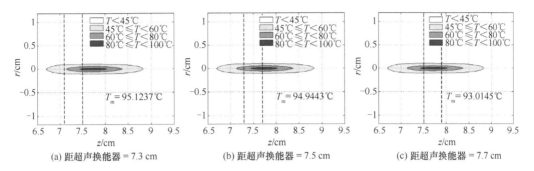

图 2.35　含血管组织在不同血管位置下达到最高温度的等温线图

图 2.36 为含血管组织在不同血管位置下计算出的等效热剂量图。从热损伤的效果上看，随着血管远离焦点位置，热损伤的面积逐渐增大。这是因为血管中血流会带走热量，血管距离焦点越近，带走的热量就越多，因此血管远离焦点的热损伤面积较大。

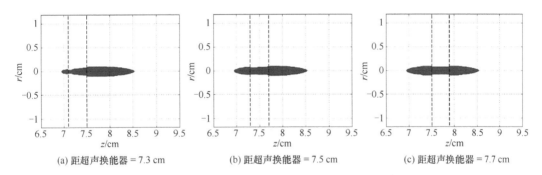

图 2.36　含血管组织在不同血管位置下等效热剂量图

2.4.4　不同血流速度时含血管软组织温度场特性

为了研究治疗超声中不同血流速度时含血管软组织温度场特性，设血流速度分别为 0.06 m/s、0.20 m/s 和 0.50 m/s，分析不同血流速度时温度场特性。

图 2.37 为不同血液流速时焦点处最高温度随时间变化曲线的对比。随着血液流速的增大，焦点处最高温度逐渐降低，这是因为流动的血液会带走热量，更大的流速会带走更多的热量，所以血液流速越大，焦点处最高温度越低。

图 2.38 分别显示了不同血流速度下血管组织达到最高温度时的等温线图。从等温线的对比可以看出，三者温度相近，随着流速的增加，焦点处最高温度略微降低。

图 2.39 为不同血流速度下计算出的等效热剂量图。从热损伤的效果上看，随着流速的增加，热损伤的面积逐渐减小。这是因为血管中血流会带走热量，致使有血管的组织加热时焦点处最高温度略低，且热损伤面积较小。

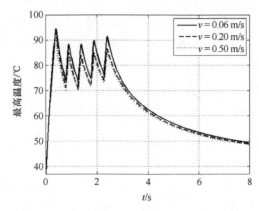

图 2.37   不同血流速度时焦点处最高温度随时间的变化曲线

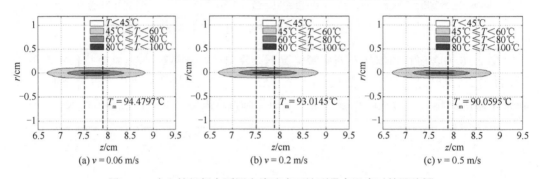

图 2.38   含血管组织在不同血流速度下达到最高温度时等温线图

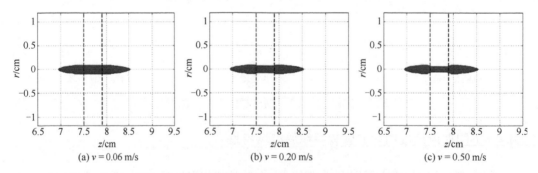

图 2.39   含血管组织在不同血流速度下等效热剂量图

血管存在条件下，聚焦超声区域内组织温度低于无血管条件下聚焦超声区域内的组织温度。随着血流速度的增大、血管直径的增大及血管距离焦点越近时，组织中被血流带走的热量越多，超声焦域处组织温度上升幅度越小，热损伤程度相应越小。上述结果与之前已发表的仿真计算（Curra et al.，2000；Solovchuk et al.，2012）和实验结果（Zhang et al.，2011，2017a；Zhou et al.，2012）相吻合。

2.5   治疗超声中骨-组织温度场

骨骼的超声吸收系数远高于软组织，因此高强度聚焦超声照射骨表后快速产生的高温会形成骨表热损伤（Zhang et al.，2013），高强度聚焦超声消融为骨肿瘤患者提供了一种可供选择的治疗方案。为了分析比较治疗超声中骨界面附近组织温度场和经颅骨治疗超声在脑组织中的温度场，利用非线性 KZK 方程计算治疗超声声场并结合生物体组织内 Pennes 热传导模型，建立治疗超声中腿骨-软组织和颅骨-脑组织生物模型，计算分析比较治疗超声中腿骨-软组织界面和颅骨-脑组织的温度场及热剂量特性。

2.5.1　治疗超声中腿骨-软组织界面温度场模型

治疗超声中腿骨-软组织界面附近温度场仿真模型如图 2.40 所示，生物软组织声学和热学的基本参数如表 2.1 所示，腿骨声学和热学的基本参数如表 2.3 所示。腿骨与生物软组织的界面距换能器 7.5 cm，垂直于 z 轴，焦点与换能器距离设置为 7.7 cm。

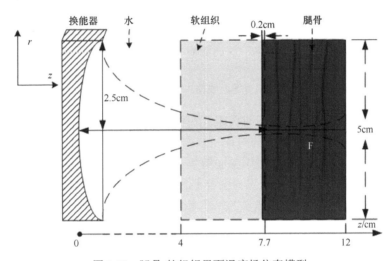

图 2.40　腿骨-软组织界面温度场仿真模型

表 2.3　腿骨的声学和热学特性参数（白净，1998）

参数	物理量/单位	腿骨
声速	c /（m/s）	2770
密度	ρ /（kg/m³）	1738
声吸收系数	α /（Np/m/MHz）	80
吸收指数	η	1.1
热导率	k /［W/（m·℃）］	1.30
组织比热容	C_b /［J/（kg·℃）］	1840
初始温度	T_b /℃	37
血流灌注率	W /［(kg·s) /m³］	0.343
非线性参量	ε	9

在临床腿骨-软组织肿瘤的治疗过程中，由于骨的强吸收性、高热导率及其他参数与生物软组织有明显的不同，腿骨-软组织的超声治疗效果与软组织的超声治疗效果相比差异明显，所以仿真计算不同条件下腿骨-软组织温度场的特性可以为提高超声治疗

效率提供参考。下面分析有腿骨和无腿骨时温度场特性的区别。

图 2.41 为治疗超声中腿骨-软组织界面的温度等温线，可以看到超声在腿骨中沿着腿骨与软组织的界面形成高温区域。图 2.42 为相同超声换能器参数下肌肉组织温度的等温线，对比图 2.41 可以看到，相同条件下肌肉组织中并没有形成高温区域。

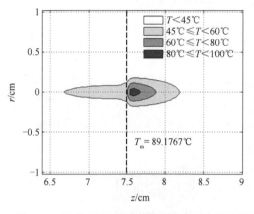

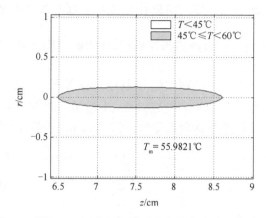

图 2.41　腿骨-软组织界面达到最高温度等温线图　　图 2.42　肌肉组织达到最高温度时等温线图

图 2.43 为腿骨-软组织界面与肌肉组织在治疗超声下作用过程中焦点处最高温度随时间变化曲线的对比图。从图中的对比可以看出，腿骨-软组织界面的温度远高于肌肉组织的温度。图 2.44 为腿骨-软组织界面等效热剂量随时间变化图，相同条件下肌肉组织没有热损伤的效果。腿骨-软组织界面与肌肉组织在治疗超声作用过程中产生了明显的温度变化，这是二者的声学和热学的基本参数有较大差异所致。首先腿骨的声吸收系数远大于肌肉组织，同时非线性参量的增大对加大组织升温有一定影响，同时声速、密度及组织比热容等因素也会造成不同组织温升的变化。

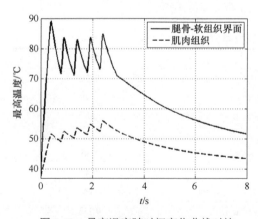

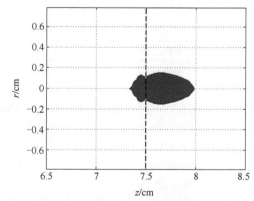

图 2.43　最高温度随时间变化曲线对比　　　　图 2.44　腿骨-软组织界面等效热剂量图

2.5.2　不同的腿骨与超声焦点相对位置下腿骨-软组织界面温度场特性

治疗超声场中，腿骨相对于超声焦点的不同位置会影响温度场特性及热治疗的效果。下面通过改变腿骨-软组织界面相对于换能器的位置（以下简称腿骨位置），分析比较不同腿骨位置对温度场的影响。

　　将腿骨与软组织的界面分别设置为距换能器 7.7 cm、7.5 cm、7.3 cm 及 7 cm 进行计算仿真，分析腿骨相对于换能器的位置对温度场的影响。结果如图 2.45 所示，可以看到腿骨-软组织界面距换能器 7.3 cm 处焦点处最高温度最高，并且焦点处最高温度不随界面与换能器的距离有规律地变化。

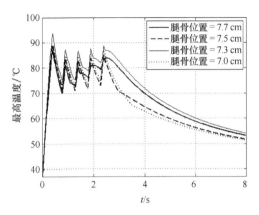

图 2.45　不同腿骨位置下焦点处最高温度随时间变化曲线

　　图 2.46 分别显示了在不同腿骨位置下骨-软组织达到最高温度时的等温线图。从等温线的对比可以看到，高温区域紧贴腿骨与软组织的界面分布，且焦点处最高温度在腿骨距换能器 7.3 cm 时最高。

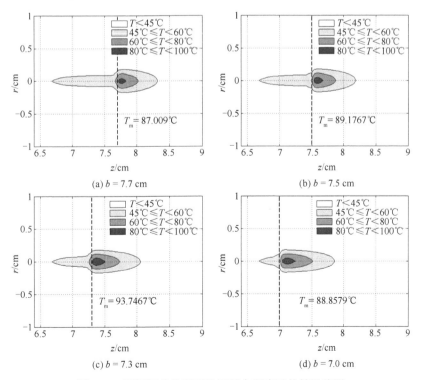

图 2.46　不同腿骨位置下达到最高温度时的等温线图

图 2.47 为不同腿骨位置下的等效热剂量图,该等效热剂量一定程度上可代表热损伤的分布。等效热剂量区域均靠近腿骨与软组织的界面,腿骨距离换能器越近,该区域越深。无论腿骨位置怎样变化,焦点处最高温度等温线的高温区域与等效热剂量区域均靠近腿骨与软组织的界面,这主要是由于骨的高声衰减系数,声波能量到达腿骨中集中到靠近腿骨与软组织的界面处,使得温度迅速升高。

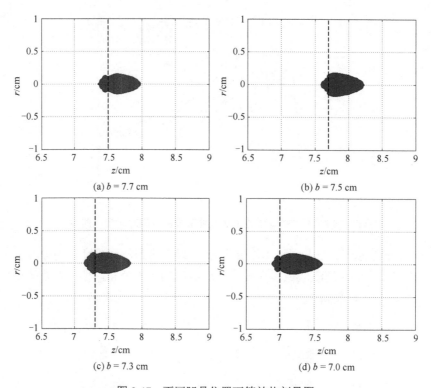

图 2.47 不同腿骨位置下等效热剂量图

腿骨-软组织的界面与超声换能器焦点的相对位置变化会影响温度场焦点处最高温度的变化,从而影响治疗超声的治疗效果。固定超声换能器的焦点位置为 7.7 cm,改变腿骨-软组织界面相对于超声换能器的距离,计算得到温度场中焦点处最高温度的变化曲线,如图 2.48

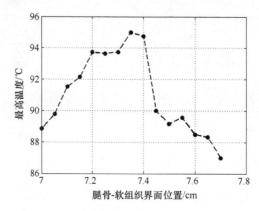

图 2.48 焦点处最高温度随腿骨位置变化曲线

所示。对比不同界面位置对应的焦点处最高温度可以看到，腿骨-软组织界面距换能器 7 cm 开始至 7.35 cm 处，最高温度呈上升趋势；从 7.35 cm 处至 7.7 cm，焦点处最高温度随着边界至换能器距离的增大而降低。

2.5.3　不同超声作用参数下腿骨-软组织界面温度场特性

不同超声作用参数作用下能够形成不同的临床超声治疗效果。本节主要对比分析超声换能器中心频率、声功率及占空比等作用参数对腿骨-软组织温度场特性的影响。

1. 不同超声换能器中心频率时温度场特性

分别设超声换能器中心频率为 900 kHz、1 MHz、1.1 MHz 及 1.2 MHz，分析中心频率对温度场的影响，计算得到的温度场分别如下。

图 2.49 为不同中心频率下焦点处最高温度随时间变化曲线的对比图。从曲线的对比可以看出，随着频率的增加，温度逐渐升高。

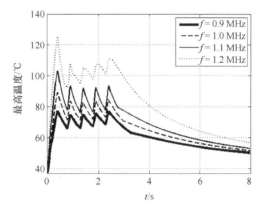

图 2.49　不同中心频率下焦点处最高温度随时间变化曲线的对比图

图 2.50 为不同中心频率下达到最高温度时的等温线图。随着超声中心频率的增大，焦点处最高温度增高，高温区域面积增大，且在腿骨中靠近腿骨与软组织的界面。

图 2.51 为不同超声中心频率时的等效热剂量图。从图中的对比可以看出，随着中心频率的增大，热剂量面积增大并靠近腿骨与软组织的界面。超声中心频率对温度影响显著，中心频率越大，焦域温度越高，热剂量面积增大。

2. 不同超声功率下温度场特性

为了研究治疗超声中声功率对腿骨-软组织温度分布的影响，其他超声参数保持不变，设超声换能器声功率 P 分别为 40 W、70 W、100 W 及 120 W，计算得到的温度场结果如图 2.52 所示。

图 2.52 为不同声功率下焦点处最高温度随时间变化曲线的对比图。可以看到，随着声功率的增大，组织温度逐渐升高。超声声功率对温度影响显著，声功率越大，声压值越大，焦域温度越高。

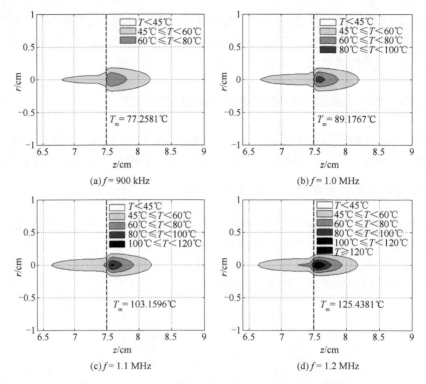

图 2.50 不同中心频率下达到最高温度时的等温线图

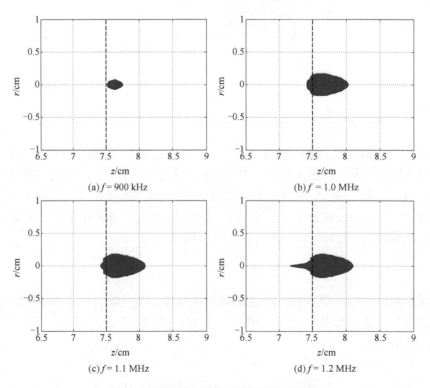

图 2.51 不同中心频率时的等效热剂量图

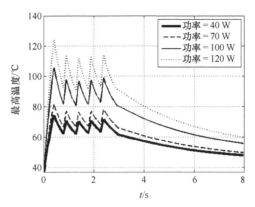

图 2.52　不同声功率下焦点处最高温度随时间变化曲线的对比图

图 2.53 为腿骨-软组织界面在不同超声声功率下达到最高温度时等温线图。从图像上可以看到，随着声功率的增大，焦点处最高温度随之增高，且高温区域靠近腿骨与软组织的界面，聚焦效果更加明显。

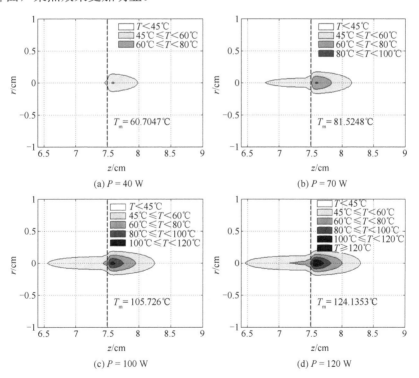

图 2.53　腿骨-软组织界面在不同声功率下达到最高温度时等温线图

图 2.54 为腿骨-软组织界面在不同超声换能器声功率下等效热剂量图。从图中的对比可以看出，随着声功率的增大，热剂量面积增大并靠近腿骨与软组织的界面。

3. 不同超声作用占空比下温度场特性

为分析比较治疗超声中超声作用占空比对腿骨-软组织温度场特性的影响，分别设超声作用占空比为 1%、5%、10% 及 20%，计算得到如下所示的温度场。

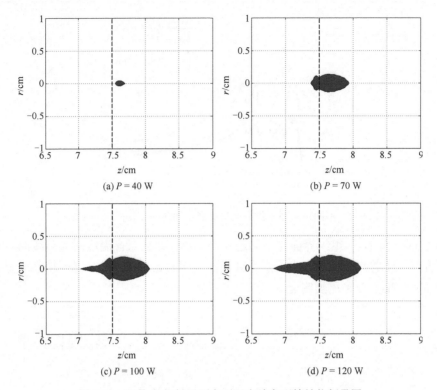

(a) $P = 40\ \text{W}$ (b) $P = 70\ \text{W}$

(c) $P = 100\ \text{W}$ (d) $P = 120\ \text{W}$

图 2.54　腿骨-软组织界面在不同声功率下等效热剂量图

　　图 2.55 为不同占空比下温度随时间变化曲线。从图中的曲线变化情况可以看出，随着占空比的增大，升温速率增大，焦点处最高温度随之增高。

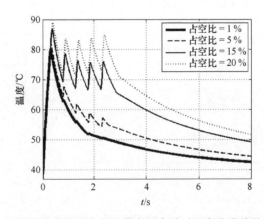

图 2.55　不同占空比下焦点处最高温度随时间变化曲线的对比图

　　图 2.56 为腿骨-软组织界面在不同占空比下焦点处最高温度时的等温线图。从图中可以看到，随着声功率的增大，焦点处最高温度随之增高，高温区域面积增大，且靠近腿骨与软组织的界面，增热效果更加明显。

　　图 2.57 为腿骨-软组织界面在不同占空比下等效热剂量图。从图中的对比可以看出，随着占空比的增大，热剂量面积增大。

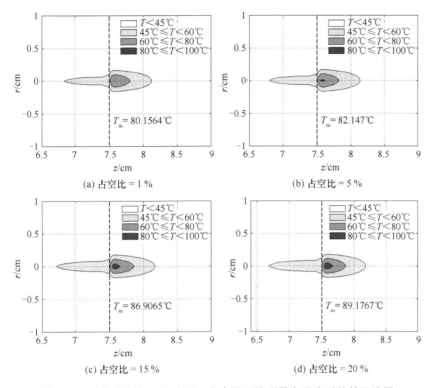

图 2.56　腿骨-软组织界面在不同占空比下达到最高温度时的等温线图

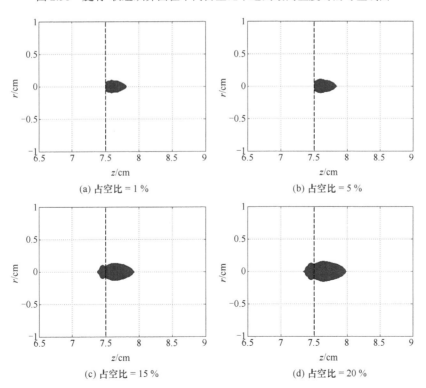

图 2.57　腿骨-软组织界面在不同占空比下等效热剂量图

为了分析对比占空比对最高温度的影响，设占空比按每次增量 1%逐渐增大到 20%，得到不同占空比下的最高温度，如图 2.58 所示。从图中可以看到，随着占空比的增大，最高温度逐渐增高。分析超声作用占空比对最高温度的影响有助于在实际的治疗中提供参考。

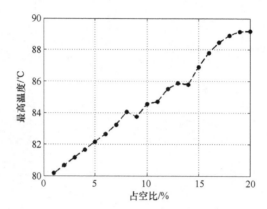

图 2.58　腿骨-软组织界面在不同占空比下的最高温度

2.5.4　经颅超声治疗中颅骨-脑组织温度场模型

首先建立经颅超声治疗中颅骨-脑组织温度场模型，如图 2.59 所示。超声换能器相关参数设置如下：超声换能器直径 3 cm，聚焦深度 8 cm，中心频率 1 MHz，功率 60 W。

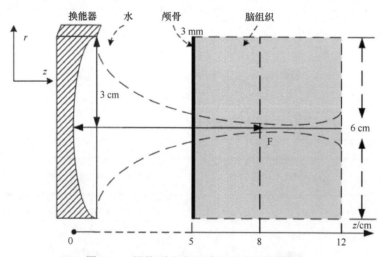

图 2.59　颅骨-脑组织温度场仿真计算模型

颅骨和脑组织的相关声学和热学参量如表 2.4 所示。

首先基于 KZK 方程，建立声场模型。计算所得的声场分布如图 2.60 和图 2.62 所示：

脑组织的初始温度为 37℃，在温度场分布图上可以观察到焦点处温度有明显的升高，焦点以外的区域温度变化很小，仍然在 37℃左右。在焦点前加入颅骨后，声压分布发生了明显的变化。相比于无颅骨的声场，有颅骨后声压值在颅骨位置显著升高，颅骨两侧声压略低，体现了颅骨对声束的阻挡作用。

表 2.4　颅骨和脑组织的基本参数（Nakajima et al., 2009; Yin and Hynynen, 2005; Aubry et al., 2004）

参数	物理量/单位	脑组织	颅骨
声速	c/（m/s）	1560	2650
密度	ρ/（kg/m³）	1060	1900
声吸收系数	α/（Np/m/MHz）	8	80
吸收指数	η	2.1	1.1
热导率	k/［W/（m·℃）］	0.528	0.43
组织比热容	C_b/［J/（kg·℃）］	3700	1840
初始温度	T_b/（℃）	37	37
血流灌注率	W/［(kg·s)/m³］	8.58	0.343
非线性参量	ε	4.5	9

颅骨对声束有遮挡的作用，所以超声经过颅骨的衰减后作用在脑组织中的声场较超声作用于软组织的声场变化明显，所产生的温度场由于颅骨衰减等效应，温度上升程度降低。温度场的计算结果如图 2.61 和图 2.63 所示。

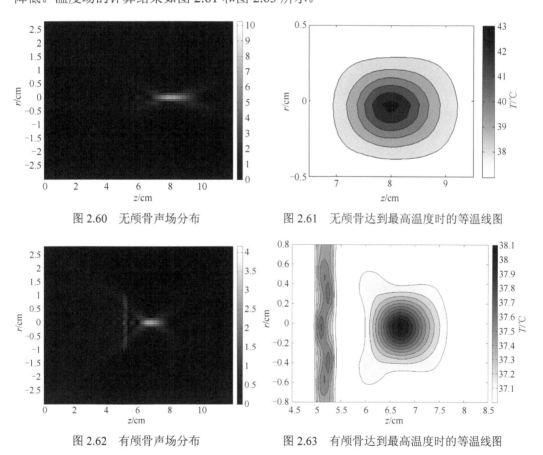

图 2.60　无颅骨声场分布　　　　　图 2.61　无颅骨达到最高温度时的等温线图

图 2.62　有颅骨声场分布　　　　　图 2.63　有颅骨达到最高温度时的等温线图

生物组织模型中加入颅骨后，超声在颅骨内部分区域的温度高于生物组织初始温度，作用到颅骨后部分区域温度值有小幅上升。加入颅骨后焦点温度变化曲线如图 2.64 所示，可以看到加入颅骨后焦点温度上升幅度小，这是因为超声经颅骨有强衰减作用，减小声压幅值，影响温度场，升温幅值减小。

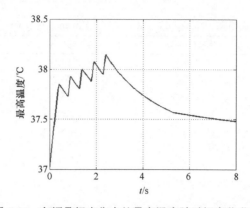

图 2.64　有颅骨超声焦点处最高温度随时间变化曲线

2.5.5　不同超声换能器参数下经颅治疗超声中颅骨-脑组织温度场特性

1. 不同超声换能器中心频率下温度场特性

超声换能器中心频率分别为 1 MHz、800 kHz、600 kHz 和 400 kHz 时，计算得到温度场。图 2.65 是在换能器功率为 60 W、频率为 600 kHz 情况下无颅骨和有颅骨轴向温度的分布。

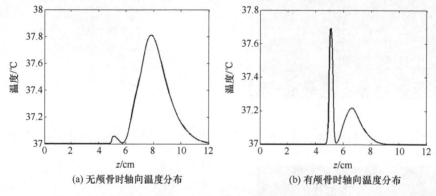

(a) 无颅骨时轴向温度分布　　　　　　(b) 有颅骨时轴向温度分布

图 2.65　有/无颅骨下达到最高温度时轴向温度分布

没有颅骨存在时，温度在焦点附近达到最大值。有颅骨存在时，由于颅骨的遮挡作用，温度会在颅骨附近大量累积，使颅骨处的温度很高而颅骨后的温度较低。表 2.5 是不同频率下有/无颅骨、颅骨附近及颅骨后温度的最高值。

表 2.5　不同频率下有/无颅骨时最高温度　　　　　　（单位：℃）

介质	1 MHz	800 kHz	600 kHz	400 kHz
无颅骨	43.3157	39.5160	37.8093	37.1697
颅骨附近	37.7249	37.7272	37.6920	37.1541
颅骨后	38.1446	37.5662	37.2165	37.0522

相比于有颅骨存在时的超声治疗，无颅骨存在条件下温度上升明显，且温度随超声频率的增大而增高。当超声频率低至 400 kHz 时，温度接近 37℃，说明该频率下引起的温升程度较小。

根据颅骨处及颅骨后焦点温度变化可以看到，频率为 1 MHz 时颅骨处的温度低于焦点处的温度，当频率为 800 kHz 及更低时，颅骨处的温度要高于焦点处的温度，体现了频率降低时颅骨对温度的累积作用。图 2.66 显示了有颅骨存在时的温度场中不同换能器频率下轴向温度分布，以及超声治疗中不同频率作用时轴向温度分布。对比不同频率下温度曲线可以看出，每条曲线中出现了两个峰值；第一个峰值是由于颅骨的阻挡累积在颅骨处形成的峰值；第二个峰值是由于换能器的聚焦作用在颅骨后的脑组织中形成的温度峰值。频率降低时，颅骨对温度的累积作用显著。

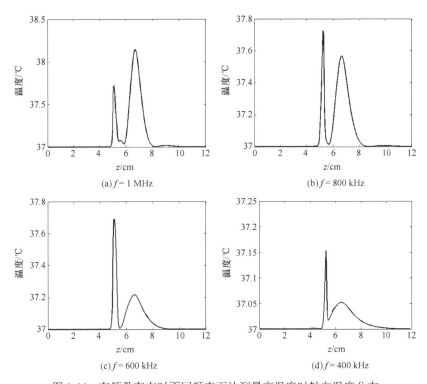

图 2.66　有颅骨存在时不同频率下达到最高温度时轴向温度分布

2. 不同超声功率下温度场特性

设置超声换能器的频率为 600 kHz，研究对比不同声功率下温度场特性变化。功率设置为 60 W、40 W、20 W 及 5 W。计算得到不同功率下焦点处最高温度，如表 2.6 所示。

表 2.6　不同功率下温度场中焦点处最高温度　　　　　　　　（单位：℃）

介质	60 W	40 W	20 W	5 W
无颅骨	37.8093	37.4955	37.2249	37.0510
颅骨附近	37.7271	37.4613	37.2307	37.0577
颅骨后	37.2165	37.1397	37.0672	37.0161

第一行中的数据为无颅骨的温度场中焦点处达到的最高温度，第二行中的数据是有颅骨温度场中颅骨处温度的峰值，最后一行中的数据是颅骨后焦点处温度的峰值。通过对比可以看出，焦点处最高温度均随着功率的增大而增高，而且颅骨后条件下焦域的温度低于

无颅骨和焦点位置在颅骨处的温度，这说明颅骨在超声作用过程中能量积累显著。

3. 不同超声作用占空比下温度场特性

设超声换能器中心频率为 600 kHz、声功率 20 W；超声作用 5 个周期，在每个周期持续时间为 0.5s，之后有一段冷却时间；设置超声作用占空比分别为 20%、40%、60% 及 80%，计算颅骨处的最高温度如图 2.67 所示。

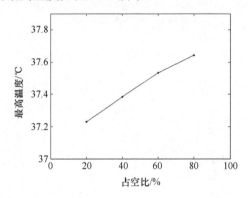

图 2.67 有颅骨存在时不同占空比下最高温度

颅骨处的最高温度随占空比的增加而升高，占空比越大超声的作用时间越长，温升越高。

图 2.68 为不同占空比下焦点处最高温度随时间变化曲线，从图中不同条件下的对比

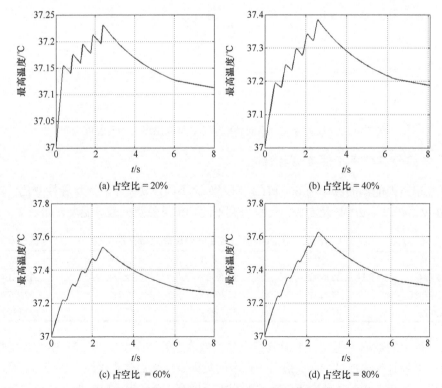

(a) 占空比 = 20%　　　　(b) 占空比 = 40%

(c) 占空比 = 60%　　　　(d) 占空比 = 80%

图 2.68 有颅骨存在时不同占空比下焦点处最高温度随时间变化曲线

可以看到，在单个周期内，超声作用时温度场中温度升高，超声不作用时温度下降。占空比增大时，单个周期内温度上升时间长，下降时间短，整体上表现为温度持续升高。

2.6　本章小结

本章使用基于 KZK 方程的生物组织超声非线性传播模型并结合 Pennes 生物热传导方程，建立治疗超声场生物组织温度场模型，结合生物组织超声衰减系数和热导率等参数，以及超声换能器尺寸、声功率和中心频率等参数变化，计算治疗超声中肌肉、脂肪等软组织内的温度场，并分析比较不同生物组织参数下的软组织温度场特性。同时结合生物组织中血管位置、直径及血流速度等参数变化，计算分析比较治疗超声中含血管软组织温度场特性。最后结合超声换能器声功率和频率等参数变化，计算分析比较治疗超声中骨-组织温度场特性。理论上，KZK 方程反映了黏滞流体中有限振幅波的传播，Pennes 方程反映了治疗超声中生物组织温度场时空分布特性。本章计算结果表明，在软组织中，当其他条件相同时，生物组织声衰减系数越小、热导率越小、超声换能器半径越大、声功率越大、中心频率越高的条件下，生物组织温度升高程度越明显。含血管软组织中，生物组织内温度升高程度低于无血管条件下生物组织内的温度升高，并且随着血流速度的增大、血管直径的增大及血管距离超声作用区域越近，生物组织内被血流带走的热量增多，因而温度降低，等效热剂量面积减小。含骨软组织中，温度场中腿骨对温度体现出了累积作用，腿骨浅表温度有明显的升高，且高温区域在腿骨中并靠近腿骨-软组织的界面。超声换能器中心频率越高、声功率越大，以及治疗的占空比越高的情况下，骨-组织温度升高程度越大。经颅治疗超声作用中，颅骨-脑组织处的声压有明显的上升，骨后所能达到的最大声压值相较于无骨时减少了约 50%。温度场中颅骨对温度体现出了累积作用，颅骨处的温度有明显的升高，颅骨后的最高温度值相较于无颅骨时的情况也降低了很多。超声换能器频率降低时，骨对声束的阻挡作用减弱，但对温度的累积作用越显著。超声换能器的发射功率降低时，温度值降低颅骨对温度的累积作用就越显著。

生物组织结构复杂，本章中构建的治疗超声生物组织模型主要针对软组织、含血管软组织和骨-组织温度场特性。生物微纳材料导入以提高治疗超声效率的研究日益广泛深入，尤其是微泡空化增效受到治疗超声领域广大学者的青睐。今后可在更复杂的生物组织结构模型基础上，结合生物微纳材料增效，计算研究治疗超声中生物组织温度场特性，为临床精准高效地治疗超声研究提供理论支持与参考。

主要参考文献

白净. 1998. 医学超声成象机理. 北京: 清华大学出版社: 15-18.

刘静. 1997. 生物传热学. 北京: 科学出版社: 9, 106-116, 144-208.

刘静. 2008. 肿瘤热疗物理学. 北京: 科学出版社: 4-6, 10-11, 36-39, 258-260.

万明习. 2010. 生物医学超声学. 北京: 科学出版社: 602, 650-652.

章东, 郭霞生, 马青玉, 等. 2014. 医学超声基础. 北京: 科学出版社: 406-408, 415-418, 361.

Aubry M P, Tanter M A, Andre F, et al. 2004. Prediction of the skull overheating during high intensity focused ultrasound transcranial brain therapy. IEEE Ultrasound Symposium, 1-3: 1005-1008.

Chenot J, Melodelima D, Parmentier H, et al. 2011. Evaluation of hand-held strain imaging for guiding HIFU ablation: in vivo results compared with MR-images. American Institute of Physics Conference Series, 1359(1): 168-173.

Clarke R L, ter Haar G R. 1997. Temperature rise recorded during lesion formation by high-intensity focused ultrasound. Ultrasound in Medicine and Biology, 23(2): 299-306.

Curra F P, Mourad P D, Khokhlova V A, et al. 2000. Numerical simulations of heating patterns and tissue temperature response due to high-intensity focused ultrasound. IEEE Transactions on Ultrasonics Ferroelectrics and Frequency Control, 47(4): 1077-1088.

Deng Z S, Liu J. 2002. Monte Carlo method to solve multidimensional bioheat transfer problem. Numerical Heat Transfer Fundamentals, 42(6): 543-567.

Fan T B, Liu Z B, Chen T, et al. 2011. A modeling approach to predict acoustic nonlinear field generated by a transmitter with an aluminum lens. Medical Physics, 38(9): 5033-5039.

Ginter S. 2000. Numerical simulation of ultrasound-thermotherapy combining nonlinear wave propagation with broadband soft-tissue absorption. Ultrasonics, 37(10): 693-696.

Hallaj I M, Cleveland R O. 1999. FDTD simulation of finite-amplitude pressure and temperature fields for biomedical ultrasound. The Journal of the Acoustical Society of America, 105(5): L7-L12.

Kennedy J E. 2005. High-intensity focused ultrasound in the treatment of solid tumours. Nature Reviews Cancer, 5(4): 321-327.

Malinen M, Huttunen T, Kaipio J P. 2003. Thermal dose optimization method for ultrasound surgery. Physics in Medicine and Biology, 48(3): 745-762.

Mougenot C, Köhler M O, Enholm J, et al. 2011. Quantification of near-field heating during volumetric MR-HIFU ablation. Medical Physics, 38(1): 272-282.

Nakajima Y, Uebayashi J, Tamura Y, et al. 2009. Large-scale simulation for HIFU treatment to brain. Shock Waves, 2: 863-868.

Pennes H H. 1948. Analysis of tissue and arterial blood temperatures in the resting human forearm. Journal of Applied Physiology, 1(2): 93-122.

Perze C A, Sapareto S A. 1984. Thermal dose expression in clinical hyperthermia and correlation with tumor response/control. Cancer Research, 44(10 Suppl): 4818s-4825s.

Sapareto S A, Dewey W C. 1984. Thermal dose determination in cancer therapy. International Journal of Radiation Oncology Biology Physics, 10(6): 787-800.

Solovchuk M A, Sheu T W H, Lin W L, et al. 2012. Simulation study on acoustic streaming and convective cooling in blood vessels during a high-intensity focused ultrasound thermal ablation. International Journal of Heat and Mass Transfer, 55(4): 1261-1270.

ter Haar G R. 2007. Therapeutic applications of ultrasound. Progress in Biophysics and Molecular Biology, 93(1-3): 111-129.

Vilensky G, ter Haar G R, Saffari N. 2012. A model of acoustic absorption in fluids based on a continuous distribution of relaxation times. Wave Motion, 49(1): 93-108.

Wan M, Feng Y, ter Haar G R. 2015. Cavitation in Biomedicine Principles and Techniques: Springer Netherlands: 153.

Wang B X, Zhou L P, Peng X F. 2006. Surface and size effects on the specific heat capacity of nanoparticles. International Journal of Thermophysics, 27(1): 139-151.

Weinbaum S, Jiji L M, Lemons D E. 1984. Theory and experiment for the effect of vascular microstructure on surface tissue heat transfer--Part I: Anatomical foundation and model conceptualization. Journal of Biomechanical Engineering, 106(4): 321-330.

Weinbaum S, Jiji L M. 1985. A new simplified bioheat equation for the effect of blood flow on local average tissue temperature. Journal of Biomechanical Engineering, 107(2): 131-139.

Wulff W. 1974. The energy conservation equation for living tissue IEEE Transactions on Biomedical Engineering, 21(6): 494-495.

Yin X T, Hynynen K. 2005. A numerical study of pulsed sonication for reducing thermal deposition in the skull during transcranial focused ultrasound surgery. IEEE Ultrasound Symposium, 1-4: 1241-1244.

Zabolotskaya E A, Khokhlov R V. 1969. Quasi-plane waves in nonlinear acoustics of confined beams. Soviet Physics Acoustics, 15(1): 35-40.

Zhang D, Gong X F, Zhang B. 2002. Second harmonic sound field after insertion of a biological tissue sample. Journal of the Acoustical Society of America, 111(1): 45-48.

Zhang S Y, Cui Z W, Xu T Q, et al. 2017a. Inverse effects of flowing phase-shift nanodroplets and lipid-shelled microbubbles on subsequent cavitation during focused ultrasound exposures. Ultrasonics Sonochemistry, 34: 400-409.

Zhang S Y, Ding T, Wan M X, et al. 2011. Minimizing the thermal losses from perfusion during focused ultrasound exposures with flowing microbubbles. Journal of the Acoustical Society of America, 129(4): 2336-2344.

Zhang S Y, Han Y Q, Zhu X G, et al. 2017b. Feasibility of using ultrasonic Nakagami imaging for monitoring microwave-induced thermal lesion in *ex vivo* porcine liver. Ultrasound in Medicine and Biology, 43(2): 482-493.

Zhang S Y, Li C, Yin H, et al. 2013. Surface vibration and nearby cavitation of an *ex vivo* bovine femur exposed to high intensity focused ultrasound. Journal of the Acoustical Society of America, 134 (2): 1656-1662.

Zhang S Y, Li C, Zhou F Y, et al. 2014. Enhanced lesion-to-bubble ratio on ultrasonic Nakagami imaging for monitoring of high-intensity focused ultrasound. Journal of Ultrasound in Medicine, 33(6): 959-970.

Zhang S Y, Wan M X, Zhong H, et al. 2009. Dynamic changes of integrated backscatter, attenuation coefficient and bubble activities during high-intensity focused ultrasound (HIFU) treatment. Ultrasound in Medicine and Biology, 35 (11): 1828-1844.

Zhang S Y, Zhou F Y, Wan M X, et al. 2012a. Feasibility of using Nakagami distribution in evaluating the formation of ultrasound-induced thermal lesions. Journal of the Acoustical Society of America, 131(6): 4836-4844.

Zhang S Y, Zong Y J, Wan M X, et al. 2012b. Compare ultrasound-mediated heating and cavitation between flowing polymer- and lipid-shelled microbubbles during focused ultrasound exposures. Journal of the Acoustical Society of America, 131(6): 4845-4855.

Zhang Z, Chen C, Zhang D. 2013. Lesions in porcine liver tissues created by continuous high intensity ultrasound exposures *in vitro*. Chinese Physics Letters, 30(30): 24302(1)-24302(4).

Zhou P, Zhou P, He W, et al. 2012. The influence of blood supply on high intensity focused ultrasound a preliminary study on rabbit hepatic VX2 tumors of different ages. Academic Radiology, 19(1): 40-47.

第 3 章　单微泡振动与声散射

3.1　引　　言

　　微泡在生物医学超声诊断与治疗中均起着至关重要的作用。一方面，超声造影微泡的更新换代及其在声场中振动特性的研究推动了造影成像技术的不断发展，并使其在临床诊断和治疗评价中发挥着越来越重要的作用；另一方面，空化与空化微泡的检测成像及调控有助于更好地实现治疗监控与优化。随着诊疗一体化的不断推进，微泡的合理应用对实现精确诊断与治疗有重要意义，而微泡在超声场中振动特性的研究可以为优化微泡制备并推动微泡检测成像技术的发展奠定基础。

　　本章在简要介绍超声场中微泡振动的线性和非线性特性，以及微泡增强超声成像的基础上引出微泡振动理论建模的意义，并详细介绍单微泡振动模型的发展过程，重点阐述几种具有代表性的单微泡振动模型并对模型之间的异同及适用条件进行比较分析。通过单微泡振动模型的计算仿真，一方面对不同参数下微泡在特定声场中的振动及回波特性进行分析比较，为优化微泡制备提供理论基础；另一方面，通过对不同声场参数下的微泡振动及回波特性进行分析比较，为相应检测成像方法的参数优化奠定基础。

3.2　超声场中单微泡振动理论建模与仿真

3.2.1　超声场中微泡的线性和非线性特性

　　超声场中的微泡，包括造影微泡和空化微泡，其粒径在微米级甚至百纳米级，尺寸远小于超声波波长，满足瑞利散射条件，因此微泡即使在很低浓度时，其散射回波也远高于周围介质。同时微泡在发生谐振时还可作为声源主动向四周发射声信号，此时微泡对声波的吸收和散射都达到最大。此外，如果用足够高强度的超声激励微泡，微泡会加速振动以致其膨胀、收缩的改变量不相等，从而发生非线性振动，其结果是所检测到的微泡回波中含有谐波成分。在更高强度的超声激励下，微泡急剧膨胀、收缩引起瞬间破裂并释放高能量，表现为宽带噪声信号的发射。谐波发射及宽带噪声发射为一系列微泡检测成像方法的发展奠定了基础（万明习，2010）。

　　1. 微泡的线性特性

　　当入射超声强度非常低时，微泡大小变化不大，可以认为是稳定的线性瑞利散射体，此时其散射强度与入射强度呈线性关系。式（3.1）给出了微泡处于线性散射条件下散射截面的表达式（Goldberg et al.，2001）：

$$\mathrm{SCS}=4\pi z^2\frac{I_\mathrm{s}}{I_\mathrm{i}}=\frac{4}{9}\pi R^2\left(\frac{2\pi R}{\lambda}\right)^4\left\{\left(\frac{k_\mathrm{d}-k}{k}\right)^2+\frac{1}{3}\left(\frac{3\rho_\mathrm{d}-3\rho}{2\rho_\mathrm{d}+\rho}\right)^2\right\} \tag{3.1}$$

式中，I_s 和 I_i 分别为微泡散射强度和入射强度；z 为换能器与微泡散射体之间的距离；R 为微泡半径；$\lambda=c/f$ 为波长（c 为声速，f 为激励频率）；k 和 k_d 分别为介质及微泡的压缩率；ρ 和 ρ_d 分别为介质及微泡的密度。式（3.1）表明，微泡散射截面与微泡半径的六次方及声波频率的四次方成正比，在一定条件下增大微泡半径或提高入射声频率可以增强声散射；同时，微泡与周围介质之间较大的可压缩性差异及密度差异，也使其产生较周围介质更强的背向散射信号，这也是超声造影剂的基本工作原理（Becher and Burns，2000）。当散射体浓度不是很高、散射体间相互作用可忽略时，多个散射体的有效散射截面可认为是单个散射体散射截面的叠加。

在稍大超声强度下，一定频率声场中的微泡会发生线性谐振，忽略微泡表面张力等影响，半径为 R 的自由微泡的线性谐振频率 f_R 为（Goldberg et al.，2001）：

$$f_R=\frac{1}{2\pi}\sqrt{\frac{S_\mathrm{a}\cdot b\cdot\beta}{m}}\approx\frac{1}{2\pi R}\sqrt{\frac{3\gamma P_0}{\rho}} \tag{3.2}$$

式中，弹性常数 $S_\mathrm{a}=12\pi\gamma P_0 R$，其中 P_0 是液体环境的压强，γ 是微泡内气体的等压与等容比热容之比，即绝热理想气体常数；m 为微泡的液体有效质量，$m=4\pi R^3\rho$，其中 ρ 是液体密度；b 和 β 为修正系数，与 R 和 γ 等有关。简化后的谐振频率即为 Minnaert 频率（Minnaert，1933）。包膜微泡的膜弹性 S_p 使其谐频高于相同尺寸的无包膜自由微泡，谐振频率表示为

$$f_R'=\sqrt{f_R^2+\frac{S_\mathrm{P}}{4\pi^2 m}} \tag{3.3}$$

式（3.2）和式（3.3）表明，无包膜自由微泡和包膜微泡的谐振频率都随半径变大而降低；包膜微泡的谐振频率比相同尺寸的自由微泡的谐振频率高；相同尺寸的包膜微泡弹性参数 S_p 越大，谐振频率越高。

微泡的谐振使其开始主动向周围介质发射声信号，此时微泡的散射截面随声场频率的不同而有明显差异（Goldberg et al.，2001）：低于谐振频率时，微泡散射截面积随激励频率升高而急剧增加，微泡背向散射信号也随之急剧增强；在谐振频率上，微泡散射截面积达到最大，是几何截面积的 100 倍以上，此时微泡背向散射信号也最强；高于一定频率时，微泡的散射截面积等于其几何截面积，微泡背向散射信号减弱并趋于稳定。

2. 微泡的非线性特性

在较大超声强度作用下，微泡会加速振动以致其被压缩、膨胀的改变量不相等，从而发生非线性振动，此时微泡作为振源向四周发射声波且声波频率与入射波不同，经过各种频率分量之间复杂的相互作用，产生了二次谐波、高次谐波、次谐波和超谐波等成分。微泡具有比组织更强的非线性的这一特性被用于微泡检测中且具有较高的检测灵敏度，微泡非线性响应也给成像领域带来了变革，目前基于微泡非线性的成像方式主要有谐波 B 模式成像、谐波功率多普勒成像、脉冲逆转成像及脉冲逆转多普勒成像等（万明

习，2010；Becher and Burns，2000）。

当微泡受到更高强度超声作用时，急剧的膨胀、收缩会引起微泡的瞬间破裂，在急剧膨胀、收缩过程中储存的高能量在破裂瞬间被释放，表现为宽带信号发射。在超声空化领域，在微泡破裂瞬间的宽带信号发射的基础上已经发展了被动空化检测成像方法，并用于高强度聚焦超声下瞬态空化的检测成像（Atchley et al.，1988；Brennen，2013）。在超声造影成像领域，通过控制微泡破裂条件，使用高功率超声发射及宽带接收发展了造影微泡瞬态破裂成像方式（Frinking et al.，2001）。

3.2.2 无包膜自由微泡振动的理论模型

由上文所述，超声场中的微泡在多数情况下处于不断的振动过程中，微泡的振动取决于驱动声场、周围介质及微泡本身特性。为了对微泡振动的线性及非线性特性有更深入的了解，并在此基础上进一步优化微泡制备并选取更合适的微泡检测成像参数，超声场中微泡振动的理论建模有着重要意义。

不考虑微泡间相互作用，单微泡振动模型经历了从无包膜到有包膜，包膜特性从厚度可忽略到考虑一定厚度，膜黏弹特性从固定或线性参量到非线性参量等一系列的变化。Rayleigh（1917）最早给出单个自由微泡的振动方程，引起人们对微泡振动的研究兴趣，Leighton（1994）对自由微泡的振动进行了较为详尽的综述。临床超声造影剂的应用开启了包膜微泡振动模型的发展，de Jong 等（1992）给出了半实验半经验的包膜微泡振动方程。随着新一代厚膜载药超声造影的发展，Church（1995）提出了包膜的厚度在振动过程中的影响，Allen 等（2002）给出了适合双层液膜振动的方程。以下我们将对单微泡振动建模基础（陈伟中，2014）及各典型单微泡振动模型进行详细介绍。

1. 单微泡振动理论基础

首先考虑无包膜微泡自由振动情况，假设微泡始终保持球形，可以建立最简单的微泡力学模型，如图 3.1 所示。通常微泡内包含两种成分，即气体和液体的蒸气。假设气体是在运动过程中始终保持气态不变的永久气体，且忽略液体蒸气在运动过程发生的气液相变，可以得到微泡内部压力为

$$P_{in} = P_g + P_V \tag{3.4}$$

式中，P_g 为气体压力；P_V 为液体饱和蒸气压。微泡外部压力为

$$P_{out} = P_0 + 2\sigma / R_0 \tag{3.5}$$

式中，P_0 为环境静压力；σ 为表面张力系数。

在没有外加声场作用时，微泡处于平衡态，记 R_0 为平衡半径，则有：

$$P_{g0} + P_V = P_0 + 2\sigma / R_0 \tag{3.6}$$

当微泡半径大于平衡半径时，内部压力减小，微泡壁在较大外部压力作用下收缩；当微泡半径小于平衡半径时，内部气体被压缩，微泡在较大的内部压力下膨胀。

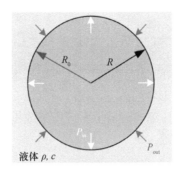

图 3.1　液体中处于平衡态的球形微泡系统
此时 $R = R_0$，内外压力平衡

当一个外加声场 P_A 作用于液体时，微泡半径由 R_0 变化为 R，微泡内部气体压力由 P_{g0} 变为 P_g，假设微泡内气体是理想气体，压缩过程是多方气体过程，记气体多方指数为 κ，由多方气体定律可得微泡内气体压力为

$$P_g = P_{g0} \left(\frac{R_0}{R} \right)^{3\kappa} \tag{3.7}$$

结合式（3.6）和式（3.7），微泡内和微泡外改变后的压力分别为

$$P'_{in} = P_g + P_V = P_{g0} \left(\frac{R_0}{R} \right)^{3\kappa} + P_V = \left(P_0 + \frac{2\sigma}{R_0} - P_V \right) \left(\frac{R_0}{R} \right)^{3\kappa} + P_V \tag{3.8}$$

$$P'_{out} = P_A + P_0 + \frac{2\sigma}{R} \tag{3.9}$$

根据能量守恒，微泡受到的外部压力克服内部压力所做的功等于液体获得的动能，则可得下面方程：

$$R\ddot{R} + \frac{3}{2}\dot{R}^2 = \frac{1}{\rho} \left(P'_{in} - P'_{out} \right) \tag{3.10}$$

式中，ρ 为液体密度。

结合式（3.8）～式（3.10）可以得到不可压缩理想流体中无包膜球形微泡自由振动的动力学方程：

$$R\ddot{R} + \frac{3}{2}\dot{R}^2 = \frac{1}{\rho} \left[\left(P_0 + \frac{2\sigma}{R_0} - P_V \right) \left(\frac{R_0}{R} \right)^{3\kappa} + P_V - P_A - P_0 - \frac{2\sigma}{R} \right] \tag{3.11}$$

上式由英国著名科学家 Rayleigh 在 1917 年提出，称为 Rayleigh 方程，它是微泡动力学的基础，现有所有动力学模型基本上都源自对它的修正。

2. Rayleigh-Plesset 模型

考虑实际液体黏性对微泡运动的影响，在 Rayleigh 方程基础上，Noltingk 和 Neppiras（1950）对其进行了扩展，得到声场-微泡关系最常用的 Rayleigh-Plesset 模型，也称为 RPNNP 模型（Plesset，1949；Leighton，1994）：

$$RR\ddot{} + \frac{3}{2}\dot{R}^2 = \frac{1}{\rho}\left[\left(P_0 + \frac{2\sigma}{R_0} - P_V\right)\left(\frac{R_0}{R}\right)^{3\kappa} + P_V - P_A - P_0 - \frac{2\sigma}{R} - \frac{4\mu\dot{R}}{R}\right] \quad (3.12)$$

式中，μ 为液体黏滞系数。RPNNP 模型描述了在不可压缩液体中微泡的行为，认为微泡振动过程一直保持球形而没有形状的改变，微泡内气体分布均匀，气体含量不变，且为理想气体，认为微泡可以无穷压缩，而液体不可压缩或压缩性很小，微泡壁在振动过程中的速度远远小于液体中的声速。

3. Herring 模型

在微泡振动过程中，振动阻尼的存在不可避免，主要考虑三种阻尼：液体黏性引起的黏滞阻尼、热传导引起的热阻尼及液体压缩引起的辐射阻尼。在 RPNNP 模型中有个很重要的假设就是微泡周围的液体是不可压缩的，这在大多数低幅度振动的情况下是适用的，但不适用于大幅度的振动。考虑液体的可压缩性，即认为微泡壁在振动过程中的速度同液体中的声速相比不可忽略，或认为声速为有限的常数，且微泡的振动使液体在被压缩时储能，得到振动方程（Herring，1941；Trilling，1952）：

$$R\ddot{R}\left(1 - \frac{2\dot{R}}{c}\right) + \frac{3}{2}\dot{R}^2\left(1 - \frac{4\dot{R}}{3c}\right) = \frac{1}{\rho}\left[P - P_0 - P_{\text{drive}}(t) - \frac{4\mu\dot{R}}{R} - \frac{R}{c}\dot{P}\left(1 - \frac{\dot{R}}{c}\right)\right] \quad (3.13)$$

同 RPNNP 模型相比，此二阶微分方程中多了 $\dot{R}/c$ 的项，即声马赫数（Mach-number）项 $M = \dot{R}/c$。该模型考虑了液体的可压缩性，但是模型在高马赫数（即 $M \geqslant 0.5$）时会对液体压缩性过补偿，导致方程变得算术不稳定。

Brenner 等（2002）对 Herring 模型进行简化得到修正 Rayleigh-Plesset 方程如下：

$$R\ddot{R} + \frac{3}{2}\dot{R}^2 = \frac{1}{\rho_l}\left[\left(P_0 + \frac{2\sigma}{R_0}\right)\left(\frac{R_0}{R}\right)^{3\gamma}\left(1 - \frac{3\kappa}{c}\dot{R}\right) - \frac{2\sigma}{R} - P_0 - P_{\text{drive}}(t) - \frac{4\mu_l\dot{R}}{R}\right] \quad (3.14)$$

该模型相对 Herring 模型来说更稳定，包膜微泡振动方程多基于该模型。

Keller 和 Miksis（1980）同时考虑声辐射效应、液体黏性、微泡表面张力及入射声波的影响，推导出了 Keller-Miksis 方程：

$$\left(1 - \frac{\dot{R}}{c}\right)R\ddot{R} + \frac{3}{2}\dot{R}^2\left(1 - \frac{\dot{R}}{3c}\right) = \left(1 + \frac{\dot{R}}{c}\right)\frac{1}{\rho}(p_g - p_a - p_0) + \frac{R}{\rho c}\dot{p}_g - 4\eta\frac{\dot{R}}{R} - \frac{2\sigma}{R} \quad (3.15)$$

在上述方程基础上 Yang 和 Church（2005）推导了黏弹性介质中微泡振动方程，黏弹性介质中的微泡动力学详见第 4 章。

4. Gilmore 模型

上述 RPNNP 模型及 Herring 模型对大部分的微泡振动都能得到满足，然而对于剧烈的微泡振动，如空化的产生、声致发光现象等，微泡振动的幅度较高，微泡壁的运动速度很大，液体表现为较高的压缩率并储备较高的能量，此时微泡振动与液体所包含的焓有关（Leighton，1994）：

$$RÏ\left(1-\frac{\dot{R}}{c}\right)+\frac{3}{2}\dot{R}^2\left(1-\frac{1}{3}\frac{\dot{R}}{c}\right)=H\left(1+\frac{\dot{R}}{c}\right)+\frac{R}{c}\dot{H}\left(1-\frac{\dot{R}}{c}\right) \tag{3.16}$$

$$H=\frac{1}{\rho}\frac{n}{n+1}(P+B)\left[\left(\frac{P+B}{P_\infty+B}\right)^{\frac{n-1}{n}}-1\right] \tag{3.17}$$

$$c=c_\infty\left(\frac{P+B}{P_\infty+B}\right)^{\frac{n-1}{2n}} \tag{3.18}$$

式中，B 和 n 为液体状态方程的常数；H 为液体所包含的焓；c 为液体中的声速，H 和 c 都与液体所受的压力及液体的状态常数有关。

3.2.3　包膜微泡振动的理论模型

前述无包膜自由微泡的振动方程是研究包膜超声造影微泡的基础。膜是影响包膜微泡声学性质的主要因素（Hoff et al.，2000；Hoff，2001；Qin et al.，2009；Doinikov and Bouakaz，2011）。首先，包膜微泡比自由微泡更硬，这使得包膜微泡的谐振频率变高，同时限制了谐振的幅度，导致非线性效应降低。其次，膜使得微泡更黏，因此在自由微泡建模的三种阻尼的基础上还需要考虑膜黏弹性引起的膜黏滞阻尼，且这一阻尼为主要阻尼。研究者已经提供了各种不同膜的模型，Glazeman（1983）研究了海水中的微泡，提出了有机膜对微泡振动影响的模型。de Jong 和 Hoff（1993）、Frinking 和 de Jong（1998）、de Jong 等（1992，1994）发表了膜对 Albunex 振动影响的模型。Church（1995）考虑膜厚度的影响，基于黏弹性模型提出了更有根据的膜模型。早期研究中，膜的黏弹性参量被设置为常量或线性项，只适用于小幅振荡的情况（Doinikov and Bouakaz，2011；Faez et al.，2013）。近些年来，实验研究发现微泡包膜的振动存在"compression-only"的特性，在此基础上又发展了基于非线性膜弹性参量或黏性参量的振动模型，主要包括 Marmottant 模型（Marmottant et al.，2005）、Doinikov 模型（Doinikov，2009）等。下面给出常用包膜微泡的振动方程。

1. de Jong 模型

RPNNP 的微泡振动模型在描述无包膜微泡的振动时，在小幅度的条件下，理论和实验有很好的一致性，无包膜微泡的理想条件使得其不能直接应用于包膜造影微泡的散射回波的估计，因为对实际的包膜造影微泡而言，必须要考虑膜的黏弹性。de Jong 和 Hoff（1993）、Frinking 和 de Jong（1998）、de Jong 等（1992，1994）在 RPNNP 方程的基础上，将膜的影响用两个膜参数，即弹性系数和阻尼项来表示，导出了包膜造影微泡（Albunex）的振动方程：

$$R\ddot{R}+\frac{3}{2}\dot{R}^2=\frac{1}{\rho}\left[P_{g0}\left(\frac{R_0}{R}\right)^{3\gamma}+P_V-\frac{2\sigma}{R}-P_0-P_{drive}(t)-2S_p\left(\frac{1}{R_0}-\frac{1}{R}\right)-\delta_t\omega\rho R\dot{R}\right] \tag{3.19}$$

$$\delta_t=\delta_{vis}+\delta_{rad}+\delta_{th}+\delta_{fr} \tag{3.20}$$

$$\delta_{\mathrm{fr}} = \frac{S_{\mathrm{f}}}{4\pi R^3 \rho \omega} \tag{3.21}$$

式中，S_{p} 和 S_{f} 分别为包膜弹性系数及摩擦系数，其中 S_{p} 将引起附加的回复力，通过 S_{p} $(1/R_0-1/R)$ 增加表面张力的影响。而且在微泡振动过程中，膜内分子间的内摩擦使得振动受到阻尼影响，也称为膜的黏性阻尼，同辐射阻尼、热阻尼及摩擦阻尼一起合成总的阻尼项，各阻尼表达式见 Devin（1959）的文章。

2. Church 模型

Church 等（1995）将微泡的膜看成是连续的、不可压缩固体弹性材料，把包裹的气体与周围的牛顿流体分开，弹性部分包含在膜黏滞阻尼中，当微泡半径小于 $10\mu\mathrm{m}$ 时，膜的黏滞引起的阻尼起主要作用，微泡振动的内径方程为

$$R_1\ddot{R}_1\left[1+\left(\frac{\rho_{\mathrm{L}}-\rho_{\mathrm{S}}}{\rho_{\mathrm{S}}}\right)\frac{R_1}{R_2}\right]+\dot{R}_1^2\left[\frac{3}{2}+\left(\frac{\rho_{\mathrm{L}}-\rho_{\mathrm{S}}}{\rho_{\mathrm{S}}}\right)\left(\frac{4R_2^3-R_1^3}{2R_2^3}\right)\frac{R_1}{R_2}\right]$$

$$=\frac{1}{\rho_{\mathrm{S}}}\left[P_{\mathrm{g}0}\left(\frac{R_{01}}{R_1}\right)^{3\gamma}-P(t)-\frac{2\sigma_1}{R_1}-\frac{2\sigma_2}{R_2}-4\frac{\dot{R}_1}{R_1}\left(\frac{V_{\mathrm{S}}\mu_{\mathrm{S}}+R_1^3\mu_{\mathrm{L}}}{R_2^3}\right)-4\frac{V_{\mathrm{S}}G_{\mathrm{S}}}{R_2^3}\left(1-\frac{R_{\mathrm{e}1}}{R_1}\right)\right] \tag{3.22}$$

$$V_{\mathrm{S}}=R_{02}^3-R_{01}^3 \tag{3.23}$$

$$R_{\mathrm{e}1}=R_{01}\left(1+Z\right)=R_{01}\left\{1+\left[\frac{2\sigma_1}{R_{01}}+\frac{2\sigma_2}{R_{02}}\right]\left[\frac{R_{02}^3}{V_{\mathrm{S}}}\right]\left(4G_{\mathrm{S}}\right)^{-1}\right\} \tag{3.24}$$

式中，ρ_{S} 和 ρ_{L} 分别为固体膜及微泡周围液体的密度；R_{01} 和 R_{02} 分别为厚膜微泡静态的内径及外径；V_{S} 为微泡的静态体积；$R_{\mathrm{e}1}$ 为微泡在不受任何压力时的平衡内径；σ_1 和 σ_2 分别为内、外接触面的表面张力；μ_{S} 和 μ_{L} 分别为固体膜及液体的剪切黏性系数；G_{S} 为 Lamb 常量或称刚性模量。此模型没有考虑由热及辐射而产生的阻尼，使得其适用于小幅度的振动。

3. Morgan 模型

Morgan 等（2000）将微泡的膜认为是由几层分子构成的黏弹性膜，膜的厚度在振动过程中保持不变，或者说内外半径处膜壁的速度无差别，把振动的损耗都归结到膜的黏弹性参量之中。通常认为纳米包膜造影微泡振动幅度不是很大，膜壁处的速度不是很大，振动方程如下：

$$\rho R\ddot{R}+\frac{3}{2}\rho\dot{R}^2=\left(P_0+\frac{2\sigma}{R_0}+\frac{2\chi}{R_0}\right)\left(\frac{R_0}{R}\right)^{3\kappa}\left(1-\frac{3\kappa}{c}\dot{R}\right)-\frac{4\mu\dot{R}}{R}-\frac{2\sigma}{R}\left(1-\frac{\dot{R}}{c}\right)$$

$$-\frac{2\chi}{R}\left(\frac{R_0}{R}\right)^2\left(1-\frac{3}{c}\dot{R}\right)-12\mu_{\mathrm{sh}}\varepsilon\frac{\dot{R}}{R(R-\varepsilon)}-P_0-P_{\mathrm{drive}}(t) \tag{3.25}$$

式中，σ 和 μ 分别为界面张力系数及液体黏滞系数；χ 为膜弹性模量；ε 和 μ_{sh} 分别为膜厚度及材料黏滞系数。

4. Marmottant 模型

Marmottant 等（2005）对微泡包膜皱缩与破裂引起的非线性表面张力进行了修正，认为微泡膜弹性随膜表面张力变化，而膜表面张力依赖于微泡半径，可用于脂质微泡大幅振动的情况。振动方程如下：

$$\rho R\ddot{R} + \frac{3}{2}\rho\dot{R}^2 = \left(P_0 + \frac{2\sigma(R_0)}{R_0}\right)\left(\frac{R_0}{R}\right)^{3\kappa}\left(1 - \frac{3\kappa}{c}\dot{R}\right) - P_0$$
$$- \frac{2\sigma(R)}{R} - \frac{4\mu\dot{R}}{R} - \frac{4\kappa_s\dot{R}}{R^2} - P_{drive}(t) \tag{3.26}$$

式中，κ_s 为膜表面黏度；$\sigma(R)$ 为随半径变化的表面张力：

$$\sigma(R) = \begin{cases} 0 & R \leqslant R_{buckling} \\ \chi\left(\dfrac{R^2}{R^2_{buckling}} - 1\right) & R_{buckling} \leqslant R \leqslant R_{breakup} \\ \sigma_{water} & R \geqslant R_{ruptured} \end{cases} \tag{3.27}$$

式中，$R_{buckling}$ 为使微泡皱缩的临界半径值；$R_{breakup}$ 为使微泡破裂的临界半径值；χ 为膜的弹性模量。

5. Allen 模型

随着新一代超声造影剂的发展，为了适合对异变组织进行靶向并做治疗，通常包膜造影微泡的膜由几层构成。针对特定的包裹药物的厚膜造影微泡，Allen 等在 Morgan 模型及 Church 模型的基础上，认为厚膜是由双层液体膜构成，厚度在几百纳米左右，振动过程中，内、外膜表面的速度表现为较大的差异，而膜为不可压缩的弹性膜，且认为其厚度在振动过程中保持均匀，得出如下所示的振动方程（Allen et al.，2002）：

$$R_1\ddot{R_1}\left[1 + \left(\frac{\rho_L - \rho_S}{\rho_S}\right)\frac{R_1}{R_2}\right] + \dot{R_1}^2\left[\frac{3}{2} + \left(\frac{\rho_L - \rho_S}{\rho_S}\right)\left(\frac{4R_2^3 - R_1^3}{2R_2^3}\right)\frac{R_1}{R_2}\right]$$
$$= \frac{1}{\rho_L}\left[P_{g0}\left(\frac{R_{01}}{R_1}\right)^{3\gamma} - P(t) - \frac{2\sigma_1}{R_1} - \frac{2\sigma_2}{R_2} - 4\mu_S\dot{R_1}\left(\frac{R_2^3 - R_1^3}{R_2^3 R_1}\right) - 4\mu_L\frac{R_1^2\dot{R_1}}{R_2^3}\right] \tag{3.28}$$

不同模型的复杂程度不同，适用的振动条件也不同。在小幅度振动时，微泡振动特性几乎完全相同，但不同模型的数值计算量有很大差别，通常希望尽可能用简单的模型来描述振动方程。不同微泡振动模型的异同及适用性总结详见表 3.1。

对于无包膜自由微泡的振动，RPNNP 模型通常在微泡振动幅度不大于其静态半径的 2 倍时适用；而 Herring 模型在不大于其 3.5 倍时能较为准确地反映微泡振动；Gilmore 模型适用于研究大幅度非线性剧烈振动条件下的微泡，如声空化、声致发光等物理现象。

表 3.1 不同微泡振动模型比较

微泡振动模型		模型假设	适用条件
无包膜自由微泡	RPNNP 模型	①微泡处于无界限的液体环境中； ②微泡的振动为球对称； ③液体不可压缩，即忽略微泡振动的辐射阻尼	自由微泡的小幅度振动
	Herring 模型	①微泡的振动为球对称； ②考虑液体的黏滞阻尼、微泡内气体与液体的热阻尼，以及微泡振动的辐射阻尼，认为液体可轻微压缩	自由微泡较大幅度振动，当声马赫数较大时模型不再适用
	Gilmore 模型	①微泡的振动幅度较大，微泡壁的运动速度可能与液体中的声速相近； ②液体为各向同性，并表现为较高的压缩率，液体中声速随压力而改变	自由微泡的剧烈振动，如空化、声致发光现象等
包膜微泡	de Jong 模型	①微泡的振动为球对称； ②包膜为黏弹性材料且厚度可忽略； ③液体不可压缩	薄膜微泡（脂类微泡，1～4 nm）的小幅度振动
	Church 模型	①微泡处于无界限的液体环境中； ②微泡的振动为球对称； ③包膜为黏弹性固体且为一定厚度； ④包膜和液体均不可压缩	厚膜微泡（蛋白类微泡，15～20 nm）振动；对于薄膜微泡小幅度振动，该模型与 de Jong 模型结果相似
	Morgan 模型	①、②同 Herring 模型； ③包膜为黏弹性材料	脂类微泡的小幅度振动
	Marmottant 模型	①脂类包膜表现为吸附膜的特性； ②包膜为非线性弹性、线性黏性； ③液体可轻微压缩	脂类微泡的大幅度振动，可用于解释包膜微泡的 compression-only 现象
	Allen 模型	①包膜为几百纳米不可压缩弹性膜； ②在振动过程中，内外膜表面速度表现为较大的差异，而膜厚度保持不变	厚膜靶向微泡的振动

对于包膜微泡来说，包膜黏弹性对微泡振动的阻尼作用使得微泡在声场作用下的振动不是很大，而人的血液被认为是牛顿流体，所以通常可以选择 RPNNP 或修正 Herring 模型作为纳米包膜微泡建模的出发点。按照不同的膜特性及能量损耗进行修正，可给出较为接近实际的振动模型，如 Morgan 模型及 de Jong 模型等；当考虑到膜厚度是有关超声造影及药物运输的主要参数时，Church 首先给出了一般的适用于厚膜的微泡振动模型，Allen 给出了双层包膜载物微泡模型；对于大幅度振动情况，采用 Marmottant 模型能很好地对应微泡的"compression-only"行为。

3.2.4 单微泡振动模型求解与散射回波计算分析

微泡振动方程为非线性的二阶常微分方程，因此不能对其进行解析求解。然而随着计算机技术的发展，微分方程的数值求解逐渐取代传统的解析求解。上述微泡半径的二阶常微分方程一般采用龙格-库塔法进行求解，实践表明效率最高的是四阶和五阶龙格-库塔法，在 MATLAB 中通过 ODE45 函数来实现。在得到微泡半径的时间变化特性后，可以进一步得到振动微泡的散射回波信号，其表现为体积随时间的变化率（Morgan et al., 2000）：

$$P_e = \frac{\rho}{r}(R^2\ddot{R} + 2R\dot{R}^2) \tag{3.29}$$

不同微泡振动模型的复杂程度及适用范围不同，本章对应用比较普遍的两种微泡振动情况进行仿真：①无包膜自由微泡的 RPNNP 方程，适用于空化微泡声散射特性的研究；②纳米包膜微泡的 Morgan 方程，适用于造影微泡声散射特性的研究。仿真假设前提均为小幅球形振动且微泡内气体为理想气体，仿真流程如图 3.2 所示。

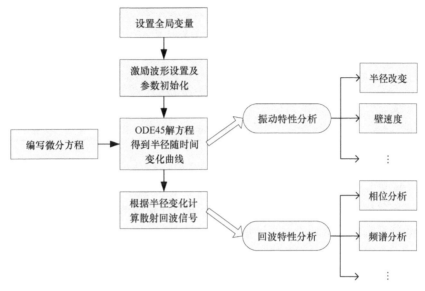

图 3.2　仿真流程图

仿真所采用的微泡振动模型主要为式（3.12）表示的无包膜 RPNNP 方程及式（3.25）对应的 Morgan 方程，模型基本参数设置分别如表 3.2 及表 3.3 所示。

表 3.2　RPNNP 模型中符号的含义与仿真计算时取值

参数	物理量/单位	取值
c	液体中声速/（m/s）	1480（20℃）
ρ	液体密度/（kg/m³）	998（20℃）
P_0	液体静态压/kPa	101
σ	液体表面张力/（N/m）	0.0727
γ	气体的多方指数	1.40
P_V	液体饱和蒸汽压/kPa	2.33
μ	液体的黏滞系数/（Pa·s）	0.001
$P_{drive}(t)$	激励声压	可变
R	瞬态微泡半径	可变

微泡振动特性分析主要从 4 个方面展开：①微泡半径随时间的变化曲线，直观反映微泡振动状态，可与超高速摄影观察的单泡振动结果进行比较分析；②微泡振动半径与初始半径比值随时间的变化曲线，表征微泡相对振动幅度，反映微泡振动的剧烈程度；③微泡壁速度/加速度随时间的变化曲线，反映微泡壁运动状态；④微泡最大振动半径与初始半径比。

表 3.3　Morgan 模型中符号的含义与仿真计算时取值

参数	物理量/单位	取值
c	液体中声速/（m/s）	1480（20℃）
ρ	液体密度/（kg/m³）	998（20℃）
P_0	液体静态压/kPa	101
σ	液体表面张力/（N/m）	0.051
γ	气体的多方指数	1.07
μ	液体的黏滞系数/（Pa·s）	0.001
χ	包膜的弹性模量/（N/m）	0.26
μ_{sh}	膜厚与材料黏滞系数的积	2.865
$P_{drive}(t)$	激励声压	可变
R	瞬态微泡半径	可变

　　微泡回波特性分析主要包括：①回波信号时域特性分析，包括相位变化、振荡持续时间、振荡幅度等；②回波信号频域特性分析，从信号基波分量能量、次谐波分量能量、二次谐波分量能量、谐波分量与基波分量比值等进行回波信号的线性与非线性分析，并与微泡振动谐振频率及实际成像中谐波成像技术、脉冲逆转技术等结合分析。

　　首先对无包膜自由微泡与包膜造影微泡的振动进行仿真，并作为微泡振动特性及回波特性分析的基础。采用的激励波形为中心频率 3 MHz、负峰压 100 kPa、周期为 3 的脉冲信号，如图 3.3 所示，该波形为下文默认激励脉冲波形。

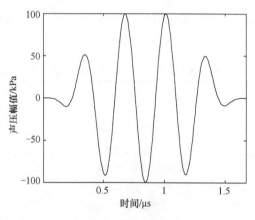

图 3.3　激励脉冲波形

　　在默认激励脉冲下计算自由微泡和包膜微泡的振动特性，包括微泡振动相对半径、振动速度及加速度三个参数随时间的变化曲线，如图 3.4 所示。

　　对比图 3.4（a）和（b）可得，无包膜自由微泡的最大振动半径比包膜微泡大，振动持续时间长，两种微泡均在正压作用下收缩、在负压所用下膨胀，默认参数设置下自由微泡振动特性曲线膨胀相比收缩相持续时间更长，而包膜微泡两者持续时间相当。当微泡收缩相和膨胀相的持续时间与激励波形正压相和负压相持续时间不一致时，表明微泡产生非线性振动，由于包膜对微泡振动的阻尼作用，非线性振动特性对于无包膜自由微泡更为明显。

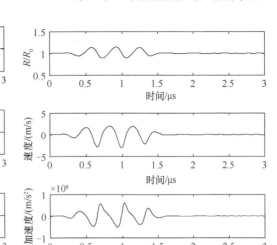

图 3.4 微泡振动特性

由微泡振动特性进一步计算得到微泡回波特性,如图 3.5 所示。时域上,自由微泡回波振荡时间较包膜微泡振荡时间长,进一步反映了包膜对振动的阻尼作用;频域上,自由微泡回波呈现出多个谱峰,二次谐波谱分量高于基波谱分量,有较明显的次谐波分量及高次谐波分量,而包膜微泡回波仅出现两个谱峰且谐波分量远低于基波分量。

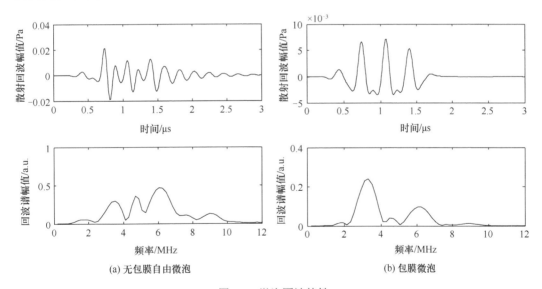

图 3.5 微泡回波特性

微泡振动特性主要反映在微泡振动相对半径、振动速度及加速度三个参数随时间的变化曲线上。微泡回波特性主要包括对时域信号和频域信号的分析。比较无包膜自由微泡和包膜微泡的振动及回波特性,可以看出,由于包膜对微泡振动的强阻尼作用,包膜微泡的振动非线性远低于自由微泡。包膜提高了微泡的稳定性,但也在一定程度上减弱了微泡振动的非线性。

3.3 不同微泡参数对微泡振动特性及回波特性的影响

3.3.1 微泡初始半径对微泡振动特性及回波特性的影响

1. 自由微泡

在默认激励声脉冲作用下（图3.3），设置微泡初始半径为 0.25 μm、1 μm 及 3 μm，得到自由微泡不同初始半径下微泡振动及回波特性的结果，如图3.6所示。由图3.6（a）可知，随着初始半径的增大，微泡振动持续时间变长，而振动相对半径，以及微泡壁的速度和加速度的幅值变化均表现出先增强后减弱的趋势；由图3.6（b）可知，不同初始半径的微泡回波频谱中均出现了非线性谐波分量，随着初始半径的增大，谱能量先由基波向二次谐波转移，1 μm 时候二次谐波能量达到最大且高于基波能量，随后二次谐波能量减弱至消失，基波能量大大增强并开始出现次谐波。

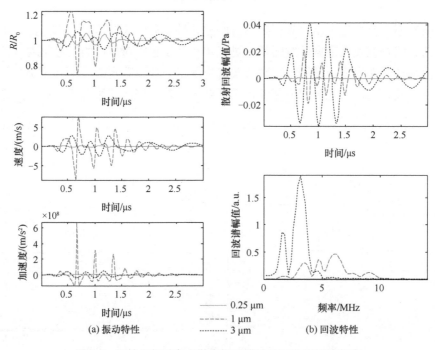

(a) 振动特性   (b) 回波特性

图 3.6 初始半径对自由微泡振动特性及回波特性的影响

进一步计算不同初始半径对应的微泡最大相对振动半径及回波中谐波基波强度比，结果如图3.7所示。从图中可以看出，随着初始半径的增大，微泡最大相对振动半径和回波二次谐波-基波强度比均表现为先增强后减弱，而次谐波-基波比整体上呈现增强趋势。由微泡谐振频率公式（3.2）可知，微泡半径越大其谐振频率越低，初始半径为 1 μm 的自由微泡，其谐振频率接近于激励频率 3 MHz，因而其非线性最强，产生很强的二次谐波分量及较弱的次谐波分量；3 μm 的微泡谐振频率约为 1 MHz，表现出较强的次谐波分量。

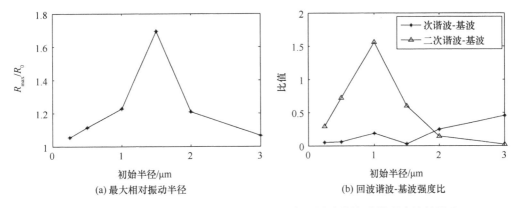

图 3.7　初始半径对自由微泡最大相对振动半径及回波谐波-基波强度比的影响

2. 包膜微泡

包膜微泡初始半径对微泡振动及回波特性的影响如图 3.8 所示。与自由微泡振动相似，随着初始半径的增大，微泡振动相对半径，以及微泡壁速度和加速度的幅值变化均表现出先增强后减弱的趋势，且微泡回波非线性由二次谐波向次谐波转移。然而由于包膜对微泡振动的阻尼作用，包膜微泡振动非线性较自由微泡弱，回波谱能量主要集中于基波，谐波所占比重较小。计算不同初始半径对应的微泡最大相对振动半径及回波谐波-基波强度比，结果如图 3.9 所示。与自由微泡相似，随着初始半径的增加，微泡最大相对振动半径和回波二次谐波-基波比均表现为先增强后减弱，而次谐波-基波比逐渐增强。

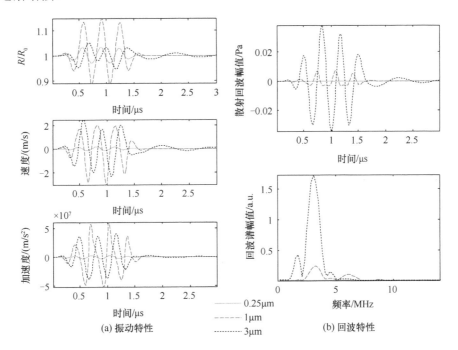

图 3.8　初始半径对包膜微泡振动特性及回波特性的影响

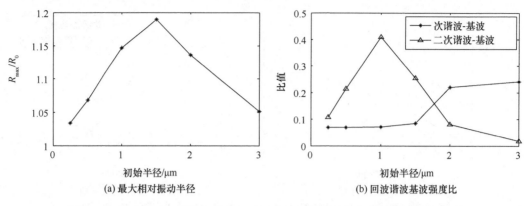

(a) 最大相对振动半径   (b) 回波谐波基波强度比

图 3.9   初始半径对包膜微泡最大相对振动半径及回波谐波-基波强度比的影响

初始半径对自由微泡与包膜微泡振动及回波特性的影响相似:当初始半径小于谐振半径时,微泡振动非线性主要表现为二次谐波且随着半径的增加而增强;当初始半径等于谐振半径,微泡振动非线性最强,有最高的二次谐波分量;当初始半径大于谐振半径,二次谐波开始减弱而次谐波分量增强;包膜微泡非线性较自由微泡弱。

3.3.2   微泡包膜厚度对微泡振动特性及回波特性的影响

在图 3.3 的激励声脉冲作用下,初始半径为 1 μm 的包膜微泡在不同包膜厚度下的微泡振动及回波特性如图 3.10 所示。由图 3.10(a)可知,微泡的包膜越厚,其振动相对幅度、速度和加速度均越小。由图 3.10(b)可知,薄膜微泡非线性较强,包膜厚度为 0.25 nm 的微泡振动包含很强的二次谐波分量及明显的三次谐波和超谐波分量,随着膜厚度的

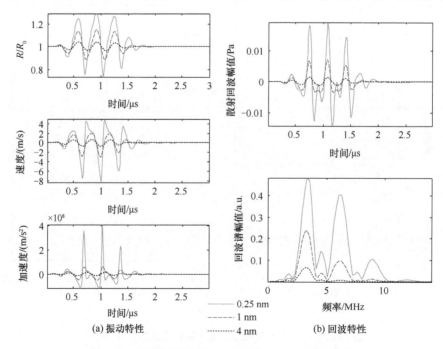

(a) 振动特性   0.25 nm   1 nm   4 nm   (b) 回波特性

图 3.10   包膜微泡膜厚对微泡振动及回波特性的影响

增加，谐波分量逐渐降低，当包膜厚度为 4 nm 时几乎不产生谐波分量。对应的微泡最大相对振动半径及回波谐波-基波强度比如图 3.11 所示。

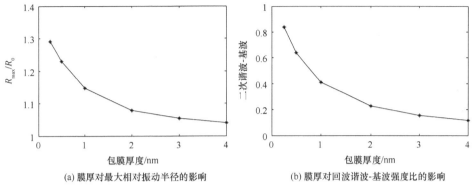

(a) 膜厚对最大相对振动半径的影响　　　　(b) 膜厚对回波谐波-基波强度比的影响

图 3.11　膜厚对包膜微泡最大相对振动半径及回波谐波-基波强度比的影响

随着膜厚度的增加，包膜微泡最大相对振动半径逐渐减小，且二次谐波越来越难产生，说明包膜对微泡振动的阻尼随膜厚度的增大而增大。包膜越薄，微泡越容易起振，回波散射能力强，但太薄的膜不利于微泡的稳定，微泡容易破裂且内部气体的扩散也较快；相反，包膜越厚，微泡内的气体越不容易扩散，膜对微泡的保护效果越好，微泡的稳定性越好，但是振动的阻尼增大，同样的声学条件下微泡的振动特性及非线性变差，检测灵敏度降低。因此，用于成像的造影剂制备过程中对包膜微泡的考虑要兼顾微泡稳定性与微泡检测灵敏度。

3.3.3　包膜弹性对微泡振动特性及回波特性的影响

在图 3.3 的激励声脉冲作用下，初始半径 1 μm、包膜厚度 1 nm 的包膜微泡在不同包膜弹性下的微泡振动特性及回波特性如图 3.12 所示。微泡包膜的弹性模量越大，

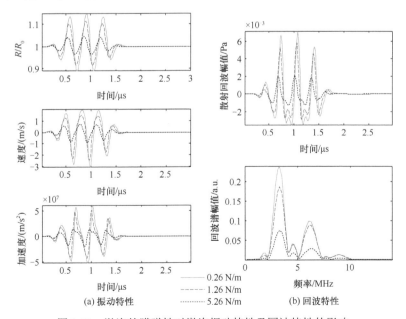

(a) 振动特性　　　　　　　　(b) 回波特性

图 3.12　微泡的膜弹性对微泡振动特性及回波特性的影响

其振动相对幅度、振动速度和振动加速度均越小；同时随着包膜弹性模量的增大，散射回波谱形状基本不变，基波及谐波能量均有所下降。

不同包膜弹性下微泡最大相对振动半径及谐波-基波强度比见图 3.13。随着微泡包膜弹性的增大，包膜微泡最大相对振动半径逐渐减小，而二次谐波-基波强度比出现先上升后下降的趋势。这说明包膜弹性模量并不是越大越好，也不是越小越好，而是在一定范围内有一个最佳值，小于或大于该最佳值，二次谐波分量的相对强度都会降低。

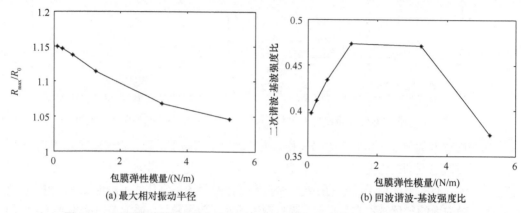

图 3.13　包膜弹性模量对微泡最大相对振动半径及回波谐波-基波强度比的影响

3.3.4　包膜黏性对微泡振动特性及回波特性的影响

在图 3.3 的激励声脉冲作用下，初始半径 1 μm、包膜厚度 1 nm 的包膜微泡在不同包膜黏性下的微泡振动特性及回波特性如图 3.14 所示。微泡包膜的黏滞系数越大，

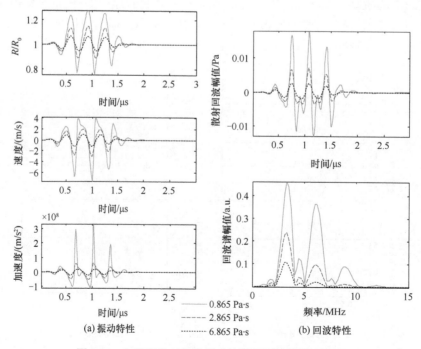

图 3.14　包膜黏性对微泡振动特性及回波特性的影响

其振动相对幅度、振动速度和振动加速度均越小；同时随着包膜黏性的增大，散射回波谱形状基本不变，基波及谐波能量均有所下降。这与膜弹性模量对微泡振动的影响相似。

图 3.15 为不同包膜黏性下微泡最大相对振动半径及谐波-基波强度比，随着微泡包膜黏滞系数的增大，包膜微泡最大相对振动半径及二次谐波-基波强度比均减小，且随着黏滞系数的增大，下降的趋势逐渐减弱。这说明包膜黏滞系数在一定范围内应尽可能小，以最大限度地激发微泡产生二次谐波。

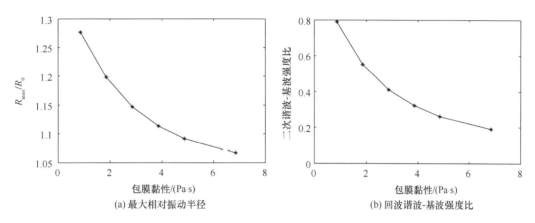

(a) 最大相对振动半径　　　(b) 回波谐波-基波强度比

图 3.15　包膜黏性对包膜微泡最大相对振动半径及回波谐波-基波强度比的影响

3.4　不同介质参数对微泡振动特性及回波特性的影响

3.4.1　介质表面张力对微泡振动特性及回波特性的影响

1. 自由微泡

设置不同介质表面张力，分析自由微泡振动特性及回波特性，结果如图 3.16 所示。介质表面张力越大，自由微泡振动相对幅度、振动速度和振动加速度越小；同时，微泡回波谱总能量逐渐下降，谱分布形状变化明显且不规则。

进一步计算自由微泡最大相对振动半径及回波谐波-基波强度比，如图 3.17 所示。在一定范围内，随着介质表面张力的增大，微泡最大相对振动半径逐渐减小，而自由微泡回波二次谐波-基波强度比则出现先上升后下降的趋势。这说明介质表面张力在一定范围内有一个最佳值，小于或大于该最佳值，二次谐波分量的相对强度都会降低。

2. 包膜微泡

图 3.18 为介质表面张力对包膜微泡振动及回波特性的影响，介质表面张力越大，包膜微泡振动相对半径、振动速度和振动加速度越小，这一规律与自由微泡相同；同时，与自由微泡不同的是，包膜微泡回波谱分布形状基本不变，而基波及谐波能量均有所下降。

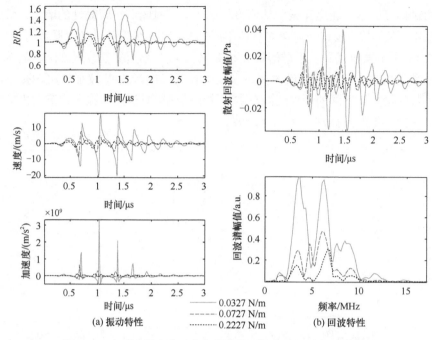

图 3.16　介质表面张力对自由微泡振动特性及回波特性的影响

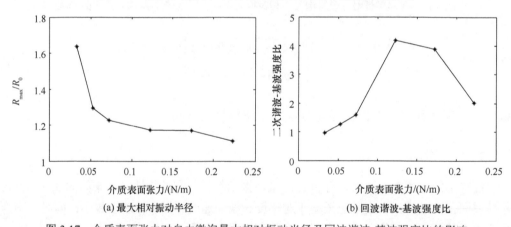

图 3.17　介质表面张力对自由微泡最大相对振动半径及回波谐波-基波强度比的影响

　　图 3.19 为介质表面张力对包膜微泡最大相对振动半径及回波谐波-基波强度比的影响,对于介质表面张力如何影响微泡最大相对振动半径及二次谐波-基波强度比,包膜微泡得到与自由微泡相似的结论:在一定范围内,随着介质表面张力的增大,微泡最大相对振动半径逐渐减小,而二次谐波-基波比出现先上升后下降的趋势。这说明介质表面张力在一定范围内有一个最佳值,小于或大于该最佳值,二次谐波分量的相对强度都会降低。

3.4.2　介质黏滞系数对微泡振动特性及回波特性的影响

1. 自由微泡

　　设置不同介质黏滞系数,分析自由微泡的振动及回波特性,结果如图 3.20 所示。介质黏滞系数越大，自由微泡振动相对幅度、振动速度和振动加速度越小；同时，随介质黏滞系数的增大，微泡回波信号谱基波能量基本不变，超谐波能量明显降低，二次谐波及其他次谐波分量能量略有下降。

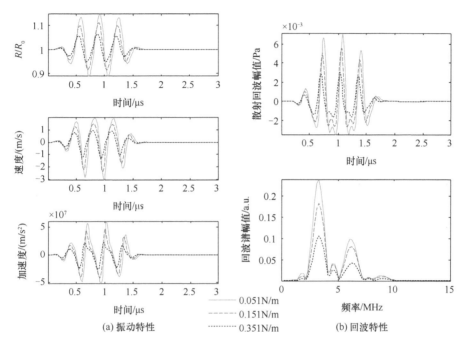

(a) 振动特性　　0.051N/m　　0.151N/m　　0.351N/m　　(b) 回波特性

图 3.18　介质表面张力对包膜微泡振动及回波特性的影响

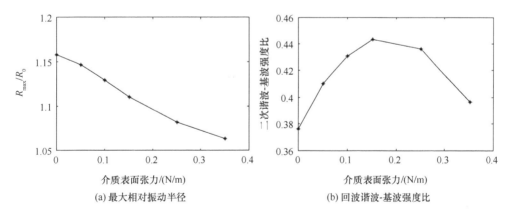

(a) 最大相对振动半径　　　　(b) 回波谐波-基波强度比

图 3.19　介质表面张力对包膜微泡最大相对振动半径
及回波谐波-基波强度比的影响

图 3.21 为介质黏滞系数对自由微泡最大相对振动半径及回波谐波-基波强度比的影响。在一定范围内，随着介质黏滞系数的增大，微泡最大相对振动半径及二次谐波相对于基波的强度比均减小。这说明介质黏滞系数在一定范围内应尽可能小，以最大限度地激发微泡产生二次谐波。

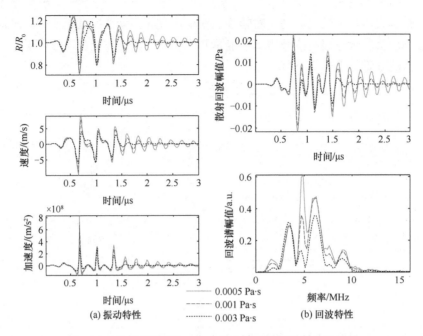

图 3.20　介质黏滞系数对自由微泡振动及回波特性的影响

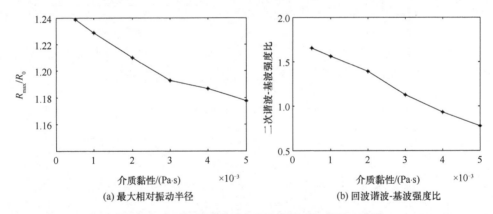

图 3.21　介质黏滞系数对自由微泡最大相对振动半径
及回波谐波-基波强度比的影响

2. 包膜微泡

图 3.22 为介质黏滞系数对包膜微泡振动特性的影响，介质黏滞系数越大，包膜微泡振动相对幅度、振动速度和振动加速度越小；同时，随着介质黏滞系数的增大，微泡回波谱形状基本保持不变，基波及二次谐波能量均降低。

同时，由图 3.23 可知，对于介质黏滞系数如何影响微泡最大相对振动及二次谐波-基波比，包膜微泡得到与自由微泡相似的结论：在一定范围内，随着介质黏滞系数的增大，微泡最大相对振动半径及二次谐波相对于基波的强度均减小。这说明介质黏滞系数在一定范围内应尽可能小，以最大限度地激发微泡产生二次谐波。

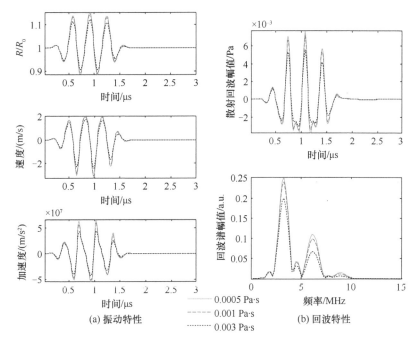

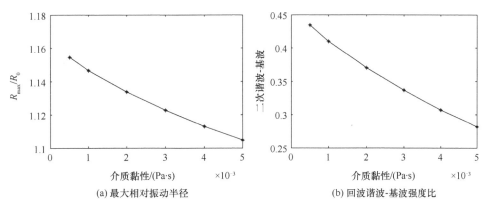

图 3.22　介质黏滞系数对包膜微泡振动特性的影响

图 3.23　介质黏滞系数对包膜微泡最大相对振动半径及回波谐波-基波强度比的影响

3.5　不同声场参数对微泡振动特性及回波特性的影响

3.5.1　声驱动幅度对微泡振动特性及回波特性的影响

1. 自由微泡

图 3.24 为激励声压对自由微泡振动特性及回波特性的影响,激励声压的幅度越大,自由微泡振动相对幅度、振动速度及振动加速度越大。同时,随着激励声压的增强,微泡回波谱能量及非线性均随之加强,非线性首先表现为二次谐波和高次谐波,最后出现次谐波。

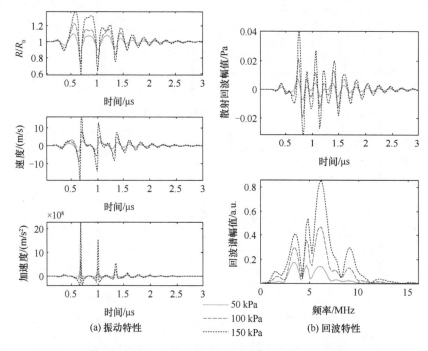

图 3.24　激励声压对自由微泡振动及回波特性的影响

　　激励声压对自由微泡最大相对振动半径及回波谐波-基波强度比的影响如图 3.25 所示。随着激励声压幅度的增大，自由微泡回波次谐波-基波、超谐波-基波和二次谐波-基波比值均随之先增大后减小，且二次谐波与超谐波分量在一定程度上都可以超过基波分量。

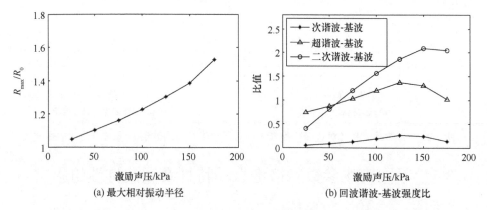

图 3.25　激励声压对自由微泡最大相对振动半径及回波谐波-基波强度比的影响

2. 包膜微泡

　　由图 3.26 可知，激励声压的幅度越大，包膜微泡振动相对振动半径、振动速度及振动加速度也越大，但是这一影响较自由微泡弱；微泡回波谱能量分布基本上变化不大，非线性主要表现为二次和三次谐波，无明显超谐波及次谐波。随着激励声压幅度的增加，包膜微泡二次谐波-基波比值随之明显增大但始终小于 1，而次谐波-基波和超谐波-基波比稍有增加（图 3.27）。

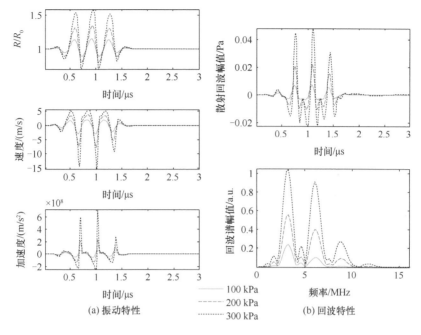

(a) 振动特性

100 kPa
200 kPa
300 kPa

(b) 回波特性

图 3.26 激励声压对包膜微泡振动特性的影响

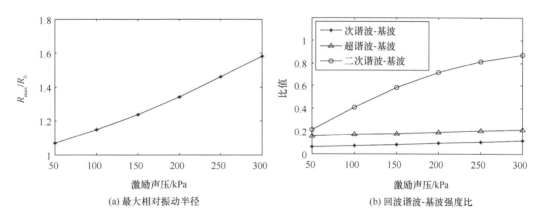

(a) 最大相对振动半径

(b) 回波谐波-基波强度比

图 3.27 激励声压对包膜微泡最大相对振动半径及回波谐波-基波强度比的影响

　　激励声压对自由微泡及包膜微泡振动的影响相似:激励声压的幅度越大,微泡振动相对半径、速度及加速度越大。同时,随着激励声压的增强,微泡回波谱能量及非线性均随之加强,非线性首先表现为二次谐波和高次谐波,最后出现次谐波。因此,在一定程度上增大激励声压更有助于微泡非线性的产生,从而提高微泡检测灵敏度,同时也要避免过高激励声压对微泡的破坏作用。

3.5.2 声驱动相位对微泡振动特性及回波特性的影响

1. 自由微泡

　　相位对自由微泡振动特性和回波特性的影响需要结合发射脉冲长度进行分析,如图3.28 所示。相位对振动相对幅度、振动速度及振动加速度的影响均主要体现在波形的

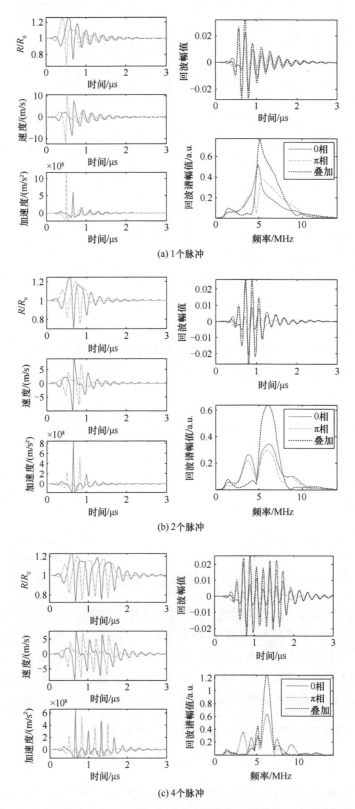

(a) 1个脉冲

(b) 2个脉冲

(c) 4个脉冲

图 3.28　不同脉冲长度下激励相位对自由微泡振动特性及回波特性的影响

相位变化上，即 0 相和 π 相下微泡振动特性表现出相反相位变化。当脉冲长度为 1 时，π 相下微泡振动强度稍大；而脉冲长度大于 1 时，0 相下微泡振动强度稍大。从散射回波谱看，当脉冲长度为 1 时，相反相位谱形状有较大差别；随着脉冲长度增加，回波谱形状逐渐趋于相同；脉冲长度为 4 时，相反相位的回波谱基本一致。

将 0 相回波与 π 相回波叠加后得到脉冲逆转回波，脉冲逆转后基波分量被很好地抵消，二次谐波及次谐波分量都得到保留。脉冲长度越长，基波分量和谐波分量之间的谱重叠越小，脉冲逆转叠加后保留的二次谐波分量越大，谱峰越窄。

2. 包膜微泡

相位对包膜微泡振动特性和回波特性的影响规律同自由微泡，见图 3.29。由于包膜的作用，包膜微泡振动及回波形状比自由微泡更规律：相位对包膜微泡振动相对幅度、振动速度及振动加速度的影响均主要体现在波形的相位变化上；从散射回波谱看，当脉冲长度为 1 时，相反相位谱形状有较大差别；随着脉冲长度增加，回波谱形状逐渐趋于相同；脉冲长度为 4 时，相反相位的回波谱基本一致。

将相位影响与脉冲逆转结合，脉冲逆转后基波分量被很好地抵消，二次谐波及次谐波分量都得到保留。脉冲长度越长，基波分量和谐波分量之间的谱重叠越小，脉冲逆转叠加后保留的二次谐波分量也越高，谱峰越窄。

相位对微泡振动特性和回波特性的影响与发射的脉冲长度紧密相关，且其对自由微泡振动的影响与对包膜微泡的影响相似。当脉冲长度为 1 时，不同相位下的微泡振动特性和回波特性存在较大差异；而当脉冲长度大于 1 时，相位对振动相对半径、速度、加速度及散射回波的影响均主要体现在波形的相位变化上，且脉冲长度越长，基波分量和谐波分量之间的谱重叠越小，脉冲逆转叠加后保留的二次谐波分量也越高，谱峰越窄。较高的谐波分量有着较好的微泡检测灵敏度，但是较窄的谱峰对应较长的时域波形，表现为较差的分辨率。因而在实际应用中，应折中考虑成像灵敏度和分辨率，选择合适的发射脉冲长度；同时为了更好地实现脉冲逆转，一般选取 2 个或 2 个以上脉冲长度作为激励。

3.5.3　激励频率对微泡振动特性及回波特性的影响

1. 自由微泡

初始半径为 1 μm 的自由微泡，其谐振频率约为 3 MHz。由图 3.30 可知，当激励频率为 1 MHz 时，微泡振动非线性主要表现为二次谐波及三次谐波，且二次谐波分量与基波分量相当；当激励频率为 3 MHz 时，微泡回波有较强的非线性，二次谐波分量高于基波分量且出现了高于基波分量的超谐波；当激励频率为 6 MHz 时，非线性减弱。由图 3.31 可知，随着激励频率的增加，微泡最大相对振动半径及二次谐波-基波强度比均表现出先增强后减弱的趋势，且低频下二次谐波-基波强度比高于高频下二次谐波-基波强度比，表明谐振频率附近的激励更易激发微泡非线性，同时低频激励比高频激励更有利于微泡的非线性振动。

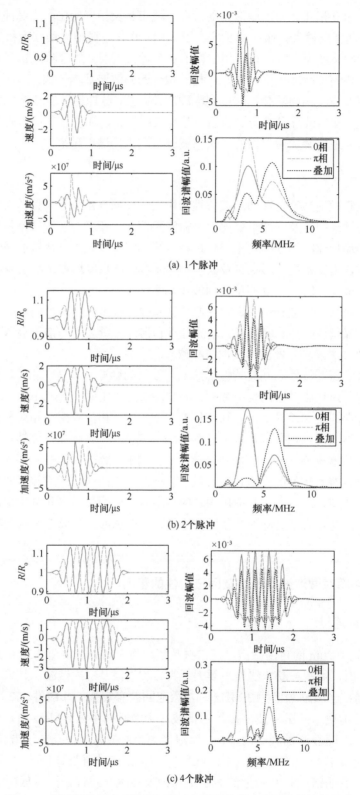

(a) 1个脉冲

(b) 2个脉冲

(c) 4个脉冲

图3.29　不同脉冲长度下激励相位对包膜微泡振动及回波特性的影响

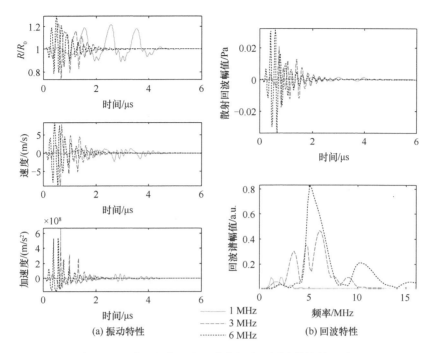

(a) 振动特性

—— 1 MHz
--- 3 MHz
···· 6 MHz

(b) 回波特性

图 3.30 激励频率对自由微泡振动及回波特性的影响

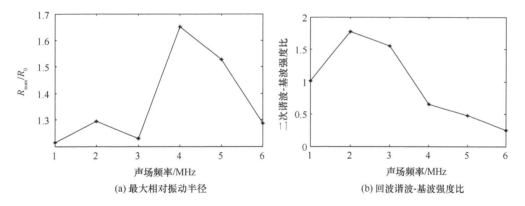

(a) 最大相对振动半径

(b) 回波谐波-基波强度比

图 3.31 激励频率对自由微泡最大相对振动半径及回波谐波-基波强度比的影响

2. 包膜微泡

由图 3.32 可知，当激励频率为 1 MHz 时，微泡振动非线性主要表现为二次谐波，且二次谐波分量与基波分量相当，这与自由微泡相似；随着频率的增加，二次谐波分量逐渐减弱。由图 3.33 可知，随着频率的增加，微泡最大相对振动半径及二次谐波-基波强度比均呈现逐渐下降的趋势。由于包膜的阻尼作用，激励频率对包膜微泡振动及回波的影响没有对自由微泡的影响强。

激励频率对自由微泡及包膜微泡振动的影响相似：低频激励比高频激励更有利于微泡非线性振动；但由于包膜的存在，包膜微泡受激励频率的影响小于自由微泡，且包膜微泡的非线性远低于自由微泡。

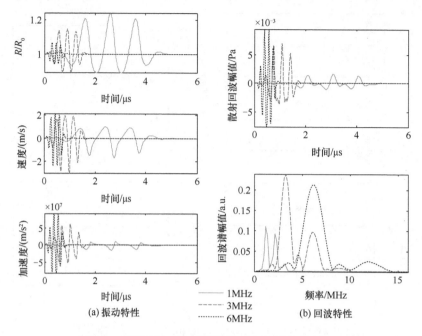

图 3.32　激励频率对包膜微泡振动及回波特性的影响

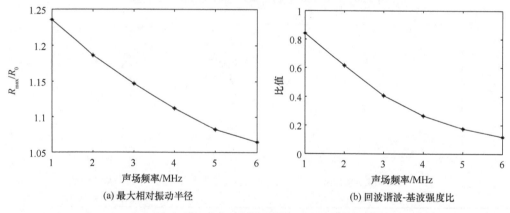

图 3.33　激励频率对包膜微泡最大相对振动半径
及回波谐波-基波强度比的影响

3.5.4　声驱动脉冲个数对微泡振动特性及回波特性的影响

1. 自由微泡

　　脉冲个数主要影响自由微泡的振动时间和散射回波的频率成分,如图 3.34 和图 3.35 所示。不同脉冲长度下,起始若干个周期微泡振动特性完全一致,随着脉冲长度的增加,振动周期增多,非线性增强且各次分量谱峰变高变窄、谱重叠减小。

2. 包膜微泡

　　脉冲个数对包膜微泡振动的影响与自由微泡相似,如图 3.36 和图 3.37 所示。不同脉冲长度下，起始若干个周期内微泡振动特性完全一致；随着脉冲长度的增加，振动周期增多，非线性各次分量谱峰变窄、谱重叠减小，二次谐波-基波强度比逐渐上升且有饱和的趋势。由于包膜的存在，脉冲长度对包膜微泡振动的影响没有自由微泡强。

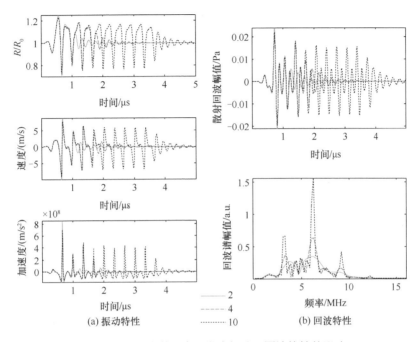

图 3.34　脉冲个数对自由微泡振动及回波特性的影响

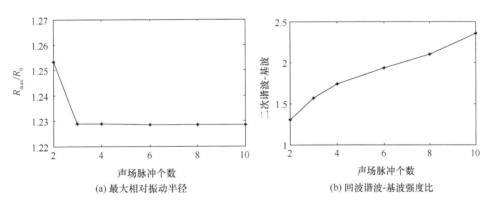

图 3.35　脉冲个数对自由微泡最大相对振动半径
及回波谐波-基波强度比的影响

　　脉冲长度对自由微泡及包膜微泡的影响相似：随着脉冲长度的增加，非线性增强且各次分量谱峰变高变窄、谱重叠减小。较高较窄的谱峰更有利于非线性分量的提取，因而有较好的微泡检测灵敏度；但是较窄的谱峰对应较长的时域波形，表现为较差的成像分辨率。因而在实际应用中，应折中考虑成像灵敏度和分辨率，选择合适的发射脉冲长度。

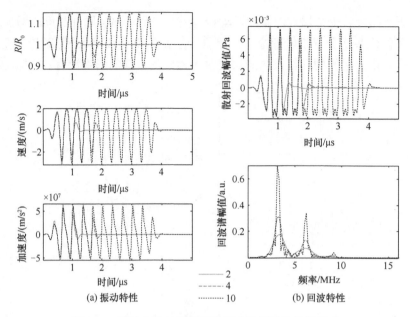

图 3.36　脉冲个数对包膜微泡振动及回波特性的影响

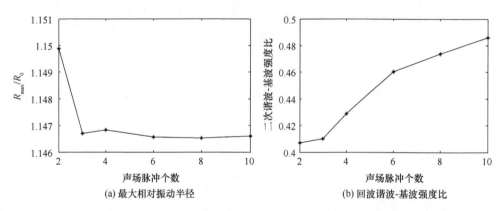

图 3.37　脉冲个数对包膜微泡最大相对振动半径及回波谐波-基波强度比的影响

3.6　本章小结

　　超声场中微泡振动与声散射的研究为优化微泡制备及推动微泡检测成像方法的发展提供了依据，这对于实现精确诊断与治疗有着重要意义，而微泡振动理论建模及仿真是深入研究微泡振动线性及非线性特性的主要手段。不考虑微泡间相互作用，本章在简要介绍微泡基本声学特性的基础上详细介绍了单微泡振动模型的发展（包括无包膜自由微泡和包膜微泡），阐述了经典单微泡振动模型理论并比较了不同模型的适用条件，介绍了 MATLAB 编程实现微泡振动模型求解，以及微泡散射回波计算的方法，并对不同参数下单微泡的振动特性及回波特性进行了仿真分析。

　　仿真主要基于无包膜自由微泡的 RPNNP 模型和包膜微泡的 Morgan 模型，两种模型分别对应实际的空化微泡及造影微泡，通过改变微泡参数、介质参数及声场参数，对微泡振动及回波特性进行了比较，并结合实际进行分析。微泡参数选取既要考虑微泡的稳定性，又要考虑是否容易产生非线性。微泡半径应根据不同成像模式进行设置：初始半径小于或接近谐振半径时，微泡振动非线性主要表现为二次谐波；当初始半径大于谐振半径时，微泡回波出现次谐波。微泡包膜弹性在一定范围内有一个最佳值，包膜黏性则应尽可能低。声场参数的选取主要根据成像模式的需求设置相应的声压、频率、相位及脉冲长度。在一定程度上，增大激励声压更有助于微泡非线性的产生，从而提高微泡检测灵敏度，同时也要避免过高激励声压对微泡的破坏作用；谐振频率附近的激励更易激发微泡非线性，同时低频激励比高频激励更有利于微泡的非线性振动；脉冲长度的增加可以增强微泡振动非线性并提高微泡检测灵敏度，但成像分辨率会下降，因此应折中考虑检测灵敏度和成像分辨率，选择适中的脉冲长度。上述结论均为优化微泡制备及推动微泡检测成像方法的发展奠定了基础。

　　本章单微泡振动与声散射特性并未考虑微泡间相互作用，而实际中微泡通常以泡群的形式出现，微泡间存在复杂的第二辐射力作用，基于单微泡模型发展形成的微泡群振动模型将在第 5 章展开详细介绍。

<h1 style="text-align:center">主要参考文献</h1>

陈伟中. 2014. 声空化物理. 北京: 科学出版社.

万明习. 2010. 生物医学超声学. 北京: 科学出版社.

Allen J S, May D J, Ferrara K W. 2002. Dynamics of therapeutic ultrasound contrast agents. Ultrasound in Medicine and Biology, 28(6): 805-816.

Atchley A A, Frizzell L A, Apfel R E, et al. 1988. Thresholds for cavitation produced in water by pulsed ultrasound. Ultrasonics, 26(5): 280-285.

Becher H, Burns P N. 2000. Handbook of contrast echocardiography: LV function and myocardial perfusion. Berlin: Springer-Verlag.

Brennen C E. 2013. Cavitation and bubble dynamics. Cambridge: Cambridge University Press.

Brenner M P, Hilgenfeldt S, Lohse D. 2002. Single-bubble sonoluminescence. Reviews of Modern Physics, 74(2): 425-484.

Church C C. 1995. The effects of an elastic solid surface layer on the radial pulsations of gas bubbles. The Journal of the Acoustical Society of America, 97(3): 1510-1521.

de Jong N, Cornet R, Lancee C. 1994. Higher harmonics of vibrating gas-filled microspheres. Part one: Simulations. Ultrasonics, 32(6): 447-453.

de Jong N, Hoff L, Skotland T, et al. 1992. Absorption and scatter of encapsulated gas filled microspheres: threoretical consideration and some measurements. Ultrasonics, 30(2): 95-103.

de Jong N, Hoff L. 1993. Ultrasound scattering properties of Albunex microspheres. Ultrasonics, 31(3): 175-181.

Devin C. 1959. Survey of thermal, radiation, and viscous damping of pulsating air bubbles in water. The Journal of the Acoustical Society of America, 31(12): 1654-1667.

Doinikov A A, Bouakaz A. 2011. Review of shell models for contrast agent microbubbles. IEEE Transactions on Ultrasonics, Ferroelectrics, and Frequency Control, 58(5): 981-993.

Doinikov A A. 2009. Modeling of nonlinear viscous stress in encapsulating shells of lipid-coated contrast agent microbubbles. Ultrasonics, 49(2): 269-275.

Faez T, Emmer M, Kooiman K, et al. 2013. 20 years of ultrasound contrast agent modeling. IEEE Transactions on Ultrasonics, Ferroelectrics, and Frequency Control, 60(1): 7-20.

Frinking P J, Cespedes E I, Kirkhorn J, et al. 2001. A new ultrasound contrast imaging approach based on the combination of multiple imaging pulses and a separate release burst. IEEE Transactions on Ultrasonics, Ferroelectrics, and Frequency Control, 48(3): 643-651.

Frinking P J, de Jong N. 1998. Acoustic modeling of shell-encapsulated gas bubbles. Ultrasound in Medicine and Biology, 24(4): 523-533.

Glazman R E. 1983. Effects of adsorbed films on gas bubble radial oscillations. The Journal of the Acoustical Society of America, 74(3): 980-986.

Goldberg B B, Raichlen J S, Forsberg F. 2001. Ultrasound contrast agents: basic principles and clinical applications. London: Martin Dunitz.

Herring C. 1941. Theory of the pulsations of the gas bubble produced by an underwater explosion. OSRD Rep. No. 236.

Hoff L, Sontum P C, Hovem J M. 2000. Oscillations of polymeric microbubbles: Effect of the encapsulationg shell. The Journal of the Acoustical Society of America, 107(4): 2272-2280.

Hoff L. 2001. Acoustic characterization of contrast agents for medical ultrasound imaging. Dordrecht: Kluwer Academic Publishers.

Keller J B, Miksis M. 1980. Bubble oscillations of large amplitude. The Journal of the Acoustical Society of America, 68(2): 628-633.

Leighton T G. 1994. The acoustic bubble. San Diego: Academic Press Limited.

Marmottant P, Meer S V D, Emmer M, et al. 2005. A model for large amplitude oscillations of coated bubbles accounting for buckling and rupture. The Journal of the Acoustical Society of America, 118(6): 3499-3505.

Minnaert M. 1933. XVI. On musical air-bubbles and the sounds of running water. The London, Edinburgh, and Dublin Philosophical Magazine and Journal of Science, 16(104): 235-248.

Morgan K E, Allen J S, Dayton P A, et al. 2000. Experimental and theoretical evaluation of microbubble behavior: Effect of transmitted phase and bubble size. IEEE Transactions on Ultrasonics, Ferroelectrics, and Frequency Control, 47(6): 1494-1508.

Noltingk B E, Neppiras E A. 1950. Cavitation produced by ultrasonics. Proceedings of the Physical Society. Section B, 63(9): 674.

Plesset M S. 1949. The dynamics of cavitation bubbles. Journal of Applied Mechanics, 16(3): 277-282.

Qin S, Caskey C F, Ferrara K W. 2009. Ultrasound contrast microbubbles in imaging and therapy: physical principles and engineering. Physics in Medicine and Biology, 54(6): R27.

Rayleigh L VIII. 1917. On the pressure developed in a liquid during the collapse of a spherical cavity. The London, Edinburgh, and Dublin Philosophical Magazine and Journal of Science, 34(200): 94-98.

Trilling L. 1952. The collapse and rebound of a gas bubble. Journal of Applied Physics, 23: 14-17.

Yang X, Church C C. 2005. A model for the dynamics of gas bubbles in soft tissue. The Journal of the Acoustical Society of America, 118(6): 3595-3606.

第4章　黏弹性介质中的微泡动力学

4.1　引　言

近年来，随着高强度聚焦超声（high-intensity focused ultrasound，HIFU）的迅速发展，黏弹性介质中微泡动力学的研究变得越来越重要。这是因为，HIFU 治疗肿瘤的过程中，空化直接发生在软组织中，如肝脏、肾脏、前列腺等。大量实验表明软组织是一种复杂的黏弹性介质，其具有固体的弹性特性和流体的黏性特性。因此，黏弹性介质中微泡动力学研究对于预测 HIFU 治疗过程中组织损伤的形成具有重要意义。事实上，随着新材料及新技术的发展，微泡动力学的理论研究已经从水和牛顿流体中延伸到了黏弹性介质中。

本章在介绍黏弹性介质中微泡动力学发展历程的基础上，重点阐明 Yang-Church 模型的形成和应用条件，分析了黏弹性介质中微泡振动的共振频率。通过仿真计算分析了激励声压、激励频率、微泡初始半径、表面张力和黏滞系数等参数对微泡振动特性的影响，对 HIFU 作用过程中的被动空化检测信号进行了仿真，并对次谐波信号的产生进行了深入分析。

4.2　黏弹性介质中的微泡振动模型研究

在进行黏弹性介质中微泡动力学研究时，研究人员通常使用力学模型来表征周围介质的黏弹性。这些力学模型由离散的弹性元件和黏性元件（弹簧和阻尼器）以不同的方式组合而成。

4.2.1　基于 Maxwell 力学模型的微泡振动研究

最初为了简化模型，研究人员多假设组织中的空化发生在基于 Maxwell 力学模型的黏弹性流体中。基础的 Maxwell 力学模型是由一个弹簧和一个黏壶串联构成的，如图 4.1 所示。在其基础上发展起来的模型均可以称为基于 Maxwell 力学模型的微泡振动模型。

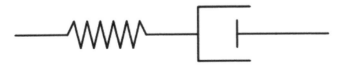

图 4.1　Maxwell 力学模型示意图

Fogler 和 Goddard（1970）对黏弹性流体中球形微泡的自由振动进行了研究，这是黏弹性介质中微泡动力学研究的开拓性进展。他们将微泡模型简化为一个空腔，使用线性的 Maxwell 模型作为周围黏弹性流体的连续性方程，并且通过数学方法将其与 Rayleigh-

Plesset 模型结合起来获得微泡振动的微积分方程

$$
\begin{cases}
R\ddot{R} + \dfrac{3}{3}\dot{R}^2 = \dfrac{p_g - p_0}{\rho} - \dfrac{2\sigma}{R\rho} - \dfrac{12}{\rho}\int_0^t \dfrac{N(t-t')\dot{R}(t')R^2(t')\ln\left[R(t')/R(t)\right]\mathrm{d}t'}{R^3(t') - R^3(t)} \\
N(t) = \mu\delta(t) + G_0\exp(-t/\lambda)
\end{cases}
\tag{4.1}
$$

式中，$R = R(t)$ 是微泡表面到球心的径向距离；p_g 是微泡内气体压强；p_0 是标准静态压；σ 是表面张力系数；ρ 是介质密度；μ 是黏弹性模型中的黏滞系数；G_0 是弹性模量；λ 是应力松弛时间。这个方程在某些特定的渐近假设下，通过数值计算方法求解了一些特例。结果表明，当黏弹性流体的应力松弛时间与经典的 Rayleigh 坍塌时间相当时，其弹性会延缓微泡的坍塌。然而，数值求解上的难度使得其只能求解微泡振动的若干个周期，同时关于微泡内部没有气体的假设也限制了该研究的进一步发展。

　　Fogler 和 Goddard 所采用的两参量模型只能应用到应力松弛时间可忽略不计的黏弹性流体中去。为了更客观地研究黏弹性流体中的微泡动力学，Tanasawa 和 Yang（1970）通过将三参量 Oldroyd 模型与 Rayleigh-Plesset 模型结合，研究黏弹性流体中微泡的振动情形，微泡振动方程为

$$
\rho_1\left(\ddot{R}R + \frac{3}{2}\dot{R}^2\right) = p_{g0}\left(\frac{R_0}{R}\right)^{3\gamma} - p_\infty - \frac{2\sigma}{R} - \frac{12\eta_0}{\lambda_1}\int_0^t \exp\left(\frac{\xi - t}{\lambda_1}\right)
$$
$$
\frac{R^2(\xi)\dot{R}(\xi) + \lambda_2\left(R^2(\xi)\ddot{R}(\xi) + 2R(\xi)\dot{R}^2(\xi)\right)}{R^3(t) - R^3(\xi)}\ln\frac{R(t)}{R(\xi)}\mathrm{d}\xi
\tag{4.2}
$$

式中，ρ_1 是流体介质密度；R 是微泡瞬时半径；p_{g0} 是初始状态 $t=0$ 时微泡内的气体气压；p_∞ 是流体无穷远处压强；η_0 是零切黏度；σ 是表面张力系数；λ_1 是应力松弛时间；λ_2 是应变滞后时间。他们利用上述模型研究了在考虑液体弹性的情况下黏滞阻尼的影响。研究表明在考虑液体弹性的流体中，黏滞阻尼对微泡坍塌的影响要小于在不考虑液体弹性的流体中其对微泡坍塌的影响。然而关于微泡坍塌的结果不能有效解释一些坍塌现象，也极可能与他们所采用的力学模型不合适有关。

　　之前多研究黏弹性介质中微泡的自由振动，Shima 等（1986）利用 Tanasawa 和 Yang（1970）提出的三参数的 Oldroyd 模型探究了黏弹性流体中微泡的声驱动非线性振动，其无量纲形式如下表示

$$
\begin{cases}
\beta\ddot{\beta} + \dfrac{3}{2}\dot{\beta}^2 = \dfrac{1}{\beta^{3\gamma}} + \bar{\sigma}\left(\dfrac{1}{\beta^{3\gamma}} - \dfrac{1}{\beta}\right) - a\sin\bar{\omega}t - 12\dfrac{\bar{\eta}}{\bar{\lambda}_1}\int_0^t \exp\left(\dfrac{\xi' - \tau}{\bar{\lambda}_1}\right)\times \\
\qquad\dfrac{\beta(\xi')^2\dot{\beta}(\xi') + \bar{\lambda}_2\left[\beta(\xi')^2\ddot{\beta}(\xi') + 2\beta(\xi')\dot{\beta}(\xi')^2\right]}{\beta^3 - \beta(\xi')^3}\times\ln\dfrac{\beta}{\beta(\xi')}\mathrm{d}\xi' \\
\beta = \dfrac{R}{R_0}, \dot{\beta} = \dfrac{\mathrm{d}\beta}{\mathrm{d}\tau}, \ddot{\beta} = \dfrac{\mathrm{d}^2\beta}{\mathrm{d}\tau^2}, \tau = \dfrac{t}{R_0}\sqrt{\dfrac{p_0}{\rho_1}}, \\
\bar{\lambda}_1 = \dfrac{\lambda_1}{R_0}\sqrt{\dfrac{p_0}{\rho_1}}, \bar{\lambda}_2 = \dfrac{\lambda_2}{R_0}\sqrt{\dfrac{p_0}{\rho_1}}, \bar{\eta} = \dfrac{\eta_0}{R_0\sqrt{p_0\rho_1}}, \bar{\sigma} = \dfrac{2\sigma}{R_0 p_0}, \bar{\omega} = \omega R_0\sqrt{\rho_1/p_0}
\end{cases}
\tag{4.3}
$$

式中，R 是微泡瞬时半径；R_0 是初始半径；p_0 是液体的静压力；ρ_1 是流体密度；λ_1 是流体松弛时间；λ_2 是流体滞后时间；η_0 是零切黏度；ω 是外界激励声场的角频率。他们计算出微泡频率响应随着不同的黏弹性时间参量的变化情况，明确了松弛时间及滞后时间对微泡固有频率的影响，并得到了微泡表面的最大压强与初始半径之间的关系。

后来，Allen 和 Roy（2000a）首先分别在线性 Maxwell 流体和 Jeffreys 流体中研究线性黏弹性介质中球形微泡的非线性振动。Jeffreys 模型的特点是在原始 Maxwell 模型的基础上，引入对形变率张量的偏微分，其表达式为

$$
\begin{cases}
R\ddot{R} + \dfrac{3}{2}\dot{R}^2 = \dfrac{1}{\rho_0}\left[p_{\mathrm{i}} - p_\infty - \dfrac{2\sigma}{R} - 3\displaystyle\int_R^\infty \dfrac{\tau_{rr}\mathrm{d}r}{r}\right] \\[3mm]
S + \lambda_1\left(\dfrac{\mathrm{d}S}{\mathrm{d}t} + \dot{R}\dfrac{\tau_{rr}\left(R(t)\right)}{R}\right) = \dfrac{4}{3}\eta_0\left(\dfrac{\dot{R}}{R} + \lambda_2\left(\dfrac{2\dot{R} + R\ddot{R}}{R^2}\right)\right),\; S = \displaystyle\int_R^\infty \dfrac{\tau_{rr}\left(r,t\right)\mathrm{d}t}{r}
\end{cases}
\tag{4.4}
$$

式中，R 是微泡瞬时半径；p_{i} 是微泡内压力；p_∞ 是周围液体压力；ρ_0 是流体密度；τ_{rr} 是径向应力张量；σ 是流体表面张力；λ_1 是流体松弛时间；λ_2 是流体滞后时间；η_0 是零剪切率黏度。结果证明了线性 Maxwell 流体和牛顿流体之间的差异，同时 Jeffreys 流体中滞后项的存在会阻碍微泡振动，还发现流体中的弹性会增加次谐波发射。

实际上，线性模型只有在剪切率和应力都很小的情况下才适用，所以线性黏弹性不能用于描述流体中大分子的形变和取向所造成的强非线性黏弹性过程，因此很多学者选择 Upper-Convective Maxwell 流体模型来描述非线性黏弹性介质。Allen 和 Roy（2000b）在该流体中研究球形微泡受迫振动时的非线性振动：

$$
\begin{cases}
\dfrac{\mathrm{d}R}{\mathrm{d}t} = U \\[3mm]
\dfrac{\mathrm{d}U}{\mathrm{d}t} = \left[-\dfrac{3}{2}U^2 + \dfrac{p_0}{\rho\omega^2 R_0^2}\left\{ (1+\mathrm{We})\left(\dfrac{1}{R}\right)^{3\kappa} - \mathrm{We}\left(\dfrac{1}{R}\right) - \left(1 + a\sin(t)\right)\right\}\right]\dfrac{1}{R} \\[3mm]
\qquad - \dfrac{1}{R}\dfrac{2}{3\mathrm{Re}}\left(\dfrac{1}{\omega R_0}\sqrt{\dfrac{p_0}{\rho}}\right) \times \displaystyle\int_0^\infty \left(\dfrac{\tau_{rr}(y_i,t) - \tau_{\theta\theta}(y_i,t)}{y_i + R^3}\right)\mathrm{d}y \\[3mm]
\dfrac{\mathrm{d}\left(\tau_{rr}(y_i,t)\right)}{\mathrm{d}t} = \left(\left(\dfrac{-4R^2\dot{R}}{y_i + R^3}\right) - \dfrac{1}{\mathrm{De}}\right)\tau_{rr} + \dfrac{4}{\mathrm{De}}\left(\omega R_0\sqrt{\dfrac{\rho}{p_0}}\right)\left(\dfrac{R^2\dot{R}}{y_i + R^3}\right) \\[3mm]
\dfrac{\mathrm{d}\left(\tau_{\theta\theta}(y_i,t)\right)}{\mathrm{d}t} = \left(\left(\dfrac{2R^2\dot{R}}{y_i + R^3}\right) - \dfrac{1}{\mathrm{De}}\right)\tau_{\theta\theta} - \dfrac{2}{\mathrm{De}}\left(\omega R_0\sqrt{\dfrac{\rho}{p_0}}\right)\left(\dfrac{R^2\dot{R}}{y_i + R^3}\right) \\[3mm]
\mathrm{De} = \lambda_1\omega,\, \mathrm{Re} = \rho\omega R_0^2/\eta_0,\, \mathrm{We} = 2\sigma/p_0 R_0,\, R(0) = R_0,\, \tau_{\theta\theta}(0) = \tau_{rr}(0) = 0,\, U(0) = 0
\end{cases}
\tag{4.5}
$$

式中，R 是微泡瞬时半径；R_0 是微泡初始半径；ρ 是流体密度；p_0 是周围液体压力；a 是外界声压幅度与周围液体压力的比值；τ_{rr} 是径向应力张量；$\tau_{\theta\theta}$ 是 θ 角应力张量；σ 是流体表面张力；λ_1 是流体松弛时间；η_0 是零剪切率黏度；ω 是外界激励声场的角频率；De 是 Deborah 数；Re 是雷诺数；We 是 Weber 数。与之前研究线性黏弹性介质中微泡的小幅度振动不同，他们研究了非线性黏弹性介质中微泡的大幅度振动，并且发现弹性

能够提高二次谐波的发生，增强最大微泡振动半径。

Jiménez-Fernández 和 Crespo（2005）分别在 Oldroyd-B 流体和 UCM 流体中研究黏弹性流体中微泡的非线性振动。

$$
\begin{cases}
\rho\left(R\ddot{R}+\dfrac{3}{2}\dot{R}^2\right)=p_\mathrm{g}-p_\infty-\dfrac{2\sigma}{R}-4\eta_\mathrm{s}\dfrac{\dot{R}}{R}+S_\mathrm{p}^{(1)}+(2a-1)S_\mathrm{p}^{(2)} \\[2mm]
\dot{S}_\mathrm{p}^{(1)}=1\left(\dfrac{1}{\lambda}+4a\dfrac{\dot{R}}{R}\right)S_\mathrm{p}^{(1)}-\dfrac{2}{a}\dfrac{\eta_\mathrm{p}}{\lambda}\dfrac{\dot{R}}{R} \\[2mm]
\dot{S}_\mathrm{p}^{(2)}=1\left(\dfrac{1}{\lambda}+4a\dfrac{\dot{R}}{R}\right)S_\mathrm{p}^{(2)}-2\dfrac{\eta_\mathrm{p}}{\lambda}\dfrac{\dot{R}}{R},\ \ a=1\text{或}\dfrac{1}{2}
\end{cases}
\tag{4.6}
$$

式中，R 是微泡瞬时半径；ρ 是流体密度；p_g 是微泡内压力；p_∞ 是无穷远处的压力；σ 是流体表面张力；η_p 是流体剪切黏度；λ 是流体松弛时间；a 是任意值。结果表明，微泡半径会随着 De 增长而增长，当 De 增加到一定程度的时候，振动微泡会发生混沌行为；同时发现惯性空化的声压阈值与黏弹性介质的流变特性密切相关。

Naude 和 Mendez（2008）利用经过热扩散修正的 Rayleigh-Plesset 方程在 UCM 流体中进行微泡非线性振动的研究。

$$
\begin{cases}
a\dfrac{\mathrm{d}^2 a}{\mathrm{d}t^{*2}}+\dfrac{3}{2}\left(\dfrac{\mathrm{d}a}{\mathrm{d}t^*}\right)^2=\beta F(t^*)-(\beta_0+\beta_\mathrm{A}\sin t^*)-\dfrac{We}{a}+s_\mathrm{p}^1+s_\mathrm{p}^2 \\[2mm]
\dfrac{\mathrm{d}s_\mathrm{p}^1}{\mathrm{d}t^*}=-\left(\dfrac{1}{De}+\dfrac{4}{a}\dfrac{\mathrm{d}a}{\mathrm{d}t^*}\right)s_\mathrm{p}^1-\dfrac{2}{DeRe}\dfrac{1}{a}\dfrac{\mathrm{d}a}{\mathrm{d}t^*} \\[2mm]
\dfrac{\mathrm{d}s_\mathrm{p}^2}{\mathrm{d}t^*}=-\left(\dfrac{1}{De}+\dfrac{1}{a}\dfrac{\mathrm{d}a}{\mathrm{d}t^*}\right)s_\mathrm{p}^1-\dfrac{2}{DeRe}\dfrac{1}{a}\dfrac{\mathrm{d}a}{\mathrm{d}t^*} \\[2mm]
a=\dfrac{R}{R_0},t^*=\omega t,s_\mathrm{p}^{1(2)}=\dfrac{S_\mathrm{p}^{1(2)}}{\rho\omega^2 R_0^2},\beta=\dfrac{p_\mathrm{g0}}{\rho\omega^2 R_0^3},\beta=\dfrac{p_0}{\rho\omega^2 R_0^2},\beta_\mathrm{A}=\dfrac{p_\mathrm{A}}{\rho\omega^2 R_0^2}, \\[2mm]
De=\lambda\omega,Re=\dfrac{\rho\omega R_0^2}{\eta_\mathrm{p}},We=\dfrac{2\sigma}{p_0\omega^2 R_0^3},a(0)-1=\dfrac{\mathrm{d}a(0)}{\mathrm{d}t^*}=s_\mathrm{p}^1(0)=s_\mathrm{p}^2(0)=0
\end{cases}
\tag{4.7}
$$

式中，R 是微泡瞬时半径；R_0 是微泡初始半径；ω 是外界声压的角频率；ρ 是流体密度；p_0 是周围液体压力；σ 是流体表面张力；λ 是流体松弛时间；η_p 是流体剪切黏度。结果表明，无量纲参数 De 和 Re 对于微泡的振动特性起决定性作用。对于较小的 De 数，热阻抗效应很重要；而当 De 增大时，黏弹特性的影响就会变得明显。

4.2.2 基于 Kelvin-Vogit 力学模型的微泡振动研究

实际上，黏弹性介质具有在形变之后回到最初状态的固有特性，使用 Kelvin-Vogit 力学模型描述更合适。Kelvin-Vogit 模型由弹簧和阻尼器并联而成，又称为 Kelvin 模型或者 Voigt 模型，如图 4.2 所示。在其基础上发展起来的模型均可以称为基于 Kelvin-Vogit 力学模型的微泡振动模型。

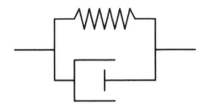

图 4.2　Kelvin-Voigt 力学模型示意图

Yang 和 Church（2005）将 Keller-Miksis 方程（Keller and Miksis，1980）与描述组织黏弹性特性的线性 Kelvin-Voigt 模型结合，得到了可用于描述软组织中空化微泡振动的方程。为了表述方便，将以上公式称为 Yang-Church 模型，其表达式为

$$\begin{cases} \left(1-\dfrac{\dot{R}}{c}\right)R\ddot{R}+\left(\dfrac{3}{2}-\dfrac{\dot{R}}{2c}\right)\dot{R}^2=\left(1+\dfrac{\dot{R}}{c}\right)\dfrac{p_{\mathrm{a}}-p_{\mathrm{I}}}{\rho_0}+\dfrac{R}{\rho_0 c}\dfrac{\mathrm{d}\left(p_{\mathrm{a}}-p_{\mathrm{I}}\right)}{\mathrm{d}t} \\[2mm] p_{\mathrm{a}}-p_{\mathrm{I}}=p_{\mathrm{g}}-\dfrac{2\sigma}{R}-\dfrac{4G}{3R^3}\left(R^3-R_0^3\right)-\dfrac{4\mu}{R}\dot{R}+p_{\mathrm{A}}g\left(t\right) \\[2mm] \dfrac{\mathrm{d}\left(p_{\mathrm{a}}-p_{\mathrm{I}}\right)}{\mathrm{d}t}=\dfrac{\mathrm{d}p_{\mathrm{g}}}{\mathrm{d}t}+\dfrac{2\sigma\dot{R}}{R^2}-G\dfrac{4R_0^3\dot{R}}{R^4}-4\mu\left(-\dfrac{\dot{R}^2}{R^2}+\dfrac{\ddot{R}}{R}\right)+p_{\mathrm{A}}\dfrac{\mathrm{d}g\left(t\right)}{\mathrm{d}t} \\[2mm] p_{\mathrm{g}}=\left(\dfrac{2\sigma}{R_0}+p_0\right)\left(\dfrac{R_0}{R}\right)^{3\kappa} \end{cases} \quad (4.8)$$

式中，R 是微泡瞬时半径；ρ_0 是组织密度；c 是组织中的声速；p_0 是环境静态压；p_{a} 是微泡表面的压力；p_{I} 是无穷远处的压力；p_{g} 是微泡内压力；p_{A} 是外界激励声压；σ 是流体表面张力；G 是剪切模量；κ 是理想气体多方指数。研究结果表明，随着弹性模量的增加，微泡共振频率会增加，并且弹性会极大程度上降低微泡振动幅度。

在对前人关于组织中微泡振动研究整合的基础之上，Hua 和 Johnsen（2013）通过研究应力松弛时间和弹性对微泡大幅振动的影响来进一步深化黏弹性介质中的微泡动力学研究。他们采用了线性黏弹性 Zener 模型，并结合液体可压缩性，对组织仿体中的微泡动力学进行了深入研究。其中，Zener 模型含有黏性、弹性及应力松弛三个分量：

$$\begin{cases} \left(1-\dfrac{\dot{R}}{C}\right)R\ddot{R}+\dfrac{3}{2}\left(1-\dfrac{1}{3}\dfrac{\dot{R}}{C}\right)\dot{R}^2=\left(1+\dfrac{\dot{R}}{C}\right)\left[\left(1+\dfrac{2}{\mathrm{We}}\right)\dfrac{1}{R^{3\gamma}}-\dfrac{2}{\mathrm{We}R}+3\zeta-1-p_{\mathrm{R}}\right] \\[2mm] \qquad\qquad -\dfrac{\dot{R}}{C}\left[\left(1+\dfrac{2}{\mathrm{We}}\right)\dfrac{3\gamma}{R^{3\gamma}}-\dfrac{2}{\mathrm{We}R}\right]+3\dfrac{R}{C}\dot{\zeta} \\[2mm] \mathrm{De}\,\dot{\tau}_{rr}\mid_R+\tau_{rr}\mid_R=-\dfrac{4}{3\mathrm{Ca}}\left(1-\dfrac{1}{R^3}\right)-\dfrac{4}{\mathrm{Re}}\dfrac{\dot{R}}{R} \\[2mm] \mathrm{De}\,\dot{\zeta}+\zeta+\mathrm{De}\dfrac{\dot{R}}{R}\tau_{rr}\mid_R=-\dfrac{4}{9\mathrm{Ca}}\left(1-\dfrac{1}{R^3}\right)-\dfrac{4}{3\mathrm{Re}}\dfrac{\dot{R}}{R} \\[2mm] \zeta=\displaystyle\int_R^\infty\dfrac{\tau_{rr}\left(r,t\right)}{r}\mathrm{d}r,\ c_0=\sqrt{\dfrac{p_\infty}{\rho_\infty}},\ p_{\mathrm{R}}=\dfrac{p_{\mathrm{A}}}{\rho_\infty c_0^{\,2}},\ C=\dfrac{c}{c_0},\ \mathrm{We}=\dfrac{R_0\rho_\infty c_0^{\,2}}{\sigma},\ \mathrm{De}=\lambda\dfrac{c_0}{R_0} \end{cases} \quad (4.9)$$

式中，R 是微泡瞬时半径；ρ_∞ 是组织密度；λ 是组织松弛时间；τ_{rr} 是径向应力张量；σ 是流体表面张力；γ 是理想气体多方指数；C 是压缩性系数。结果表明，微泡的最终平衡半径是弹性模量的函数，且不依赖于松弛时间、黏性和可压缩性，并且可以预测出微泡持续振动的时间及坍塌的剧烈程度。

Gaudron 等（2015）利用现代连续介质力学方法，将 Rayleigh-Plesset 方程与表征介质黏弹性的新胡克应变能函数相结合，对非线性黏弹性介质中的微泡从小幅度振动到剧烈变形坍塌的过程均进行了研究，其表现形式如下所示

$$\begin{cases} \left(1-\dfrac{\dot{R}}{c}\right)R\ddot{R}+\dfrac{3}{2}\dot{R}^2\left(1-\dfrac{\dot{R}}{3c}\right)=\left(1+\dfrac{\dot{R}}{c}\right)\left[\dfrac{p_B(t)-p_\infty}{\rho}-\dfrac{4\eta\dot{R}}{R}-\dfrac{2\sigma}{\rho R}-E_{NH}\right]+\dfrac{R}{\rho c}\dfrac{\mathrm{d}}{\mathrm{d}t}\left(p_a(t)-p_\infty\right) \\ E_{NH}=\dfrac{\eta}{2}\left(5-4\left(\dfrac{R_0}{R}\right)-\left(\dfrac{R_0}{R}\right)^4\right),\, p_B(t)=p_v(T_\infty)+p_{G0}\left(\dfrac{R_0}{R}\right)^{3\kappa},\, p_a(t)=p_B(t)-\dfrac{2\sigma}{R}-\dfrac{4\eta\dot{R}}{R}-E_{NH} \end{cases}$$

$$(4.10)$$

式中，c 是介质中超声波传播的速度；ρ 是介质密度；η 是介质的黏滞系数；σ 是介质的表面张力；$p_a(t)$ 是微泡壁外表面处的压力；$p_B(t)$ 是微泡壁内表面处的压力；p_∞ 是静态压力；p_v 是饱和蒸汽压；E_{NH} 是介质中的弹性应力；T_∞ 是周围介质温度；p_{G0} 是初始的微泡内压；κ 是理想气体的多方指数。通过将非线性应变能函数和 Rayleigh-Plesset 方程或者 Keller-Miksis 方程相结合，可建立非线性黏弹性介质中微泡振动建模的常规方法，用以研究软组织中的微泡振动，具有极大的推广意义。

4.3 黏弹性介质中微泡振动的 Yang-Church 模型

4.3.1 Yang-Church 模型的形成

参考以往微泡动力学模型的建立过程，对微泡在黏弹性组织中的振动情况做出了以下几点假设：微泡是球形的；微泡周围是无限体积的组织（相对于微泡尺寸）；微泡是无包膜的；微泡内的气压是均匀分布的；微泡界面处无质量交换；微泡内无气体溢出；微泡的体积只与半径有关，微泡的运动是球对称的（超声波长远大于微泡半径）；微泡振动时的压缩或者膨胀遵循理想气体定律，气体多方指数保持不变。

基于以上假设，可以写出球坐标系下液体的连续性方程：

$$\rho\frac{\partial(v_r)}{\partial r}+2\rho\frac{v_r}{r}+\frac{\partial\rho}{\partial t}=0 \tag{4.11}$$

式中，ρ 是周围介质的密度；v_r 是径向速度；t 是时间；r 是径向坐标轴。

在球坐标下，有径向动量守恒方程：

$$\rho\frac{\partial v_r}{\partial t}+v_r\rho\frac{\partial(v_r)}{\partial r}=-\frac{\partial p}{\partial r}+\frac{\partial\tau_{rr}}{\partial r}+\frac{2}{r}\left[\tau_{rr}-\tau_{\theta\theta}\right] \tag{4.12}$$

式中，p 是周围介质的压力；τ_{rr} 和 $\tau_{\theta\theta}$ 分别对应剪切应力的 r 分量和 θ 分量。

经过近场和远场的近似分析可知：近场条件下，微泡收缩和膨胀占主导地位，而其所处环境近似看成是不可压缩条件；远场条件下，压强及密度的波动很小，同时应力部分及非线性忽略不计，即远场实质上满足线性声方程。通过这些近似分析，最终可以得

到描述微泡径向运动的方程，其基本形式如下所示

$$\left(1-\frac{\dot{R}}{c}\right)R\ddot{R}+\frac{3}{2}\left(1-\frac{\dot{R}}{3c}\right)\dot{R}^2=\left(1+\frac{\dot{R}}{c}\right)\frac{p_a-p_I}{\rho}+\frac{R}{\rho c}\frac{\mathrm{d}}{\mathrm{d}t}\left[p_a-p_I\right] \tag{4.13}$$

其中，

$$p_a-p_I=p_g-\frac{2\sigma}{R}-p_0+p_A g(t)+3\int_R^\infty\frac{\tau_{rr}}{r}\mathrm{d}r \tag{4.14}$$

式中，p_a 是微泡表面处的压力；p_I 是无穷远处的压力；R 是微泡的瞬时半径；p_g 是微泡内的气体压力；σ 是液体表面张力；$p_A g(t)$ 是外界驱动声压的压力；p_0 是周围环境压力；c 是周围介质中的声速。这个方程在初步添加了周围介质可压缩性的情况下对微泡运动进行了描述，相比 Rayleigh-Plesset 方程，能更精准地描述 HIFU 治疗过程中空化微泡的大幅度振动情况。

Kelvin-Voigt 模型本身就是一个简单线性模型，并且其在较低频率（MHz）条件下的广泛适用性也已经被证明（Frizzell et al.，1976；Madsen et al.，1983），因此选择 Kelvin-Voigt 模型来表征软组织的应力分量。因为应力分量在远场时会逐渐消失，所以基本上只考虑近场情况，得

$$3\int_R^\infty\frac{\tau_{rr}}{r}\mathrm{d}r=-\left[\frac{4G}{3R^3}\left(R^3-R_0^3\right)+\frac{4\mu}{R}\dot{R}\right] \tag{4.15}$$

式中，G 是周围介质的剪切模量；μ 是周围介质的黏滞系数。将式（4.15）代入式（4.14），然后再代入式（4.13）中后可得到 Yang-Church 模型的方程。

尽管 Yang-Church 模型的出发点在于研究 HIFU 声场中微泡在组织中的大幅度剧烈振动，但 Keller-Miksis 方程本身的适用性极其广泛。其不仅对大微泡（如水下爆炸所产生的微泡）的自由振动能够进行预测，而且对小微泡的较大幅度振动也能很好地进行描述，还能对小微泡（如空化微泡）较小以及中等幅度的振动进行预测。Yang-Church 模型中的剪切模量是组织力学属性中的一个重要参数，当组织内部应力相同时，硬度较大的组织形变较小，硬度较小的组织则形变较大。模型中各参数的意义及取值如表 4.1 所示。

表 4.1　Yang-Church 模型中参数物理含义以及数值

参数	参数名称及单位	数值
ρ	组织密度/（kg/m³）	1060
σ	介质表面张力/（N/m）	0.056、0.068、0.072
γ	气体的多方指数	1.4
c	声速/（m/s）	1540
μ	介质黏滞系数/［(N·s)/m²]	0.001、0.015、0.03
G	剪切模量/MPa	0、1
p_0	环境静态压/Pa	101000
$p_A g(t)$	激励声场	—
R_0	微泡的初始半径/μm	1、5
R	瞬态微泡半径/μm	—

4.3.2 黏弹性介质中微泡振动的共振频率

对黏弹性介质中振动微泡的共振频率进行了仿真，其表达式为

$$\omega_0^2 = \left[3\kappa p_{g0} - \frac{2\sigma}{R_0} + 4G + \frac{\omega^2}{1+(\omega R_0/c)^2}\left(\rho R_0^2\right) \right] \bigg/ \left(\rho R_0^2 + \frac{4\mu R_0}{c} \right) \tag{4.16}$$

式中，ω_0 是微泡的共振频率；κ 是气体的多方指数；p_{g0} 是初始状态气体内部的压力；ω 是入射声压的角频率。当剪切模量分别为 0 MPa、0.5 MPa、1.0 MPa 和 1.5 MPa 时，得到微泡在黏弹性组织中的无阻尼线性共振频率，如图 4.3 所示。结果表明，组织剪切模量的增加会使得微泡的共振频率产生相当大幅度的提高。例如，对于半径为 5 μm 的微泡而言，其在水中自由振动的共振频率大约为 0.63 MHz；但使用组织替换水之后，就会发现其共振频率分别是原来的 2.4 倍、3.3 倍和 4.0 倍。这表明相比水中，组织中微泡会在高频下更好地共振。

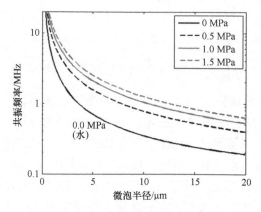

图 4.3 Yang-Church 模型中线性共振频率仿真结果

4.4 黏弹性介质中微泡振动特性分析

与自由场中微泡振动模型不同，Yang-Church 模型引入了描述组织力学特性的剪切模量 G。下面对不同剪切模量（0 MPa 和 1 MPa）下，不同参数包括激励声压、激励频率、微泡初始半径、周围介质表面张力及介质黏滞系数对组织中空化微泡振动特性的影响进行仿真分析。初始参数设置为：激励声压幅值为 1 MPa，激励频率为 5 MHz，微泡的初始半径为 1.0 μm，周围介质的表面张力为 0.056 N/m，介质黏滞系数为 0.015（N·s）/m²。

4.4.1 激励声压对微泡振动特性的影响

激励声压幅值分别为 1 MPa 和 3 MPa 时得到的微泡振动曲线如图 4.4 所示。

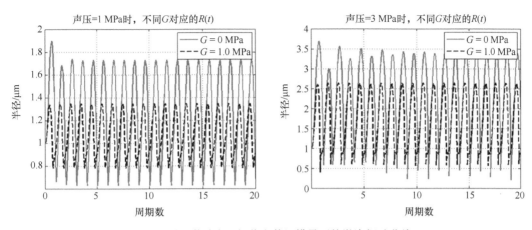

图 4.4　不同激励声压幅值和剪切模量下的微泡振动曲线

从图 4.4 中可以很明显地看出以下几点。①剪切模量为 0 MPa 时，随着激励声压幅值的增加，微泡的半径振动幅度增加，膨胀时最大半径可以从 1.7 μm 提高到 3.4 μm。②剪切模量为 1 MPa 时，随着激励声压幅值的增加，微泡的振动半径幅度也增加，膨胀期稳定振动时的最大半径可以从 1.35 μm 提高到 2.65 μm；而且可以看到，当声压较小时，微泡振动进入稳定期的时间短（约 2 个周期），而当声压较大时，微泡振动进入稳定期的时间较长（约 7 个周期），这也说明随着声压增大，微泡振动的非稳定性会凸显出来。③对比各激励声压下空化微泡振动半径在不同剪切模量下的差距，剪切模量为 0 MPa 时即自由场中空化微泡的振动半径始终大于剪切模量不为 0 MPa 的情况，这说明剪切模量对空化微泡的振动幅度有很明显的影响。④激励声压的增加可以减小不同剪切模量下微泡振动幅度之间的差异，这说明可以通过增加激励声压来减小剪切模量对微泡振动幅度的影响。

4.4.2　激励频率对微泡振动特性的影响

激励频率分别为 1 MHz 和 5 MHz 时得到的微泡振动曲线如图 4.5 所示。

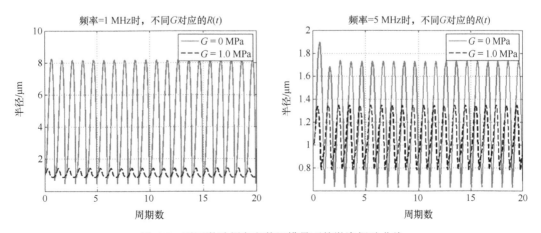

图 4.5　不同激励频率和剪切模量下的微泡振动曲线

从图 4.5 中可以看出以下几点。①剪切模量为 0 MPa 时，随着激励频率的增加，微泡的半径振动幅度降低，膨胀时最大半径可以从 8.2 μm 降低到 1.7 μm。激励频率增加相当于激励周期变短，负压作用时间缩短使得微泡未膨胀到足够大即被随之而来的正压挤压变小，所以低频条件下微泡振动半径幅度要比高频条件下微泡振动半径幅度大。②剪切模量为 1 MPa 时，随着激励频率的增加，微泡的振动半径幅度也降低，膨胀期稳定振动时的最大半径的变化不明显，有可能是因为周围介质的黏弹性阻碍了微泡的膨胀，使得其半径只能在小范围内发生变化，因此周围介质的剪切模量对于微泡振动的影响很明显。③当激励频率为 1 MHz 时，空化微泡振动半径在剪切模量为 0 MPa 和 1 MPa 时的最大半径分别为 8.2 μm 和 1.4 μm，差距很明显。④当激励频率为 5 MHz 时，空化微泡振动半径在剪切模量为 0 MPa 和 1 MPa 时的最大半径分别为 1.7 μm 和 1.3 μm，差距远小于低频条件下的情形。总的来说，周围介质的剪切模量对微泡振动幅度的影响随着激励频率的增加而逐渐减弱。

4.4.3 微泡初始半径对微泡振动特性的影响

微泡初始半径分别为 1 μm 和 5 μm 时得到的微泡振动曲线如图 4.6 所示。

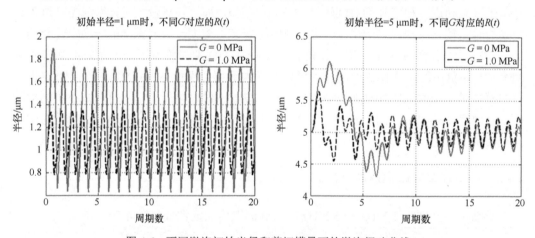

图 4.6 不同微泡初始半径和剪切模量下的微泡振动曲线

从图 4.6 中可以看出以下几点。①剪切模量分别为 0 MPa 和 1 MPa 时，当微泡的初始半径较小时（例如 1 μm），微泡振动比较稳定；而当微泡的初始半径较大时（例如 5 μm），在振动的前几个周期会出现不稳定的大幅振动，并在接下来的几个周期内进行补偿，然后振动逐渐趋于平稳，并且微泡半径越大，这种扰动越明显，说明微泡振动非线性增强。②当微泡的初始半径为 1 μm 时，微泡半径振动幅度在剪切模量为 0 MPa 时大于剪切模量为 1 MPa 时的情形，而且空化微泡的振动比较有规律。③当微泡的初始半径为 5 μm 时，微泡在不稳定的大幅振动之后进入平稳振动期，在剪切模量为 0 MPa 和 1 MPa 时的振动规律一致，幅度基本一致。总的来说，随着微泡初始半径的增加，周围介质的剪切模量越大，非线性越不明显，说明剪切模量的存在能极大程度地限制微泡的非线性振动。

4.4.4　介质表面张力对微泡振动特性的影响

表面张力分别为 0.056 N/m 和 0.072 N/m 时得到的微泡振动曲线如图 4.7 所示。

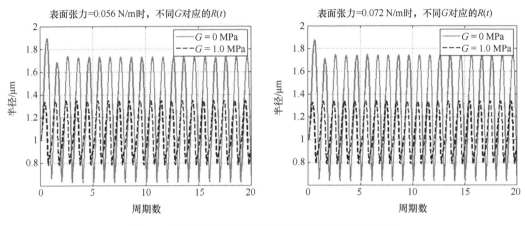

图 4.7　不同表面张力和剪切模量下的微泡振动曲线

从图 4.7 中可以看出以下几点。①剪切模量分别为 0 MPa 和 1 MPa 时，随着表面张力的增加，微泡的振动半径幅度变化不大，因此可以认为表面张力对于微泡振动半径的变化情况影响不大。②当表面张力为 0.056 N/m 时，此时模拟的是血液、组织液等液体环境，空化微泡最大振动半径在剪切模量为 0 MPa 时要大于剪切模量为 1 MPa 时，有一定差异。③当表面张力为 0.072 N/m 时，此时模拟的是水，空化微泡最大振动半径在剪切模量为 0 MPa 时要大于剪切模量为 1 MPa 时，有一定差异。总的来说，在其他条件相同的情况下，改变表面张力对微泡振动特性基本没有影响。

4.4.5　介质黏滞系数对微泡振动特性的影响

黏滞系数分别为 0.001 (N·s)/m^2 和 0.015 (N·s)/m^2 时得到的微泡振动曲线如图 4.8 所示。

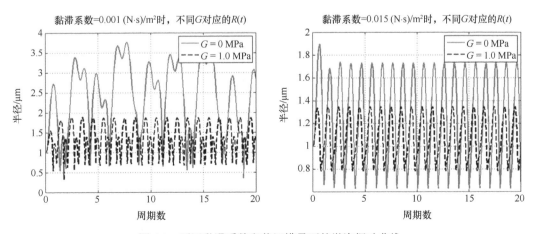

图 4.8　不同黏滞系数和剪切模量下的微泡振动曲线

从图 4.8 中可以看出以下几点。①剪切模量为 0 MPa 时，当黏滞系数较小时，微泡的振动半径较大且表现出强烈的非线性；当黏滞系数增加时，微泡的非线性振动减弱，同时振动半径的幅度也大大减小。②剪切模量为 1 MPa 时，不同黏滞系数下微泡振动半径的差异小于剪切模量为 0 MPa 时的情形，但是黏滞系数较小时，微泡振动同样表现出较强的非线性特性，而当黏滞系数增大时，这种非线性振动消失。③当黏滞系数为 0.001 (N·s)/m^2 时，微泡半径振动幅度在剪切模量为 0 MPa 时要远大于剪切模量为 1 MPa 时的情形，而且空化微泡振动均具有非线性特性，微泡散射回波中二次谐波、次谐波和超谐波等的相对比例情况则需要进一步计算。④当黏滞系数为 0.015 (N·s)/m^2 时，微泡半径振动幅度在剪切模量为 0 MPa 和 1 MPa 时有一定程度的差异，但不如黏滞系数为 0.001 (N·s)/m^2 时明显，而且微泡振动的非线性特性也慢慢消失。总的来说，随着周围介质黏滞系数的增大，微泡膨胀时需要克服越来越大的黏弹性介质中分子之间的引力，因此在黏滞性大的介质中微泡比较难振动。

4.5 黏弹性介质中的被动空化检测

通过对黏弹性介质中微泡振动模型进行仿真计算，可用来模拟和预测 HIFU 治疗过程中软组织中的空化微泡振动特性及空化微泡散射特性。被动空化检测技术是利用一个单阵元换能器被动接收由于空化微泡所产生的声发射信号，其中宽带噪声是惯性空化的标志，而次谐波则表示发生了稳态空化。下面分别介绍被动空化检测信号及频谱分析和次谐波信号分析。

4.5.1 被动空化检测信号及频谱分析

首先使用龙格-库塔算法计算出微泡在若干个周期内的半径变化曲线，然后计算其一阶和二阶导数，在计算被动空化检测信号过程中考虑微泡向周围空间辐射的压力信号及其在传播过程中的衰减特性，认为水中的衰减系数与频率的平方成正比，而仿体中的衰减系数则与频率呈线性关系。

设置参数分别为 $P_A = 1.6$ MPa, $f_0 = 1.2$ MHz, $R_0 = 5$ μm, $\mu = 0.03$ (N·s)/m^2, $\sigma = 0.072$ N/m, $G = 3$ kPa, HIFU 激励信号如图 4.9（a）所示。黏弹性介质中微泡的振动曲线如图 4.9（b）所示，可以看出微泡振动的最大半径可达到初始半径的 3.2 倍，且微泡振动出现了丰富的非线性信息。图 4.9（c）为计算得到的被动空化检测信号，从时域信号上可以看出微泡振动较为剧烈，且微泡散射回波的非周期性非常明显；对其进行快速傅里叶变换，得到被动空化检测信号在频谱上的分布情况，如图 4.9（d）所示，可以看出频谱分布中 HIFU 激励基波成分最强，二次谐波和次谐波成分次之，同时还有相当程度的高次谐波和超谐波。

4.5.2 次谐波信号分析

随着频率的升高，介质中声波的衰减增大，因此被动空化检测对于激励基频以内的边频带成分（主要是次谐波）更加灵敏。被动空化检测中，次谐波成分大部分来自于微泡散射回波，组织中产生的次谐波成分极小。根据黏弹性介质中微泡振动模型，可预测出组织中的被动空化检测信号并从中分离出次谐波成分，其可作为 HIFU 治疗过程中空化的检测手段。

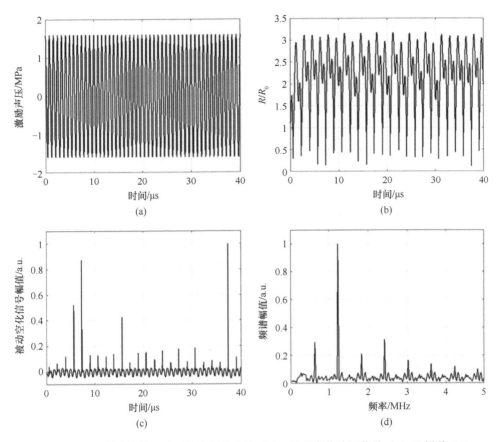

图 4.9　HIFU 激励信号（a）、微泡振动曲线（b）、被动空化检测信号（c）及频谱（d）

下面计算连续激励下 1/2 次谐波在剪切模量-微泡初始半径、激励声压-微泡初始半径和激励声压-剪切模量平面的二维分布，所采用的计算方法包括快速傅里叶变换方法和表征空化剂量的均方根值方法。初始参数设置为：激励声压幅值 1.6 MPa，激励声波的中心频率 1.2 MHz，周围介质的表面张力 0.072 N/m，黏滞系数 0.03（N·s）/m^2，微泡的初始半径 7.5 μm，剪切模量 0.2 MPa。

1. 次谐波分布与剪切模量和微泡初始半径的关系

当微泡初始半径从 5 μm 到 20 μm、剪切模量从 0.01 MPa 到 0.5 MPa 变化时，将被动空化检测信号中的次谐波成分和基波成分提取出来，计算较窄频带内次谐波与基波的比值并得到其随着剪切模量和微泡初始半径变化的二维分布，结果如图 4.10 所示。图中横轴为微泡的初始半径，纵轴为介质的剪切模量，二维图像中每个数值表示窄频带内次谐波与基波的比值，其范围为 0～1.4，即在所给的参数的范围内，次谐波最高可达基波的 1.4 倍左右。固定剪切模量可观察到,次谐波-基波强度比值随着微泡初始半径的增大呈现先增大后减小的趋势;反之,固定微泡初始半径,该比值随着剪切模量的增大也可观察到类似的趋势。结果说明,在剪切模量较高的介质中产生较强次谐波的主要是初始半径较大的微泡,而当微泡初始半径小于大约 4 μm 或大于 15 μm 时几乎无次谐波产生。

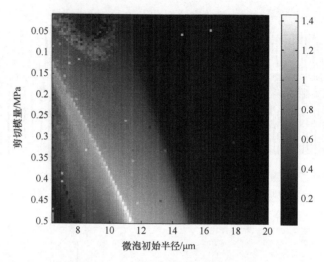

图 4.10　次谐波在剪切模量和微泡初始半径变化时的二维分布

2. 次谐波分布与激励声压和微泡初始半径的关系

当微泡初始半径从 5 μm 到 20 μm、激励声压从 0.1 MPa 到 1.7 MPa 变化时,将被动空化检测信号中的次谐波成分和基波成分提取出来,计算较窄频带内次谐波与基波的比值并得到其随着激励声压和微泡初始半径变化的二维分布,结果如图 4.11 所示。在剪切模量为 0.2 MPa 时,主要由初始半径为 5～12.5 μm 的微泡产生次谐波,次谐波-基波比值范围为 0～1.2。固定激励声压,次谐波-基波比值随着初始半径的增大先增大后减小。

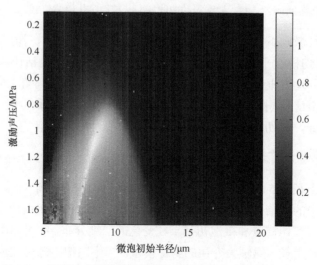

图 4.11　次谐波在激励声压和微泡初始半径变化时的二维分布

不同初始半径的微泡产生次谐波的声压阈值不一样，微泡初始半径为 9 μm 时所需的声压阈值最低，约为 0.8 MPa，在 9 μm 两侧的声压阈值则较高。总体来说，当声压最少达到 0.8 MPa 时，才有可能在微泡散射回波中检测到 1/2 次谐波。

3. 次谐波分布与激励声压和剪切模量的关系

当剪切模量从 0.01 MPa 到 0.5 MPa、激励声压从 0.1 MPa 到 1.7 MPa 变化时，将被动空化检测信号中的次谐波成分和基波成分提取出来，计算较窄频带内次谐波-基波强度比值，并得到其随着激励声压和剪切模量变化的二维分布，结果如图 4.12 所示。总体来看，次谐波-基波强度比值范围为 0～1.2。固定激励声压，次谐波-基波强度比值随着剪切模量的增大先增大后减小，剪切模量改变时声压阈值相应地也发生改变。图中显示较强次谐波的产生所对应的参数范围大致为：剪切模量（0.1～0.3 MPa），激励声压（0.8～1.7 MPa）。根据计算结果，基本上，随着剪切模量的增大，次谐波产生的条件越来越苛刻，所需要的声压越来越高，而当剪切模量过小时，则难以产生次谐波。

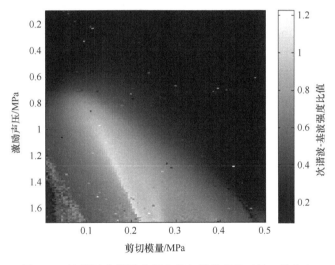

图 4.12　次谐波在激励声压和剪切模量变化时的二维分布

4.6　本 章 小 结

本章简要介绍了黏弹性介质中微泡动力学的发展历程，着重介绍了 Yang-Church 模型。该模型将表征微泡自由振动的 Keller-Miksis 模型和表征组织线性黏弹性的 Voigt 模型相结合，可用来预测 HIFU 治疗过程中微泡的散射回波信号。首先，对不同激励声压、激励频率、微泡初始半径、介质表面张力和介质黏滞系数等参数下黏弹性介质中微泡的振动特性进行了分析，结果表明剪切模量会极大程度地限制微泡的非线性振动。然后，对黏弹性介质中的被动空化检测信号进行时域和频域的仿真分析，通过计算被动空化检测信号中次谐波与基波的比值，得到其在剪切模量-微泡初始半径、激励声压-微泡初始半径和激励声压-剪切模量平面的二维分布，从而将黏弹性介质的力学特性与微泡振动的次谐波发射联系起来。黏弹性介质中微泡动力学的计算仿真，有助于进一步研究黏弹性介质中微泡振动情形并进行参数优化。

主要参考文献

Allen J S, Roy R A. 2000a. Dynamics of gas bubbles in viscoelastic fluids. I. Linear viscoelasticity. The Journal of the Acoustical Society of America, 107(6): 3167-3178.

Allen J S, Roy R A. 2000b. Dynamics of gas bubbles in viscoelastic fluids. II. Nonlinear viscoelasticity. The Journal of the Acoustical Society of America, 108(4): 1640-1650.

Fogler H S, Goddard J D. 1970. Collapse of spherical cavities in viscoelastic fluids. Physics of Fluids, 13(5): 1135-1141.

Frizzell L A, Carstensen E L, Dyro J F. 1976. Shear properties of mammalian tissues at low megahertz frequencies. The Journal of the Acoustical Society of America, 60(6): 1409-1411.

Gaudron R, Warnez M, Johnsen E. 2015. Bubble dynamics in a viscoelastic medium with nonlinear elasticity. Journal of Fluid Mechanics, 766: 54-75.

Hua C, Johnsen E. 2013. Nonlinear oscillations following the Rayleigh collapse of a gas bubble in a linear viscoelastic (tissue-like) medium. Physics of Fluids, 25: 083101.

Jiménez-Fernández J, Crespo A. 2005. Bubble oscillation and inertial cavitation in viscoelastic fluids. Ultrasonics, 43(8): 643-651.

Keller J B, Miksis M. 1980. Bubble oscillations of large amplitude. The Journal of the Acoustical Society of America, 68(2): 628-633.

Madsen E L, Sathoff H J, Zagzebski J A. 1983. Ultrasonic shear wave properties of soft tissues and tissuelike materials. The Journal of the Acoustical Society of America, 74(5): 1346-1355.

Naude J, Mendez F. 2008. Periodic and chaotic acoustic oscillations of a bubble gas immersed in an upper convective maxwell fluid. Journal of Non-Newtonian Fluid Mechanics, 155(1): 30-38.

Shima A, Tsujino T, Nanjo H. 1986. Nonlinear oscillations of gas bubbles in viscoelastic fluids. Ultrasonics, 24(3): 142-147.

Tanasawa I, Yang W J. 1970. Dynamic behavior of a gas bubble in viscoelastic liquids. Journal of Applied Physics, 41(11): 4526-4531.

Yang X, Church C C. 2005. A model for the dynamics of gas bubbles in soft tissue. The Journal of the Acoustical Society of America, 118(6): 3595-3606.

第 5 章　微泡群动力学与声散射

5.1　引　　言

当前，单个微泡在液体、黏滞性介质或生物组织中的模型研究已趋于成熟，但是其无法描述超声场中微泡群的状态。微泡群模型可有助于更全面、深入地探究微泡群的动力学行为。微泡群动力学是在单微泡动力学的基础上考虑微泡间相互作用而发展起来的，其不仅可用于模拟聚焦超声场中的空化现象，而且可以用来模拟包膜微泡和相变微泡的演变过程。微泡群模型的研究对于丰富微泡群动力学理论和指导实验研究都具有重要的意义。

本章首先介绍了基于 Keller-Miksis 方程的液体中双微泡动力学理论模型和微泡间相互作用的 Bjerknes 效应，阐述了基于标准三维空间结构和高斯分布的微泡群模型构造原理，给出了微泡群模型求解及声散射特性的计算方法。然后通过计算分析了微泡间相互作用的 Bjerknes 效应及其关键影响因素，探究了激励声压、初始半径和微泡间距改变时微泡间的吸引或排斥作用。使用九微泡和十五微泡立方体结构对微泡群理论模型的正确性进行了验证，并计算了基于立方体、球体和高斯分布的微泡群在单脉冲激励下随时间变化的振动半径、散射回波及其归一化功率谱，对影响微泡群动力学的因素进行了深入讨论。最后对比了单微泡模型和微泡群模型下声散射特性的差异，并探讨了微泡数目、初始半径和微泡间距对微泡群声散射特性的影响。

5.2　理论基础及计算原理

5.2.1　液体中双微泡模型及作用机制

双微泡问题最早由 Shima 在 1971 年提出，他计算出了微泡的固有频率并研究了不可压缩流体中双球形微泡的模型。Fujikawa 和 Takahira（1986）深入研究了不可压缩流体中双微泡的溃灭运动规律，理论上实现了对双微泡相互作用及辐射压力波的定量描述。张鹏利和林书玉（2009）通过理论推导，得到双微泡系统的共振频率，并分析了双微泡间距对共振频率和空化噪声的影响。卢义刚和吴雄慧（2011）通过计算分析研究了双微泡超声空化过程的影响因素。Doinikov（1997；1999；2000）分析了激励声压、液体黏滞性及气体消散对双微泡间耦合现象的影响。Ida（2002；2004）通过仿真计算的方法研究了两个相互作用的微泡的特征频率。Louisnard（2008）给出了行波和驻波条件下Bjerknes 力的解析式。Lanoy 等（2015）指出，Bjerknes 力有望成为一种微流体设备中操控微泡的新工具。另外，近年来众多学者也通过理论仿真和光学高速摄影的手段研究了驻波场中双微泡系统的动力学行为（Yoshida et al.，2011；Vanhille and Campos-Pozuelo，

2014；Jiao et al.，2015）。

1. 基于 Keller-Miksis 模型的双微泡动力学

对于双微泡系统振动模型，假设微泡内气体为空气，其满足理想气体状态方程，并且空气密度不变。微泡在振动过程中始终保持均匀对称的球形，微泡外液体假设为水，考虑微泡内蒸汽压力、液体黏滞性、表面张力的影响。采用双微泡相互作用研究经常使用的 Keller-Miksis 模型（Keller and Miksis，1980），Keller-Miksis 单微泡模型的公式为

$$\left(1-\frac{\dot{R}}{c}\right)R\ddot{R}+\frac{3}{2}\left(1-\frac{\dot{R}}{3c}\right)\dot{R}^2=\left(1+\frac{\dot{R}}{c}\right)\frac{P_s}{\rho}+\frac{R}{\rho c}\frac{\mathrm{d}}{\mathrm{d}t}P_s \tag{5.1}$$

双微泡模型中每个微泡的激励源由两部分组成：一是外加的超声激励信号源；二是另一个微泡作为邻近源向空间中辐射的球面波。Keller-Miksis 双微泡模型的表达式为

$$\begin{cases}\left(1-\dfrac{\dot{R}_1}{c}\right)R_1\ddot{R}_1+\dfrac{3}{2}\left(1-\dfrac{\dot{R}_1}{3c}\right)\dot{R}_1^2+\dfrac{2R_2\dot{R}_2^2+R_2^2\ddot{R}_2}{D_{12}}=\left(1+\dfrac{\dot{R}_1}{c}\right)\dfrac{P_{s_1}}{\rho}+\dfrac{R_1}{\rho c}\dfrac{\mathrm{d}}{\mathrm{d}t}P_{s_1}\\[4mm]\left(1-\dfrac{\dot{R}_2}{c}\right)R_2\ddot{R}_2+\dfrac{3}{2}\left(1-\dfrac{\dot{R}_2}{3c}\right)\dot{R}_2^2+\dfrac{2R_1\dot{R}_1^2+R_1^2\ddot{R}_1}{D_{12}}=\left(1+\dfrac{\dot{R}_2}{c}\right)\dfrac{P_{s_2}}{\rho}+\dfrac{R_2}{\rho c}\dfrac{\mathrm{d}}{\mathrm{d}t}P_{s_2}\end{cases} \tag{5.2}$$

两个微泡的壁压力与介质中静压力之差分别表示为

$$P_{s_1}=\left(P_\infty-P_v+\frac{2\sigma}{R_{10}}\right)\left(\frac{R_{10}}{R_1}\right)^{3\gamma}+P_v-P_\infty-\frac{2\sigma}{R_1}-\frac{4\mu\dot{R}_1}{R_1}+P_A$$

$$P_{s_2}=\left(P_\infty-P_v+\frac{2\sigma}{R_{20}}\right)\left(\frac{R_{20}}{R_2}\right)^{3\gamma}+P_v-P_\infty-\frac{2\sigma}{R_2}-\frac{4\mu\dot{R}_2}{R_2}+P_A \tag{5.3}$$

式中，R_1 和 R_2 为两个微泡的半径；R_{10} 和 R_{20} 为两个微泡的初始半径；D_{12} 为两个微泡之间的距离；c 为声传播速度；ρ 为介质密度；P_A 为入射声场；P_v 为微泡内气体的蒸汽压；P_∞ 为液体中静压力；γ 为气体的多方指数；μ 为黏滞系数；σ 为表面张力系数。

2. 微泡间的相互作用

20 世纪，流体动力学专家 Bjerknes 发现当流体中的两个脉动源以相同的相位振荡时会彼此吸引，否则互相排斥，这一发现曾用来解释电磁领域的脉动现象，之后流体中脉动源之间的这种相互作用力被称为 Bjerknes 力。双微泡振动的系统微分方程正是基于这一理论建立起来的，在单微泡 Keller-Miksis 模型中的添加项因子即是 Bjerknes 作用项。关于 Bjerknes 力的计算公式，可以假设外加声场的波长相比两个微泡的半径和间距是较大的，此时可以假设两个微泡在声场激励的过程中总是保持球形振动。为了计算各自的压力场，使用流体运动方程：

$$\rho\frac{\partial v_1}{\partial t}+\frac{\partial p_1}{\partial r}=0 \tag{5.4}$$

式中，p_1 为第一个微泡发射的压力场，由于非线性对流项的量级很小，故在上面方程中省略。

微泡 1 的速度场可表示为

$$v_1\left(r,t\right) = \frac{R_1^2 \dot{R}_1}{r^2} \tag{5.5}$$

将公式（5.5）代入公式（5.4）中，则可得到

$$\frac{\partial p_1}{\partial r} = -\frac{\rho}{r^2}\frac{\mathrm{d}\left(R_1^2 \dot{R}_1\right)}{\mathrm{d}t} \tag{5.6}$$

当两个微泡相隔间距为 d 时，微泡 2 在微泡 1 压力场梯度下受到的作用力可以表示为

$$\boldsymbol{F}_{12} = -V_2 \frac{\partial p_1}{\partial r}\Big|_{r=d}\boldsymbol{e}_r = \frac{4\pi\rho}{3d^2}R_2^3\left(2R_1\dot{R}_1^2 + \ddot{R}_1 R_1^2\right)\boldsymbol{e}_r \tag{5.7}$$

同理，可得微泡 2 对微泡 1 的作用力为

$$\boldsymbol{F}_{21} = \frac{4\pi\rho}{3d^2}R_1^3\left(2R_2\dot{R}_2^2 + \ddot{R}_2 R_2^2\right)\boldsymbol{e}_r \tag{5.8}$$

式中，$\boldsymbol{e}_r$ 为两个微泡中轴线方向上的单位矢量。

Bjerknes 系数是用来判断两个微泡吸引或者排斥的物理量，其与 Bjerknes 力存在直接的关系（Mettin，1997）。Bjerknes 系数与一个周期内两个微泡体积变化率乘积的平均值和液体密度成正比，当 Bjerknes 系数为正时，表示两个微泡互相吸引，否则排斥。其表达式为

$$f_{\mathrm{B}} = \frac{\rho}{4\pi}\left\langle \dot{V}_1 \mid \dot{V}_2 \right\rangle \tag{5.9}$$

5.2.2 液体中微泡群模型构建

微泡群研究主要通过理论分析来完成，微泡群的处理模型是其核心问题。Wijngaarden（1966）通过忽略液体的加速度对流项来分析单自由度下的微泡群。Smereka 和 Banerjee（1988）采用非线性动力学的分析方法，研究在外加声场周期性激励下微泡群的非线性，认为微泡群振荡是一个复杂的分叉系统和奇异吸引子。Takahira 等（1994）建立液体中微泡群的三维运动控制方程，描述球形微泡群振荡的特定规律，认为微泡群比单个孤立微泡更容易产生谐振。D'Agostino 和 Brennen（2006）计算出微泡群的固有频率并求解球形微泡群的线性动力学方程，认为微泡群固有频率远小于单个微泡的固有频率。Bremond 等（2006）通过基于 Rayleigh-Plesset 方程的微泡群模型和电子显微镜下高分辨率的观察探究了更多个微泡交互作用时的动力学行为，其理论计算和实验结果得到了较好的吻合。近年来，单微泡或微泡群振动模型已与空化微泡监控成像有效地结合起来，在振动模型的基础上通过构造空化微泡母小波，从而提高了主动空化成像的对比度（Liu et al.，2015；Lu et al.，2016）。由于黏弹性介质或组织中的微泡群作用过于复杂，当前对于微泡间相互作用和微泡群模型的研究主要集中在液体（如水）中，本节主要介绍液体中的微泡群模型。

1. 基于标准三维空间结构的微泡群模型

微泡群模型是在双微泡 Keller-Miksis 模型的基础上拓展而来的。微泡群模型中每个

微泡除了需要考虑来自外加声场的激励信号外,还要考虑来自其他 $N\text{--}1$ 个微泡对其产生的影响。模型的公式为

$$\left(1-\frac{\dot{R}_i}{c}\right)R_i\ddot{R}_i+\frac{3}{2}\left(1-\frac{\dot{R}_i}{3c}\right)\dot{R}_i^2+\sum_{j=1,j\neq i}^N\frac{2R_i\dot{R}_i^2+R_i^2\ddot{R}_i}{D_{ij}}=\left(1+\frac{\dot{R}_i}{c}\right)\frac{P_{s_i}}{\rho}+\frac{R_i}{\rho c}\frac{\mathrm{d}}{\mathrm{d}t}P_{s_i} \quad (5.10)$$

要在理论上对超声场中密集且不均匀的微泡群分布进行分析,首先必须建立一个足以将这些微泡群或者局部的微泡群容纳进来的框架。现在假设在其中一个微米级的微泡群内,微泡都是均匀分布的;对于所有微泡,在分析时可将一个个具有相当规模的微米级空间结构拼凑起来,即可实现微观到宏观的叠加。空间结构中最常见的有立方体、球体和正四面体等,本节主要介绍立方体结构。

考虑 2×2×2 微泡群模型,建立空间坐标系,如图 5.1 所示。假设所有微泡的初始半径均相等,由于立方体结构的严格对称性,因此 8 个微泡所受到的 Bjerknes 作用力的等效作用完全一致。只考虑 1 个微泡,分别计算其余 7 个微泡对其的 Bjerknes 作用力,根据矢量加法可计算得到该微泡受到的等效 Bjerknes 作用力,其指向立方体结构的正中心(体对角线的交点),公式表达为

$$\boldsymbol{FB}_j=-\sum_{i=1,i\neq j}^N V_j\frac{\partial p_i}{\partial r}\bigg|_{r=L_{ij}}\frac{\boldsymbol{L}_{ij}}{\|\boldsymbol{L}_{ij}\|}=\frac{4\pi\rho}{3}\sum_{i=1,i\neq j}^N R_j^3\left(2R_i\dot{R}_i^2+\ddot{R}_iR_i^2\right)\frac{\boldsymbol{L}_{ij}}{\|\boldsymbol{L}_{ij}\|^3} \quad (5.11)$$

式中,$\boldsymbol{L}_{ij}$ 为微泡 i 和微泡 j 连线上的距离矢量。

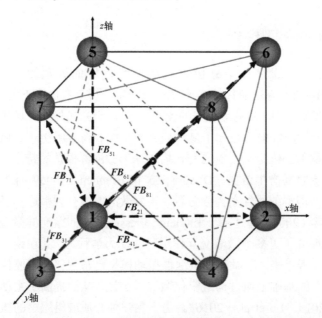

图 5.1 2×2×2 立方体微泡群模型及微泡间相互作用示意图

对于立方体结构分布的微泡群,若要考虑更一般的情况,除了微泡本身的尺寸之外,关键在于当微泡数目较为庞大时,如何设置微泡群中两两微泡之间的关系。这里采用的办法是将立方体放置于三维直角坐标系内,通过编程来生成所有微泡所在位置的三维坐标,使用循环计算两两之间的距离并乘以最小微泡间距,然后将其带入方程求解。当微

泡群服从立方体结构时，微泡数目若为 8，则振动模式只有 1 种；微泡数目为 27 或 64 时，振动模式有 4 种；微泡数目为 125 或 216 时，振动模式则有 10 种。依此类推，当微泡数目增加时，振动模式的种类将以二级等差数列的规律递增，其具体规律可用下面公式来表示

$$Nvp(n+1) = Nvp(n) + \frac{(n+1)(n+2)}{2}, \quad Nvp(1) = 1 \tag{5.12}$$

式中，当立方体结构中微泡数目 N 为奇数时，$n = (\sqrt[3]{N}+1)/2$；当立方体结构中微泡数目 N 为偶数时，$n = \sqrt[3]{N}/2$。

此外，基于球体和正四面体的微泡空间分布也可用于模拟微泡群空间结构。如图 5.2 所示，在球体结构中，由于球体结构沿各个方向的高度对称性，球体结构共有两种振动模式：放置在球体中心的微泡和均匀放置在球体表面的 6 个微泡；在正四面体中，由于所有微泡两两之间的间距均相等，故只有一种振动模式。

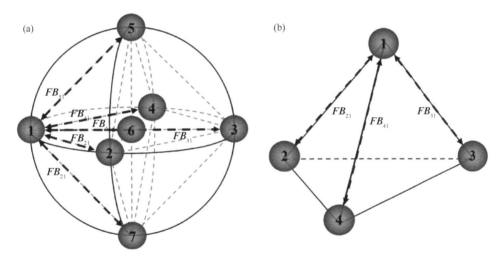

图 5.2　基于球体（a）和正四面体（b）的微泡空间分布示意图

应当注意的是，上述规律及结论是依托于以下三点得出的：立方体、球体和正四面体结构极高的对称性；所有微泡之间的间距确定时微泡的分布结构也唯一地确定下来；所有微泡的初始半径均相等。如果改变其中任何一个或若干个微泡的状态和初始半径，则上述三种标准空间结构的振动模式会立即发生变化。

2. 基于尺寸和位置分布的微泡群模型

上节中假设微泡群中各微泡的初始半径均相等且微泡群服从标准的三维空间结构，然而在实际情况中研究微泡群时，微泡总是服从特定的尺寸分布并聚集在局部小区域内。因此，对于微泡群模型的构造可以从统计学的角度引入微泡尺寸分布和三维位置分布。微泡尺寸分布的光学测量方法中，声致发光方法主要是基于空化微泡坍塌时的发光强度与空化微泡的数量和尺寸之间的联系（Lee et al.，2005）；将声波辐射与激光衍射检测分时进行，也可直接测量得到空化微泡尺寸分布随时间的变化（Iida et al.，2010）。声

学方法主要有主动和被动声学检测方法。

主动声学检测方法假设初始时刻微泡群的尺寸服从高斯分布，利用微泡群总散射横截面积的二次根值拟合实际得到的散射回波强度随时间变化的曲线（Chen et al., 2002），当拟合程度达到最优时，此时的高斯分布便是微泡群初始时刻的尺寸分布：

$$f(R_0) = \frac{1}{\sqrt{2\pi}\sigma_R} \exp\left\{-\frac{(R_0 - \mu_R)^2}{2\sigma_R^2}\right\} \tag{5.13}$$

式中，μ_R 为微泡群中初始半径的均值（即中心初始半径）；σ_R 表征初始半径偏离中心初始半径的程度。

被动声学检测方法可以解决声致发光在功率较小时不能发光和发光强度增加时模型无法计算的问题（Hauptmann et al., 2013）。被动声学检测方法认为空化微泡发生瞬时坍塌时产生的宽带噪声信号正比于活性窗内的活性微泡数目，并且假设该尺寸分布为指数形式的韦伯分布：

$$f(R_0) = \frac{\partial}{\partial R_0}\left\{1 - \exp\left[-\left(\frac{R_0}{\lambda}\right)^k\right]\right\}^{\alpha} \tag{5.14}$$

式中，λ、k 及 α 分别代表韦伯分布的宽度、倾斜度及中心位置。

聚焦超声产生的微泡群总是集中出现在聚焦超声焦点附近，虽然微泡群在空间中的具体分布不得而知，但是可以从统计学的角度假设微泡群在三维空间所处的位置服从某种分布。Gauss 函数较为接近局部小区域内微泡的分布情况，因此可采用 Gauss 分布函数来描述微泡群空间结构，其对应的概率密度分布函数为

$$f(\boldsymbol{p}) = \frac{1}{(2\pi)^{3/2}\left[\det(\boldsymbol{C})\right]^{1/2}} \exp\left\{-\frac{1}{2}(\boldsymbol{p} - \boldsymbol{\mu})^{\tau} \boldsymbol{C}^{-1}(\boldsymbol{p} - \boldsymbol{\mu})\right\} \tag{5.15}$$

式中，$\boldsymbol{p}$ 为微泡三维位置服从的三维概率密度函数的变量；$\boldsymbol{\mu}$ 为三个维度上的中心位置；协方差矩阵 $\boldsymbol{C}$ 为对称正定矩阵；$\det(\boldsymbol{C})$ 为协方差矩阵的行列式值；$\boldsymbol{C}^{-1}$ 为协方差矩阵 $\boldsymbol{C}$ 的逆矩阵。

5.2.3 声场中微泡群振动模型与声散射计算方法

微泡群模型方程求解采用的方法是对微泡群中每个微泡的振动方程逐一求解，其中需要考虑由于其他 $N-1$ 个微泡相互作用而引入的添加项。微泡群模型的求解需要设置两类参数。①单微泡和微泡群模型中的通用常数：声传播速度 c、液体密度 ρ、多方指数 γ、泡内气体蒸汽压 P_v、液体中静压力 P_∞、表面张力系数 σ、黏滞性系数 μ 及入射声场等。②微泡群各个微泡的初始半径、初始速度（一般设置为 0）和微泡间距，其中各微泡的初始半径可以设置为等初始半径或服从微泡尺寸高斯分布的初始半径。微泡间距可以设置为服从标准三维空间结构（立方体、球体或正四面体等）的微泡间距、服从空间位置三维高斯分布的微泡间距或者其他情况。

实际计算过程中，在内联函数中首先计算关于第 i 个微泡的常数 K_i：

$$K_i = \left(P_\infty - P_v + \frac{2\sigma}{R_{i0}} \right) R_{i0}^{3\gamma} \tag{5.16}$$

然后计算第 i 个微泡壁压力和介质中静压力之差及其时间微分：

$$P_{s_i} = K_i x_{2i-1}^{-3\gamma} + P_v - P_\infty - \frac{2\sigma}{x_{2i-1}} - \frac{4\mu x_{2i}}{x_{2i-1}} + P_A \tag{5.17}$$

$$\frac{\mathrm{d}P_{s_i}}{\mathrm{d}t} = (-3\gamma) K_i x_{2i-1}^{-3\gamma-1} x_{2i} + \frac{2\sigma}{x_{2i-1}^2} x_{2i} - \frac{4\mu x_{2i}^2}{x_{2i-1}^2} + \frac{\mathrm{d}P_A}{\mathrm{d}t} \tag{5.18}$$

之后初始化矩阵 $\boldsymbol{A}$ 用于存储微泡群模型中半径的二阶时间微分系数，初始化向量 $\boldsymbol{B}$ 用于存储模型中对应于第 i 个微泡的残余项。矩阵 $\boldsymbol{A}$ 和向量 $\boldsymbol{B}$ 中的元素表达式分别为

$$A_{ii} = \left(1 - \frac{x_{2i}}{c} \right) x_{2i-1} + \frac{4\mu}{\rho c}, \quad A_{ij} = \frac{x_{2j-1}^2}{L_{ij}} \tag{5.19}$$

$$B_i = \left(1 + \frac{x_{2i}}{c} \right) \frac{P_{s_i}}{\rho} + \frac{x_{2i-1}}{\rho c} \frac{\mathrm{d}P_{s_i}}{\mathrm{d}t} - \frac{3}{2} \left(1 - \frac{x_{2i}}{3c} \right) x_{2i}^2 - \sum_{j=1, j\neq i}^{N} \frac{2x_{2j-1}x_{2j}^2}{L_{ij}} \tag{5.20}$$

最后计算 $\boldsymbol{BA}^{-1}$，然后通过设置计算条件（如激励时间、计算步长等）并使用龙格-库塔算法即可得到微泡群中各个微泡的振动曲线和径向速度曲线，之后可借此计算微泡群中物理参量（如气体温度、气体压强、气体动能等）并分析其在不同参数（如微泡尺寸分布、位置分布、入射声场等）下的变化。

对于微泡群的声散射特性分析，主要是通过计算微泡群声散射回波观察其时域特性，以及对声散射回波做快速傅里叶变换观察其频域特性来实现的。微泡群声散射回波由每个微泡的散射回波沿时间轴叠加得到

$$P(r,t) = \left\{ \sum_{i=1}^{N} \rho \left[R_i^2(t) \ddot{R}_i(t) + 2R_i(t) \dot{R}_i^2(t) \right] \right\} / r \tag{5.21}$$

式中，r 为微泡群距离接收换能器的距离。

5.3　微泡间相互作用的 Bjerknes 力

5.3.1　微泡初始半径和微泡间距对 Bjerknes 力的影响

本节针对低频率（20 kHz）、低强度（130 kPa）超声场中双微泡系统的动力学进行分析。在双微泡间距固定为 200 μm 的条件下，求解双微泡系统方程并计算两个微泡在外加声场单脉冲激励下的振动曲线和分别受到的 Bjerknes 力。图 5.3 为微泡 1 初始半径固定为 2 μm 时，改变微泡 2 初始半径（4 μm、6 μm 和 8 μm）得到的结果；图中上行（下行）为双微泡系统中小微泡（大微泡）的动力学曲线和小微泡（大微泡）受到的 Bjerknes 力变化曲线。其中，灰色实线为单脉冲激励下微泡的振动曲线，黑色实线为 Bjerknes 力；左侧坐标轴为半径，右侧为 Bjerknes 力，单位为 μN。若 Bjerknes 力大于零，微泡之间排斥；反之则吸引。

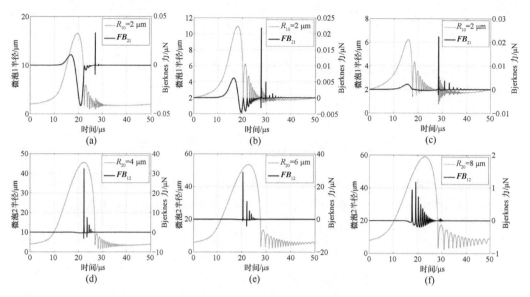

图 5.3　单脉冲激励下对应的双微泡系统振动曲线和 Bjerknes 力
固定小微泡初始半径，改变大微泡初始半径

如图 5.3 所示，整体来看，当两个微泡初始半径不同时，由于两个微泡之间的间距足以使两个微泡产生相互作用力，因此三组结果中双微泡的半径变化曲线区别较大，而且 Bjerknes 力也不一样。双微泡间 Bjerknes 力在一个周期内的变化主要是由微泡振动过程中的膨胀、压缩和坍塌引起的，并不是如牛顿第三定律所描述的作用力与反作用力那样。这是由于 Bjerknes 力与微泡振动的径向速度和径向加速度有关，而双微泡系统中由于微泡初始半径并不相同，因此在一个周期内双微泡振动差异较大，从而导致双微泡间 Bjerknes 力不仅大小相差较大，且在时间轴上的相位也不一致。然而，当两个微泡初始条件完全一致时，彼此将会受到相同的 Bjerknes 力，此时大小相等、方向相反。

分析图 5.3（a）和（d），2 μm 的小微泡和 4 μm 的大微泡在膨胀过程中由于相位一致，彼此均受到了较为明显的 Bjerknes 吸引力（分别约为–0.04 μN 和–0.35 μN）；之后小微泡产生第一次坍塌（22.3 μs），而此时大微泡还处在膨胀阶段，振动相位的差异使得大微泡的 Bjerknes 力在小微泡第一次坍塌时出现极高的峰值（约 32 μN）；大微泡还未完成第一次坍塌时，小微泡的多次坍塌对大微泡产生了较为明显的作用，每次坍塌对大微泡产生相当程度的排斥作用；然后大微泡在 26.9 μs 产生第一次坍塌，对小微泡形成了明显的排斥；同时大微泡的多次坍塌也对小微泡产生多次的排斥。图 5.3（b）中，小微泡坍塌时间相比图 5.3（a）提前约 2 μs，振动过程绝大部分落在了大微泡第一次坍塌前，因而对大微泡形成了明显的排斥力，如图 5.3（e）所示。同时大微泡第一次坍塌完成后对小微泡也形成了较弱的排斥力。当两个微泡初始半径相差较大时，如图 5.3（c）和（f）所示，小微泡坍塌时间进一步提前（17.7 μs），所能达到的最大半径大幅度减小（6.2 μm），第一次坍塌程度较弱，因此对大微泡形成的 Bjerknes 排斥力冲击峰没有图 5.3（d）和（e）明显。

当微泡 1 初始半径固定为 8 μm 时，改变微泡 2 初始半径（2 μm、4 μm 和 6 μm）得到的结果如图 5.4 所示；图中上行（下行）为双微泡系统中大微泡（小微泡）的动力学曲线和大微泡（小微泡）受到的 Bjerknes 力变化曲线。比较三组结果，当双微泡缓慢膨胀或者压缩时，彼此间会产生极为微弱的 Bjerknes 力；而当其中一个坍塌时，则会产生明显的 Bjerknes 力，且以排斥力为主；Bjerknes 力总是伴随着微泡坍塌而发生剧烈变化的，这说明 Bjerknes 力峰值主要与微泡坍塌有关。而且，从数值上来看，小微泡对大微泡的 Bjerknes 力要远远强于大微泡对小微泡的作用，其中相差约两个数量级，这与图 5.3 所得结果相一致。

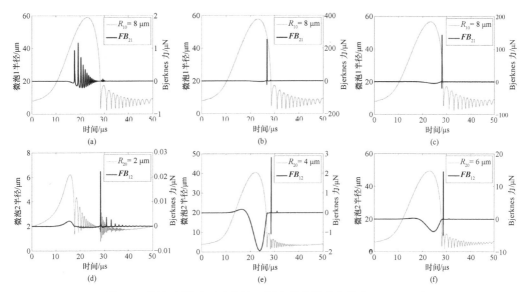

图 5.4　单脉冲激励下对应的双微泡系统振动曲线和 Bjerknes 力
固定大微泡初始半径，改变小微泡初始半径

为了理解 Bjerknes 力与微泡间距之间的关系，设置双微泡初始半径分别为 $R_{10} = 4$ μm 和 $R_{20} = 8$ μm，间距范围为 $0.2 \sim 2$ mm，分别计算单脉冲激励下 Bjerknes 吸引力和排斥力的最大值，得到图 5.5 所示结果。

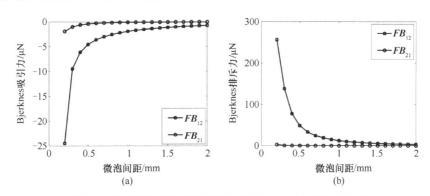

图 5.5　微泡初始半径和微泡间距对 Bjerknes 力的联合影响

如图 5.5 所示，吸引力和排斥力在量级上存在较大差异。$\boldsymbol{FB}_{12}$ 和 $\boldsymbol{FB}_{21}$ 的大小均随着双微泡间距的增大而减小，可以猜测，当两个微泡相隔无限远时，Bjerknes 力将无限趋近于零，此时其振动状态相当于单微泡，且 4 μm 小微泡对 8 μm 大微泡的作用比大微泡对小微泡要强得多。要注意的是，当双微泡初始条件确定时，FB_{12} 和 FB_{21} 的大小与间距的关系并不呈平方反比例的关系，因为当间距改变时，微泡的振动状态也会随之改变；因此 Bjerknes 力是受微泡间距和微泡振动状态联合影响的。

5.3.2 Bjerknes 系数及其影响因素

Bjerknes 系数是可以直观描述两个微泡排斥或吸引的重要指标。本节针对低频率（20 kHz）、低强度（<200 kPa）超声场中双微泡系统的动力学进行分析，通过计算 Bjerknes 系数来厘清不同条件下微泡的排斥或吸引现象。

考虑两个不同初始半径的微泡 1 和微泡 2（初始半径分别为 7 μm 和 2 μm）在 20 kHz 频率、130 kPa 声压激励下的动力学行为，通过对一个周期内两个微泡的体积变化率乘积进行积分来分析两个微泡的耦合现象，结果如图 5.6 所示。

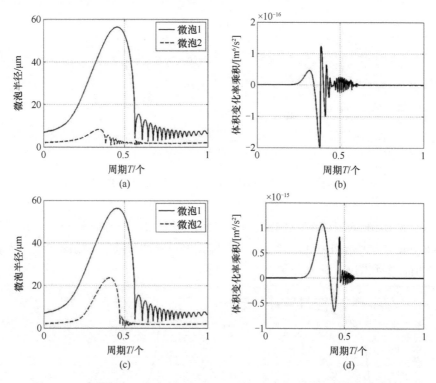

图 5.6　一个周期内双微泡在不同间距下的振动曲线和体积乘积变化率曲线

其中（a）和（c）分别为微泡间距为 0.2 mm 和 8 mm 时两个微泡的振动曲线，（b）和（d）为相应的体积变化率乘积曲线

事实上，微泡 1 在没有约束的情况下可膨胀到初始半径的 8 倍，微泡 2 则可达到 12 倍。然而，对比图 5.6（a）和（c），双微泡间距的改变对微泡 1 振动状态的影响不大，而对微泡 2 的影响较为显著。微泡 2 在间距为 0.2 mm 时仅膨胀到初始半径的 4 倍后就开始振荡衰减，首次坍塌时间约为 0.38 T；在间距为 8 mm 时最大可膨胀到初始半径的 11 倍，首次坍塌时间为 0.47 T。这说明两个微泡之间的相互作用主要影响小尺寸微泡的

振动状态，主要表现在两个方面：第一，抑制了小尺寸微泡的生长，且当微泡间距增大时，大尺寸微泡对小尺寸微泡的生长抑制作用逐渐减弱；第二，提前了小尺寸微泡的首次坍塌时间，且当微泡间距增大时，首次坍塌时间逐渐滞后。可以预见，当相隔无限远时，两个微泡均处于无约束状态，此时两微泡的振动状态与单微泡近似一致。

当微泡间距为 0.2 mm 时，体积变化率乘积在 $0.32\,T$ 出现了较小峰值后在 $0.38\,T$ 附近时出现了较大的负值，之后逐渐振荡衰减至零，对整个周期进行积分，可以得到此时的 Bjerknes 系数为$-10.2\times10^{-5}\,\mu N\times mm^2$，说明此时两个微泡互相排斥。当微泡间距为 8 mm 时，两个微泡相隔很远，体积变化率乘积在 $0.35\,T$ 和 $0.45\,T$ 附近出现了较大的正值和负值，之后衰减至零；此时 Bjerknes 系数为$6\times10^{-3}\,\mu N\times mm^2$，说明两个微泡互相吸引。

为了进一步分析微泡初始半径和微泡间距对 Bjerknes 系数的影响，固定微泡 2 的初始半径为 5 μm 不变，计算在不同的双微泡间距（L=0.1 mm、0.2 mm、0.6 mm、1.0 mm 和 4.0 mm）和不同的微泡 1 初始半径（0.2～10 μm）下微泡 1 的归一化半径（微泡最大半径与初始半径比值）及 Bjerknes 系数，结果如图 5.7 所示。从图 5.7（a）可以看出，微泡 1 归一化半径随其初始半径的变化呈现着特定的规律，当微泡 1 初始半径较小时，微泡 1 的生长较为缓慢；之后突然增大并出现共振峰，此时微泡膨胀到极值，然后随着微泡 1 初始半径的增大，归一化半径逐渐减小。这一规律对于不同的微泡间距都是适用的。当微泡间距减小时，微泡间相互作用明显，小尺寸微泡的生长受到抑制，共振峰的峰值和对应的微泡 1 初始半径分别减小和增大。在不同的微泡间距下，存在一个转折半径（微泡 1 归一化半径或 Bjerknes 系数突然增大时对应的微泡 1 初始半径），当微泡间距较大时（0.6 mm、1.0 mm 和 4.0 mm），转折半径大约为 1.6 μm；当微泡间距较小时（0.1 mm 和 0.2 mm），转折半径大约为 1.8 μm。图 5.7（b）和（a）之间存在明显的对应关系，随着微泡 1 初始半径增大，Bjerknes 系数在小于转折半径（1.6～1.8 μm）时，Bjerknes 系数几乎为零，说明此时微泡间的相互作用较弱；当大于转折半径时，Bjerknes 系数以一个较大的速度变大；当微泡 1 初始半径大约等于微泡 2 初始半径（5 μm）时出现转折点，之后增大速度缓慢，并出现与图 5.7（a）类似的振荡现象。

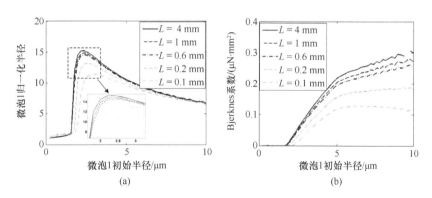

图 5.7　微泡 1 初始半径和微泡间距对微泡 1 归一化半径和 Bjerknes 系数的影响

下面分析在单脉冲激励下保持微泡间距为 4 mm 不变，微泡 1 和微泡 2 初始半径（0.1～10 μm）及不同的激励声压（96 kPa、100 kPa、104 kPa、108 kPa、112 kPa、116 kPa、

120 kPa、128 kPa 和 136 kPa)对 Bjerknes 系数的联合影响,结果如图 5.8 所示,其中(a)~
(i)分别为声压增大时 Bjerknes 系数在 R_{10}-R_{20} 平面的分布。由于 Bjerknes 系数量级太小,
故将其取对数,图中黑色区域代表负 Bjerknes 系数(微泡互相排斥),非黑色区域代表
正 Bjerknes 系数(微泡互相吸引),刻度条代表对数化之后的 Bjerknes 系数。

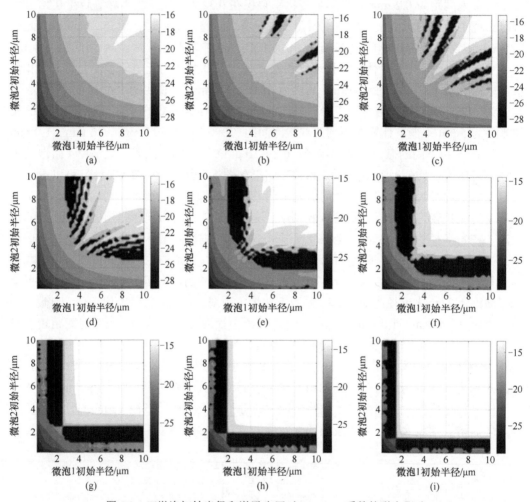

图 5.8　双微泡初始半径和激励声压对 Bjerknes 系数的联合影响

从整体上来看,由于双微泡初始半径的变化范围一致,因此 Bjerknes 系数在 R_{10}-R_{20}
平面的分布关于对角线轴对称;且正 Bjerknes 系数在 R_{10}-R_{20} 平面出现的概率远大于负
Bjerknes 系数,说明微泡间的相互作用主要以吸引为主,而微泡间互相排斥的条件则较
为苛刻。负 Bjerknes 系数在 R_{10}-R_{20} 平面的分布呈现非毗邻和转移现象。当声压为 96 kPa
时,微泡间全部是吸引作用;声压为 100 kPa 时,双微泡在 (R_{10}, R_{20}) = (4~8 μm,8~
10 μm)区域出现排斥现象;声压为 104 kPa 和 108 kPa 时,微泡间的排斥作用逐渐明显,
在 R_{10}-R_{20} 平面的黑色区域范围变大,并逐渐向较小的 R_{10} 和 R_{20} 移动,且黑色区域不是
彼此毗邻,而是形成一种特定的分布;声压大于或等于 112 kPa 时,黑色区域几乎毗邻
在一起;当声压更大(120 kPa 和 128 kPa)时,黑色区域的分布为长条窄带状,接近于

R_{10}-R_{20} 平面的边缘；声压更大时，双微泡在（R_{10}，R_{20}）=（0.1～2 μm，2～10 μm）范围内出现排斥现象。由此可得，声压越大，越容易激发微泡间的排斥现象；另外在较大声压激励下，微泡间的吸引作用变得更为明显。

微泡间距对 Bjerknes 系数的影响也值得关注，图 5.9（a）～（f）分别为单脉冲激励下保持声压为 108 kPa 不变，微泡 1 和微泡 2 初始半径（0.1～10 μm）及不同的微泡间距（8.0 mm、4.0 mm、2.0 mm、1.0 mm、0.5 mm 和 0.2 mm）对 Bjerknes 系数的联合影响。对于 Bjerknes 系数的处理与图 5.8 一致。从整体上来看，其他参数保持不变而改变微泡间距时，表征微泡排斥的黑色区域不会向 R_{10}-R_{20} 平面边缘移动；微泡间距主要影响黑色区域出现的概率。显然，当微泡间距较大（8.0 mm）时，黑色区域范围较大；之后随着微泡间距的减小，黑色区域范围逐渐减小。这说明，当两个微泡相隔较远时容易出现排斥现象；而相隔较近时，微泡间主要以吸引作用为主。可以预测更极端的情况，当两个微泡的间距稍大于其半径之和时，微泡间将不存在排斥作用。

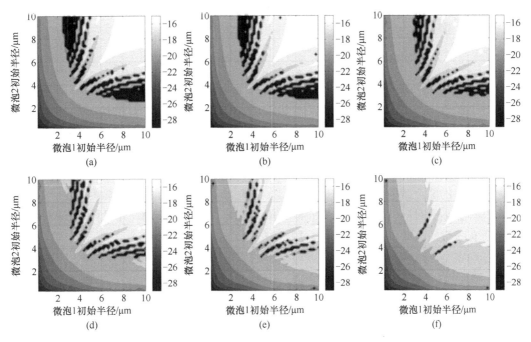

图 5.9　双微泡初始半径和微泡间距对 Bjerknes 系数的联合影响

5.4　液体中微泡群的动力学特性

5.4.1　微泡群模型的理论验证

假设在自由场中有 9 个微泡，其初始半径均相同（1 μm）并且服从立方体分布：在立方体的几何中心放置一微泡，在立方体的 8 个顶点各放置一个微泡，如图 5.10（a）所示。从此几何模型来看，位于中心的微泡与其他 8 个微泡之间的间距完全相等（设置为 17.32 μm），位于顶点的 8 个微泡分别有 3 种间距。选择该立方体有着特殊的意义，位于中心的微泡应该与位于 8 个顶点处的微泡振动模式不同，而位于顶点处的 8 个微泡的振动模式应该完全一样，这在计算时可以用来验证微泡群模型求解是否正确。计算 9 个微泡在单脉冲激励下的振动曲线，如图 5.10（b）所示。可以看出，微泡 1 的振动模式与微泡 2～9 的振动模式完全不一样，由于立方体的对称性，位于顶点的微泡均受到其他微泡振动中形成的压力场作用且强度完全一致，因此微泡 2～9 的振动模式相同。

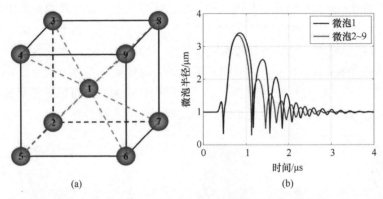

图 5.10　九微泡立方体结构示意图及微泡群振动曲线

对上面所述九微泡立方体结构进一步改进，在立方体的 6 个面的中心再放置 6 个微泡，组成一个十五微泡立方体系统，如图 5.11（a）所示。在此系统中，存在的双泡间距共计有 7 种，其中最小的是 20 μm，最大为 69.28 μm。按照 15 个微泡在立方体结构中所处的位置，可将其分为 3 类：第一类是处于立方体几何中心的微泡；第二类是位于立方体顶点的 8 个微泡；第三类是位于立方体 6 个表面正中心的 6 个微泡。由于立方体结构具有极高的对称性，因此微泡的振动曲线也可以分为这三类，并且可以推测每一类中的所有微泡的振动模式完全一样。图 5.11（b）显示微泡 2～9 与微泡 10～15 的振动曲线分别完全一致，是因为这两类微泡受到的作用分别完全相同。

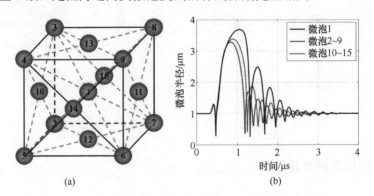

图 5.11　十五微泡立方体结构示意图及微泡群振动曲线

5.4.2　基于立方体和球体结构的微泡群动力学

考虑两种常见的空间几何结构，即立方体和球体，根据其构造微泡群空间分布模型，并带入考虑微泡相互作用的 Keller-Miksis 模型以模拟自由场中微泡群的分布和振动状态。为了便于分析和比较，以下假设所有微泡的初始半径均为 1 μm，分别设置立方体和球体结构中微泡两两之间的最小间距，此时微泡群的空间分布被确定下来。通过计算可得立方体尺度为 $n×n×n$（n=1～4，n=1 时即为单微泡模型）时各个微泡的振动曲线，结果如图 5.12（a）～（d）所示。服从 2×2×2 立方体结构的微泡群，由于对称性，每个微泡的振动曲线互相重合。图 5.12（c）和（d）所示的基于 3×3×3 和 4×4×4 立方体结构的微泡群振动曲线重合出 4 条曲线，证明其有 4 种振动模式，这与前述理论方程计算结果相一致。由于微泡之间相隔较近，基于立方体结构的微泡群振动曲线相比单微泡振动出现了明显的变化，其主要表现在微泡最大振动半径和微泡坍塌时间上。经过计算得知，图 5.12（a）～（d）中所有微泡在经过小幅度膨胀后的首次坍塌时间几乎完全一致（约为 0.46 μs），而二次坍塌时间则出现较大的差异性。2×2×2 立方体结构的微泡群二次坍塌时间约为 1.18 μs；基于 3×3×3 和 4×4×4 立方体结构的微泡群 4 种振动模式中的最小二次坍塌时间分别为 1.236 μs 和 1.252 μs，而最大二次坍塌时间分别为 1.432 μs 和 1.588 μs。另外，随着立方体尺度的增大，微泡群所有振动模式中的最大振动半径随之有增加的趋势，最大可达 3.89 μm。

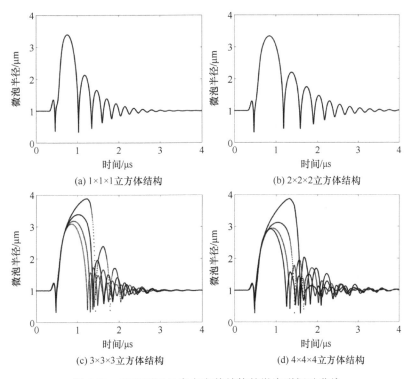

(a) 1×1×1 立方体结构

(b) 2×2×2 立方体结构

(c) 3×3×3 立方体结构

(d) 4×4×4 立方体结构

图 5.12 基于不同尺度立方体结构的微泡群振动曲线

图 5.13 为两种模式的球体结构示意图及微泡群振动曲线，其中（a）和（d）分别为模式一和模式二下的微泡群三维空间分布图，（b）和（e）分别为其 x-y 平面投影图。对于模式一，在球体最中心放置一微泡，在球体表面均匀放置 26 个微泡；在 x-y 平面投影图第一象限中每一层微泡与最中心微泡的连线将一个直角平分成两份，即间隔角为 $\pi/4$，

其所形成的微泡群振动曲线如图 5.13（c）所示。可以看出，所有微泡的振动曲线重合出三条曲线，说明其有三种振动模式。与图 5.12（a）所示单微泡振动相比，微泡群的二次坍塌时间有所滞后，且最大振动半径增加。对于模式二，在模式一的基础上再向外层嵌套以 $\pi/4$ 的间隔角均匀分布的 26 个微泡，其所形成的微泡群振动曲线如图 5.13（f）所示，微泡群共有 5 种振动模式。相比模式一，模式二中微泡群振动的最大二次坍塌时间更长，最大振动半径更大。模式二形成了同心球结构，微泡的分布相较于模式一更加均匀，也更能用来描述微泡群分布。

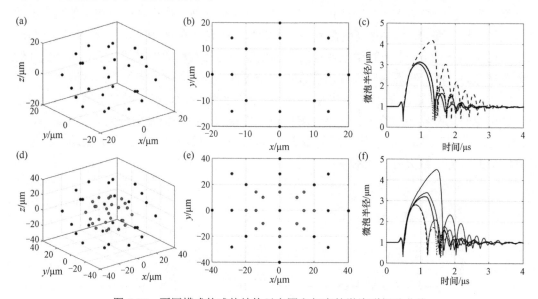

图 5.13　不同模式的球体结构示意图和相应的微泡群振动曲线

5.4.3　基于高斯分布的微泡群动力学

为了更好地描述实际情况中微泡的分布状态，采用一维高斯分布模拟微泡的尺寸分布，用三维高斯分布来模拟微泡在空间中的位置。当微泡的尺寸分布和位置分布确定下来时，则可运用 Keller-Miksis 微泡群模型来对微泡群动力学进行研究。

如图 5.14 所示，（a）为服从高斯分布的微泡初始半径分布概率密度函数，（b）为根据（a）随机产生的微泡初始半径，（c）为服从三维高斯分布的空间位置分布概率密度函数，（d）为根据（c）随机产生的微泡群空间位置，（e）为微泡空间分布示意图。其中，微泡数目设置为 100，空间中微泡两两之间的最小间距为 20 μm，初始半径分布的中心半径为 1 μm，三维高斯分布中心位置为 0 μm。图 5.14（f）为根据上述设置所得的微泡群各个微泡在外加声场激励下的振动曲线（选择其中 10 条曲线显示）。此模型中可通过调节不同的参数（例如，初始半径均值、方差和空间位置均值、方差）建立不同条件下的微泡群模型，其不仅可用于空化微泡，也可以应用于诸如相变微泡、造影微泡等其他类型的微泡。

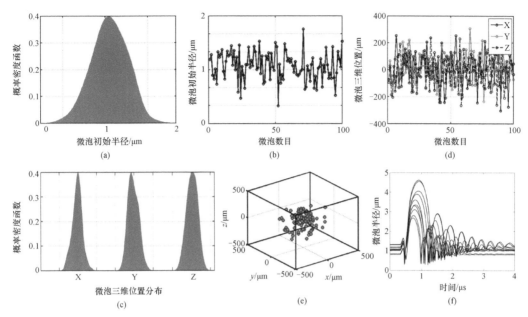

图 5.14　基于高斯分布的微泡群构造示意图及模型求解结果

5.5　液体中微泡群的声散射特性

5.5.1　基于立方体结构的微泡群的声散射特性

考虑基于立方体结构的微泡群模型，假设分布于立方体结构的所有微泡的初始半径均为 1 μm，最小间距为 5 μm，在此基础上分析 0 相和 π 相激励下微泡群振动及声散射特性。为了更加符合实际过程中微泡群的声散射特性，采集常用超声成像设备发射的 0 相和 π 相单脉冲波形，作为 Keller-Miksis 微泡群模型的激励信号。如图 5.15 所示，（a）和（d）为较低声压下 0 相和 π 相单脉冲激励波形（0 相正负压分别为 160 kPa 和 130 kPa，π 相正负压分别为 130 kPa 和 180 kPa），（b）和（e）为较高声压下 0 相和 π 相单脉冲激励波形（0 相和 π 相正负压分别约为 500 kPa），其中较低声压参考超声平面波成像系统的发射波形，较高声压参考超声聚焦波成像系统的发射波形，用以模拟两种模式下微泡群的动力学过程。图 5.15（c）和（f）分别为 0 相和 π 相激励波形的归一化频谱（低声压和高声压下的频谱几乎完全一致），可以看出激励波形的频带较宽，峰频大约在 5 MHz 左右，0 相和 π 相波形的频谱分布差异不大。由于一定频率声场中的微泡会发生线性谐振，综合考虑 0 相和 π 相激励波形的带宽，将微泡初始半径范围设定为 0.5～2.0 μm。

为了比较基于立方体结构微泡群模型和传统单微泡模型在声散射特性上的差异，设置立方体尺度为 2×2×2，微泡初始半径为 1 μm，微泡群模型中微泡最小间距为 5 μm，使用图 5.15（a）中波形作为激励，得到的微泡振动半径、散射回波及其频谱，如图 5.16 所示，其中（a）～（c）和（d）～（f）分别为单微泡模型和微泡群模型所得结果。观察微泡的振动状态，自由场中单个微泡由于没有其他微泡的约束，多次瞬态坍塌的程度明显强于微泡群中各个微泡，且单个微泡在单脉冲激励下比微泡群提前完成了整个动力学

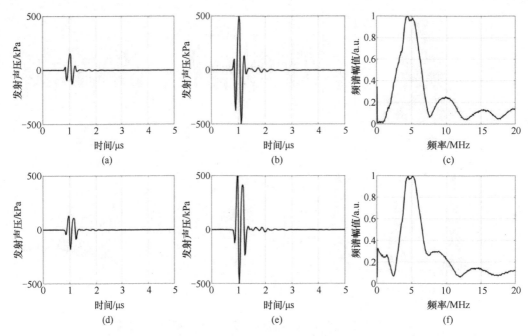

图 5.15　低声压和高声压下的 0 相和 π 相单脉冲激励波形及其频谱

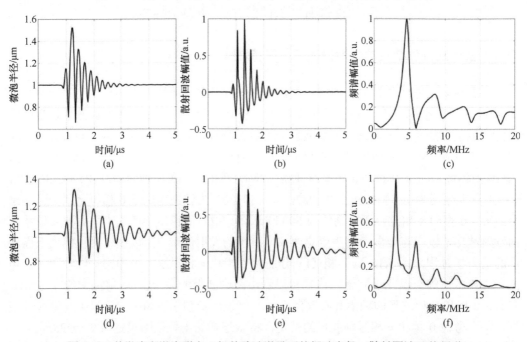

图 5.16　单微泡和微泡群在 0 相单脉冲激励下的振动半径、散射回波及其频谱

行为。观察散射回波，单个微泡由于剧烈坍塌形成多个冲击峰，而微泡群散射回波则呈现出衰减振荡的规律。对散射回波做频谱分析发现，单个微泡的散射回波频率成分中以 5 MHz 的基波为主，并且伴随着相当程度的谐波成分，而微泡群散射回波中则明显地出现了次谐波成分（2.5 MHz 附近），5 MHz 的基波及谐波成分被大幅抑制。这说明微泡

间的相互作用制约了各个微泡的振动，使其不能发生大幅度的生长和坍塌，从而引发了稳态振动的现象。

外加激励声场的声压会对微泡群声散射特性产生显著的影响，这里用图 5.15（a）、（b）、（d）和（e）所示波形激励基于 2×2×2 立方体结构的微泡群，所得散射回波的频谱分别如图 5.17（a）～（d）所示。图中显示 0 相低声压单脉冲激励下，微泡群散射回波中以次谐波和基波为主，在 π 相激励下以次谐波为主，基波和谐波均被抑制。0 相高声压单脉冲激励下，散射回波中产生了明显的宽带成分，这是由于高声压的激励下微泡群收缩时的惯性产生了极为剧烈的坍塌；π 相激励下微泡群的散射回波则比较有规律，此时除了基波、谐波成分外，还产生了次谐波和超谐波成分。

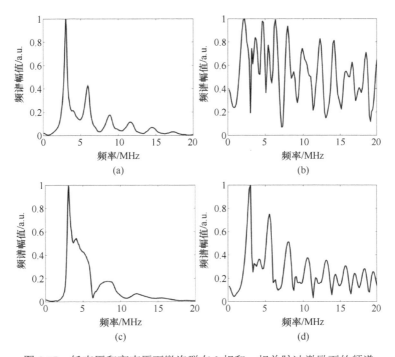

图 5.17　低声压和高声压下微泡群在 0 相和 π 相单脉冲激励下的频谱

5.5.2　微泡数目、初始半径和微泡间距对微泡群声散射特性的影响

在基于立方体结构的微泡群模型中，微泡数目、微泡初始半径和微泡间距是三个关键的影响因素。设置微泡数目分别为 8 个、27 个和 64 个，初始半径分别为 0.5 μm、1.0 μm 和 1.5 μm，微泡最小间距分别为 5 μm、20 μm、50 μm 和 100 μm，采用图 5.15（a）所示的低声压 0 相单脉冲激励（0 相正负压分别为 160 kPa 和 130 kPa）。图 5.18（a）～（c）和（d）～（f）分别为微泡群中微泡数目为 8 个、27 个和 64 个时得到的散射回波和频谱。图中显示随着微泡数目的增大，由于微泡群的膨胀和多次坍塌程度明显减弱，在单脉冲激励停止后散射回波出现了较长的"拖尾"；对应的频谱中次谐波占据了主要地位，谐波成分逐渐被大幅度抑制掉，且次谐波峰频逐渐减小。这说明微泡数目的增多使得微泡间相互作用更加明显，微泡难以进行大幅度的振动，因此呈现出明显的稳态振动；可

以想象，当大量的微泡相互作用时，微泡只能进行微弱的小幅度稳态振动，次谐波峰频
将会更小。

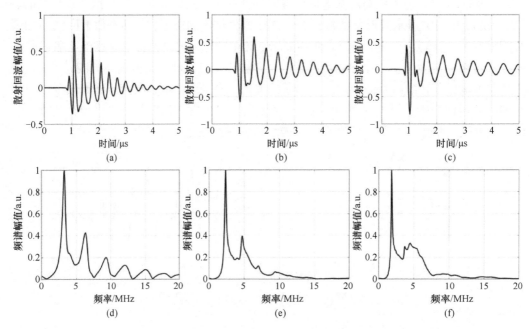

图 5.18　微泡数目对微泡群散射回波及其频谱的影响

图 5.19（a）～（c）和（d）～（f）分别为微泡群中微泡初始半径为 0.5 μm、1.0 μm
和 1.5 μm 时得到的散射回波和频谱。可以看出，当微泡初始半径较小时，在声场作用下

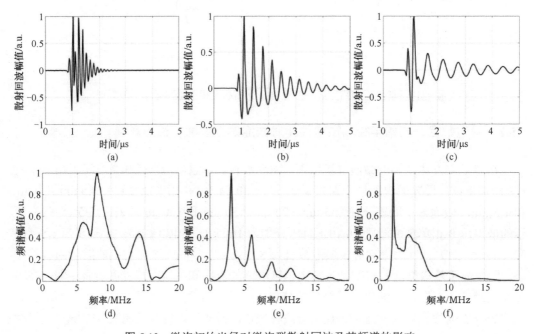

图 5.19　微泡初始半径对微泡群散射回波及其频谱的影响

发生了强烈的坍塌过程,其所对应的频谱中带宽较宽,主峰频在 7.5 MHz 左右;当微泡初始半径较大时,由于声压较小,微泡的振动受到限制,出现表征稳态振动的次谐波成分;随着微泡初始半径进一步增大,微泡群散射回波中以次谐波成分为主。

设置立方体尺度为 2×2×2,微泡群中微泡初始半径为 1 μm,改变立方体中微泡最小间距分别为 5 μm、20 μm、50 μm 和 100 μm,所得到的散射回波频谱分别如图 5.20(a)～(d)所示。可以看出当微泡间距很小时,散射回波中次谐波成分很强,基波被抑制掉。随着微泡间距的增大,频谱峰频逐渐增大并靠近基波频率。当微泡间距非常大时,微泡群散射回波频谱几乎与单微泡一致 [比较图 5.16(c)],此时微泡间的相互作用变得微乎其微,微泡相当于在自由场中振动。

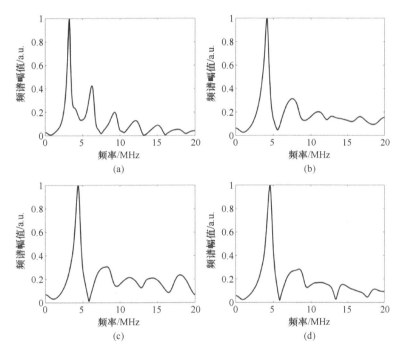

图 5.20 微泡间距对微泡群散射回波及其频谱的影响

5.6 本 章 小 结

本章从理论方面阐述了超声场中微泡间相互作用的过程并介绍了基于 Keller-Miksis 方程的微泡群动力学模型和相应的基本理论,其中标准三维空间结构,以及服从高斯分布的尺寸和位置分布被引入微泡群模型中。通过仿真,验证了微泡群模型的正确性,讨论了微泡群初始半径、微泡间距及其他因素对微泡间相互作用的影响,对基于立方体、球体、尺寸和位置分布的微泡群动力学及其振动模式进行了讨论;然后通过线性叠加微泡群各个微泡散射信号计算了微泡群的散射回波及其频谱,探究了微泡初始半径、微泡间距及微泡数目对微泡群声散射特性的影响。由于生物组织中微泡与组织作用和微泡间相互作用的复杂性,本章只介绍了液体中微泡群模型的相关理论基础并讨论了其声散射特性，并未涉及黏弹性介质及复杂生物组织中的微泡群模型。然而液体中的微泡群模型弥补了单微泡模型的缺陷，完善了液体中微泡动力学理论。

从微泡本身的特性来看，声场中空化微泡、包膜微泡和相变微泡，以及不同种类微泡形成的微泡群动力学将会成为微泡建模领域面临的重要挑战，微泡群的声散射特性可通过构造母小波用于高灵敏度的超声微泡成像中，对于超声激励下微泡的动态实时监控具有重大意义。从微泡所处物理场的角度看，聚焦波声场、平面波声场、驻波场等形成的多波束干涉声场，以及其他物理场与超声场协同作用下的微泡群动力学建模和相应的理论机制将会成为此领域持续关注的热点，其将会引导我们更深入地了解物理场中微泡群的演变机制。从生物医学应用的角度看，微泡群在骨-组织界面的相互作用有助于理解在聚焦超声引导下肌骨系统疾病的治疗机制，在微小血管、狭窄血管和分叉血管中的微泡群声辐射力建模将为早期动脉血管斑块的无创精准干预和高效空蚀控制提供理论基础；基于相变微泡群动力学模型则可以研究微泡振动过程与其周围微米尺度组织弹性的关系，为发展组织中稀疏微泡高信噪比、高分辨的超声成像及微弹性成像技术提供新方法；而微泡群与其他复杂生物组织的相互作用及相应的模型构建对于发展微泡引导的超声治疗也具有重要的价值。

主要参考文献

卢义刚, 吴雄慧. 2011. 双泡超声空化计算分析. 物理学报, 60(4): 046202.

张鹏利, 林书玉. 2009. 声场作用下两空化泡相互作用的研究. 物理学报, 58(11): 7797-7801.

Bremond N, Arora M, Ohl C D, et al. 2006. Controlled multibubble surface cavitation. Physical Review Letters, 96(22): 224501.

Chen W S, Matula T J, Crum L A. 2002. The disappearance of ultrasound contrast bubbles: observations of bubble dissolution and cavitation nucleation. Ultrasound in Medicine and Biology, 28(6): 793-803.

D'Agostino L, Brennen C E. 2006. Linearized dynamics of spherical bubble clouds. Journal of Fluid Mechanics, 199: 155-176.

Doinikov A A. 1997. Dissipative effects on bjerknes forces between two bubbles. The Journal of the Acoustical Society of America, 102(2): 747-751.

Doinikov A A. 1999. Bjerknes forces between two bubbles in a viscous fluid. The Journal of the Acoustical Society of America, 106(6): 3305-3312.

Doinikov A A. 2000. Influence of neighboring bubbles on the primary Bjerknes force acting on a small cavitation bubble in a strong acoustic field. Physical Review E, 62(5): 7516-7519.

Fujikawa S, Takahira H. 1986. A theoretical study on the interaction between two spherical bubbles and radiated pressure waves in a liquid. Acta Acustica United with Acustica, 61(3): 188-199.

Hauptmann M, Struyf H, Gendt S D, et al. 2013. Evaluation and interpretation of bubble size distributions in pulsed megasonic fields. Journal of Applied Physics, 113(18), 184902.

Ida M. 2002. A characteristic frequency of two mutually interacting gas bubbles in an acoustic field. Physics Letters A, 297(3-4): 210-217.

Ida M. 2004. Investigation of transition frequencies of two acoustically coupled bubbles using a direct numerical simulation technique. Journal of the Physical Society of Japan, 73(11): 3026-3033.

Iida Y, Ashokkumar M, Tuziuti T, et al. 2010. Bubble population phenomena in sonochemical reactor: Ⅰ estimation of bubble size distribution and its number density with pulsed sonication-laser diffraction method. Ultrasonics Sonochemistry, 17(2): 473-479.

Jiao J, He Y, Kentish S E, et al. 2015. Experimental and theoretical analysis of secondary Bjerknes forces between two bubbles in a standing wave. Ultrasonics, 58: 35-42.

Keller J B, Miksis M. 1980. Bubble oscillations of large amplitude. The Journal of the Acoustical Society of America, 68(2): 628-633.

Lanoy M, Derec C, Tourin A, et al. 2015. Manipulating bubbles with secondary Bjerknes forces. Applied Physics Letters, 107(21): 1109-1198.

Lee J, Ashokkumar M, Kentish S, et al. 2005. Determination of the size distribution of sonoluminescence bubbles in a pulsed acoustic field. Journal of the American Chemical Society, 127(48): 16810-16811.

Liu R, Hu H, Xu S, et al. 2015. Ultrafast active cavitation imaging with enhanced cavitation to tissue ratio based on wavelet transform and pulse inversion. The Journal of the Acoustical Society of America, 137(6): 3099-3106.

Louisnard O. 2008. Analytical expressions for primary Bjerknes force on inertial cavitation bubbles. Physical Review E, 78(3 Pt 2): 417-423.

Lu S, Xu S, Liu R, et al. 2016. High-contrast active cavitation imaging technique based on multiple bubble wavelet transform. The Journal of the Acoustical Society of America, 140(2): 1000-1011.

Mettin R. 1997. Bjerknes forces between small cavitation bubbles in a strong acoustic held. Physical Review E Statistical Physics Plasmas Fluids and Related Interdisciplinary Topics, 56(3): 2924-2931.

Shima A. 1971. The natural frequencies of two spherical bubbles oscillating in water. Journal of Fluids Engineering, 93(3): 426-431.

Smereka P, Banerjee S. 1988. The dynamics of periodically driven bubble clouds. Physics of Fluids, 31(12): 3519-3531.

Takahira H, Akamatsu T, Fujikawa S. 1994. Dynamics of a cluster of bubbles in a liquid. theoretical analysis. Jsme International Journal, 37(2): 297-305.

Vanhille C, Campos-Pozuelo C. 2014. Numerical simulations of the primary Bjerknes force experienced by bubbles in a standing ultrasonic field: nonlinear *vs*. linear. Wave Motion, 51(7): 1127-1137.

Wijngaarden L V. 1966. On the collective collapse of a large number of gas bubbles in water. Springer Berlin Heidelberg: 854-861.

Yoshida K, Fujikawa T, Watanabe Y. 2011. Experimental investigation on reversal of secondary Bjerknes force between two bubbles in ultrasonic standing wave. The Journal of the Acoustical Society of America, 130(1): 135-144.

第6章 波束合成与控制

6.1 引　言

超声数字波束合成聚焦技术通常简称为数字波束合成技术，是进行数字医学超声测量和成像的核心技术，其克服了传统的模拟波束合成所具有的可靠性差、元器件易腐化、系统复杂等问题，可以获得更加优良的波束性能。此外，数字波束合成可以通过数字域的信号处理方法及多种波束合成算法使传感器阵列具有波束赋形、自适应旁瓣抑制和自适应干扰置零等能力（Thomenius，1996）。

延时叠加（delay and sum，DAS）波束合成是超声成像中最为传统、简单，也是鲁棒性最好、应用最广泛的波束合成方法，其通过对不同通道接收到的超声回波信号施加特定的延时后再相加求和，得到目标点的聚焦信号（Klemm et al.，2008）。但是DAS波束合成中采用独立于接收回波信号、预先定义好的、固定的加权系数，没有充分利用回波数据的本身特点，合成的波束主瓣宽度过宽，旁瓣高度过高。而且主瓣宽度和旁瓣高度之间存在着相互制约，即当抑制旁瓣水平时会展宽主瓣宽度，因此不能够获得很好的图像分辨率和对比度（Holfort et al.，2008）。

自适应加权波束合成技术已广泛地应用于无线电通信、雷达、声呐等阵列信号处理领域，近年来也逐渐地被应用到了超声成像系统中（Synnevåg et al.，2007）。自适应加权波束合成技术相对于DAS波束合成的改进在于充分利用回波数据自身的特点实时计算出动态的加权系数，实现真正的动态变迹加权，从而提高了超声图像的空间分辨率。最小方差（minimum variance，MV）波束合成是一种最基本、最常用的自适应加权波束合成方法，其核心思想是：在回波信号无失真的约束条件下，使指定方向上输出能量最小，即获得最小的方差，进而推导出最优的加权值（Capon，1969）。但是，自适应加权波束合成有一定的局限性，它仅适用于窄带、远场、非相关信号，而超声成像的回波信号属于宽带、近场和强相关性的范畴，致使直接应用自适应加权波束合成会存在缺陷，因此Synnevåg等（2007）提出采用前向空间平滑来削弱回波信号的相关性；Li和Li（2003）通过采用对角加载技术来提高自适应加权的稳健性。以上两种方法很大程度上克服了自适应波束合成技术在超声成像方面应用的局限性。然而，超声自适应波束合成技术的引入带来了很大的计算量，使得实时成像成为难题。

数字多波束合成技术是为解决传统超声成像采用单波束合成技术时成像帧频较低的问题而发展起来的（Jie，2007）。它利用一次发射形成多条波束扫描线来提高成像的帧频，不仅提高了超声图像的分辨率，同时提高了成像密度和帧频；然而它也带来了诸如如何存储和实时生成大容量延迟参数的问题。

Lu（1998）在20世纪90年代早期提出了一种基于有限衍射波束的高帧频成像方式。

这种方法首先需要向探测区域发射平面脉冲波即有限衍射阵列波，然后在接收端根据信号序列所在阵元的位置对回波数据进行加权处理。可以证明，加权处理后的结果即为成像区域内反射系数分布函数的频谱。因此，只需在加权后使用傅里叶逆变换即可以完成二维或三维的图像创建。为了提高此种方法的信噪比及应用范围，彭虎等研究者（Peng and Yu，2008）提出了空间复合的改进方式，即使用不同偏转角度的阵列波束按照上述方式分别得到图像的部分频谱，最后叠加以求得完整的频谱。这种成像算法的核心是傅里叶逆变换，因此又被称为傅里叶成像系统。这种成像方式的主要问题在于：声束能量局限在中心轴向部位，对偏离轴向的区域成像时信噪比低；使用模拟电路对回波信号进行有限声束加权时，所使用的电子电路过于复杂；该算法的成像质量受限于傅里叶变换和频谱空间插值的计算精度。

虚拟阵元技术是指在保持真实阵元数目不变的情况下，应用虚拟阵元的概念使得阵元数目在虚拟上得到增加，从而增大接收孔径，提高分辨率，增加探测深度的方法（胡鹏，2006）。其近年来已广泛应用于军事、民用通信，以及雷达天线、声呐探测等领域，同时也在逐步地被应用到超声影像系统中，用来解决图像的分辨率与探测深度之间的矛盾。但是，目前的超声虚拟阵元技术还无法实现孔径数目的自适应调节，使得其实用性受到限制。

此外，学者还将超声波束合成技术与编码激励技术（Misaridis et al.，2000）、合成孔径技术（Jensen et al.，2006）、信息采样技术（Chernyakova et al.，2013）等相结合，发展出众多改进的超声波束合成方法。其中，利用超声信号在某些转换域的稀疏特性，将稀疏表达或压缩感知技术与波束合成相结合，可以显著降低波束合成的计算量（Wagner et al.，2012）。

本章在常用超声波束合成技术的基础上，在超声成像中引入自适应波束合成算法，并讨论自适应波束合成、特征空间自适应波束合成及广义相干系数自适应波束合成等改进方法；依托 Field II 平台，针对点散射子目标、囊肿仿体进行了不同波束合成方法的仿真成像，并评价各种波束合成算法在聚焦波超声成像、合成孔径成像、平面波超声成像和弱聚焦宽波束超声成像中的性能，根据计算量大小、横向分辨率、旁瓣抑制等指标，评价各个波束合成方法在不同成像模式中的优缺点。

6.2 常用超声波束合成技术

超声波在不均匀的生物组织中传播时，会发生反射和散射，我们把返回换能器的散射波称为背向散射回波。背向散射回波通过一系列的后处理可以转化为灰度图像显示。通过机械或电子扫描建立起的二维图像的成像模式即为聚焦波超声成像。聚焦波超声成像按扫描方式的不同可以分为机械扇形扫描成像、电子线性扫描成像、相控阵扇形扫描成像和凸阵扇形扫描成像。以电子线性扫描成像为例，在成像扫描中，每次发射和接收声波时，将若干个阵元编为一组，由一组阵元产生一束扫描束并接收信号，然后由下一组阵元产生下一次发射声束并接收信号。将每组散射点回波信号进行叠加就可以得到RF 扫描线，进而由 RF 扫描线可以组成一幅完整的聚焦波超声图像。在成像过程中，利用波束控制和处理等关键技术，可以使合成的波束具有更精良的时间和空间特性，这主要包括电子聚焦、可变孔径及幅度变迹等。其中，电子聚焦的原理如图 6.1 所示，设阵元中心间距为 d，换能器孔径为 D，聚焦点 P 离换能器表面距离（焦距）为 F，传播媒质中声速为 c，在发射聚焦时，采用延迟顺序激励阵元的方法，使各阵元按设计的延时依次先后发射声波，在媒质内合成波阵面为凹球面，在 P 点处同相叠加增强，而在 P 点以外异相叠加减弱，甚至抵消。此时，要求各阵元激励延迟时间为

$$t_{\text{delay}} = \frac{F}{c}\left\{1 - \left[1 + \left(\frac{nd}{F}\right)^2\right]^{(1/2)}\right\} + t_0 \qquad (6.1)$$

式中，n 为阵元数；t_0 为中心阵元发射声波的时间，或一个足够大的时间常数，以避免 t_{delay} 出现负的延迟时间。

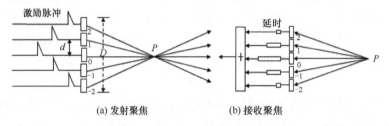

(a) 发射聚焦　　　　　　　　　(b) 接收聚焦

图 6.1　线阵换能器聚焦原理图

另一方面，可变孔径是指在接收过程中动态改变孔径的大小。理论证明，孔径越大，所形成的波束主瓣越窄，旁瓣越低，然而随着孔径的增大，波束在近场区的扩散角也增大了，探头附近的分辨率就会急骤降低，得不到体表（近场）附近组织的良好超声图像。因此提出动态孔径技术，即在接收开始时只有位于接收子阵中心的少数通道打开，其他通道处于关闭状态，随着接收深度的增加，越来越多的接收通道开启，接收孔径逐渐加大。

对于矩形阵，波束宽度的极限值（即焦点处的波束直径 b_{w}）取决于波长、孔径及焦距，与换能器的表面距离为 r 处的波束宽度 b_{w} 可近似为

$$b_{\text{w}} = 2\lambda F = 2\lambda \frac{f_1}{a_{\text{p}}} \qquad (6.2)$$

式中，λ 是波长；f_1 是焦距（换能器表面到焦区中心之间的距离）；a_{p} 是孔径的大小。$F = f_1 / a_{\text{p}}$ 是用来衡量聚焦程度的一个非常重要的参数，称之为 F-number，该参数在动态孔径技术中也会用到。F 的取值范围及其意义如表 6.1 所示。

表 6.1　F 的取值

聚焦程度	F
强	<2
中	2~6
弱	>6

最常用的是 F 值为 2，此时 $b_w = 4$，最佳横向分辨率是轴向分辨率的 4 倍。波束宽度又决定了图像的横向分辨率，因此当焦点深度不断增加时，孔径 a_p 也随着 f_l 的增大而动态增大，从而保证最大扫描深度范围以内的波束宽度近乎为常数，整幅图像的横向分辨率比较均匀。

此外，在信号接收处理过程中，采用幅度变迹技术的基本出发点是对中心阵元信号赋予较大的权系数，远离中心两侧的权系数逐渐减小，各阵元输出信号加权求和，进而抑制旁瓣和栅瓣的影响。幅度变迹技术是一种控制发射和接收声场分布的手段。当发射子阵中各个阵元施加相同幅度的激励信号，就形成了声场中的等幅度相干叠加。理想的等幅相干叠加有 −13 dB 的旁瓣，影响成像的质量。降低旁瓣等级的方法是收发通道的幅度加权，这样每个阵元的激励信号幅度就可能不一样，这种方法称为幅度变迹。一般地，幅度变迹可以使子阵中中心阵元的激励信号幅度强，而两旁位置阵元的激励信号幅度逐渐减弱。常用的幅度变迹函数有 Hanning 函数、Hamming 函数、Blackman 函数等（Wang et al.，2005）。

在波束控制及处理技术的基础上，作为一种常用波束合成方法，延时叠加波束合成是超声成像中传统、简单，也是应用最广泛的波束合成方法，其包括发射聚焦和接收聚焦两种方式。由于成像过程实际就是对成像区域逐点聚焦，所以一帧完整的图像需要进行至少上万次的聚焦才能完成。如果采用发射聚焦方式来实现超声成像，则完成一帧超声图像需要较长的时间，不符合实时成像的要求。因此，通常所说的延时叠加波束合成一般是指接收聚焦。

延时叠加波束合成是对不同通道接收到的超声回波信号施加特定的延时后再相加求和，得到目标点的聚焦信号。其数学表达式为（Hu et al.，2006）：

$$S_{DAS}(t) = \sum_{n=0}^{N-1} w_n s\left(t - \frac{r}{c} - \tau_n \right) \tag{6.3}$$

式中，$s(t)$ 为接收的超声回波信号；N 为阵元总数；w 为窗函数；r/c 为超声波从场点到传感器阵列坐标原点的传播时间。具体的，为第 n 个阵元施加的延时，假设有 N 个阵元的线性传感器阵列，阵元间距为 d（如图 6.2 所示），将阵列中心定为参照原点，则第 n 个阵元的位置为（万明习，2010）：

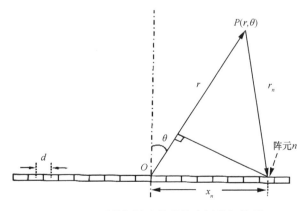

图 6.2　延时叠加波束收发的空间几何关系

$$x_n = \left(n - \frac{N-1}{2}\right)d, \quad 0 \leqslant n \leqslant N-1 \tag{6.4}$$

针对空间中的某点 P，阵元 n 的延时为

$$\tau_n = \frac{r - r_n}{c}$$

又由几何余弦定理 $r_n = \sqrt{x_n^2 + r^2 - 2rx_n \sin\theta}$，所以：

$$\tau_n = \frac{1}{c}(r - \sqrt{x_n^2 + r^2 - 2rx_n \sin\theta}) \tag{6.5}$$

将上式的延时分解为偏转延时 τ_n^s 和聚焦延时 τ_n^f。偏转延时 τ_n^s 表示波束聚焦的方向，定义为

$$\tau_n^s = \frac{x_n \sin\theta}{c} \tag{6.6}$$

聚焦延时 τ_n^f 表示在保持聚焦方向下，聚焦到某个场点，定义为

$$\tau_n^f = \frac{1}{c}\left(r - x_n \sin\theta - \sqrt{x_n^2 + r^2 - 2rx_n \sin\theta}\right) \tag{6.7}$$

当只施加聚焦延时 τ_n^f 时，阵元只是对中心线上某点进行聚焦，施加偏转延时 τ_n^s 时，波束中心才会偏转一定角度。

6.3 超声自适应波束合成技术

6.3.1 信号模型

为了简化数学模型，假设目标源为远场的点源，且传输介质是线性的、无损的，则所有到达阵列的波前可近似为平面波。假设天线阵由 M 个全向阵元组成，且将第一阵元设为参考阵元，那么到达此参考阵元的第 i 个信号表述为（Asl and Mahloojifar, 2011）：

$$s_i(t) = Se^{j\omega_0 t} \quad i = 0,1,\cdots,D-1 \tag{6.8}$$

式中，S 为信号的复包络，包含信号信息；$e^{j\omega_0 t}$ 为空间信号的载波。当信号满足窄带条件时，即认为信号的带宽很小，且 $z_i(t)$ 的变化很缓慢，则有 $s_i(t-\tau) \approx s_i(t)$，那么经过传播延迟 τ 后的信号可表示为

$$s_i(t-\tau) = Se^{j\omega_0(t-\tau)}$$
$$\approx \hat{S}e^{-j\omega_0 t} \quad i = 0,1,\cdots,D-1 \tag{6.9}$$

理想情况下，第 m 个阵元接收到的信号为

$$x_m(t) = \sum_{i=0}^{D-1} s_i(t - \tau_{m_i}) + n_m(t) \tag{6.10}$$

式中，τ_{m_i} 为第 i 个信号到达第 m 个阵元时相对于参考阵元的延迟；$n_m(t)$ 为第 m 个阵元上的加性噪声。根据式（6.9）和式（6.10）可得到整个阵列接收到的信号为

$$X(t) = \sum_{i=0}^{D-1} s_i(t) \boldsymbol{a}_i + \boldsymbol{n}(t)$$
$$= \boldsymbol{AS}(t) + \boldsymbol{n}(t) \tag{6.11}$$

式中，$\boldsymbol{a}_i = \left[e^{-j\omega_0 \tau_{1i}}, e^{-j\omega_0 \tau_{2i}}, \cdots, e^{-j\omega_0 \tau_{Mi}} \right]^{\mathrm{T}}$ 为信号 i 的方向向量；$\boldsymbol{A} = [\boldsymbol{a}_0, \boldsymbol{a}_1, \cdots, \boldsymbol{a}_{D-1}]$ 为阵列流形；$\boldsymbol{S}(t) = \left[s_0(t), s_1(t), \cdots, s_{D-1}(t) \right]^{\mathrm{T}}$ 为信号矩阵；$\boldsymbol{n}(t) = \left[n_1(t), n_2(t), \cdots, n_M(t) \right]^{\mathrm{T}}$ 为加性噪声矩阵；$[\bullet]^{\mathrm{T}}$ 表示矩阵转置。

阵列的形状可以是任意的，如线阵、圆阵、面阵等，在本系统中，假设其为等距线阵。如图 6.3 所示，将 M 个阵元按照间距 d 等距离排列成一条直线的等距线阵，并且定义平面波的波束方向与线阵的法线夹角为 θ。

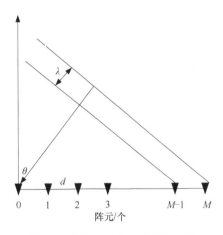

图 6.3　入射到均匀线阵的平面波

若以第一个阵元为参考阵元，则各阵元相对参考阵元的接收延迟为

$$\tau_m = -\frac{1}{c}\sin(\theta)(m-1)^d \tag{6.12}$$

继而等距线阵的方向向量表达为

$$\boldsymbol{a}(\theta) = \left[1, e^{-j\frac{\omega_0}{c}d\sin\theta}, e^{-j\frac{\omega_0}{c}2d\sin\theta}, \cdots, e^{-j\frac{\omega_0}{c}(M-1)d\sin\theta} \right]^{\mathrm{T}} \tag{6.13}$$
$$= \left[1, e^{-jK_\theta}, e^{-j2K_\theta}, \cdots, e^{-j(M-1)K_\theta} \right]^{\mathrm{T}}$$

$K_\theta = \dfrac{2\pi d \sin\theta}{\lambda}$ 为空间频率。

那么，把 M 个阵元的采样排列到一个矢量中，得到阵列在 t_0 时刻的一次快拍 y 为

$$y = \left[y(0)\ \ y(1) \cdots y(M-1) \right]$$
$$= \hat{S} \left[1\ \ e^{-jK_\theta} \cdots e^{-j(N-1)K_\theta} \right] \tag{6.14}$$
$$= \hat{S}\boldsymbol{a}(\theta)$$

上式说明对于确定的波长和阵列几何结构，其方向向量只与空间角 θ 有关，记此时的方向向量为 $\boldsymbol{a}(\theta)$。常规阵列输出为非自适应波束合成的加权求和，即

$$y = \boldsymbol{w}^{\mathrm{T}} s(t) = \hat{S} \sum_{m=0}^{M-1} w_m \mathrm{e}^{-\mathrm{j}\frac{2\pi}{\lambda}(m-1)d\sin\theta} \tag{6.15}$$

其中 $\boldsymbol{w}$ 为复权矢量：

$$\boldsymbol{w} = \begin{bmatrix} w_0 & w_1 & \cdots & w_{M-1} \end{bmatrix}^{\mathrm{T}} \tag{6.16}$$

对某些特定情况而言，$\boldsymbol{w}$ 将有如下形式：

$$\begin{aligned}
\boldsymbol{w} &= \begin{bmatrix} w_0 & w_1 \mathrm{e}^{\mathrm{j}K\theta} & \cdots & w_{M-1}\mathrm{e}^{\mathrm{j}(M-1)K\theta} \end{bmatrix}^{\mathrm{T}} \\
&= \begin{bmatrix} w_0 & w_1 & \cdots & w_{M-1} \end{bmatrix}^{\mathrm{T}} \otimes \boldsymbol{a}(\theta) \\
&= \boldsymbol{w}^{\mathrm{T}} \otimes \boldsymbol{a}(\theta)
\end{aligned} \tag{6.17}$$

式中，符号 $\otimes$ 表示 Hadamard 积（各矢量对应元素相乘）。上式说明，权矢量 $\boldsymbol{w}$ 提供控制旁瓣抑制的数据加权，导向矢量 $\boldsymbol{a}(\theta)$ 提供对来自 θ 方向的信号的最大相干积累。

假设阵列的非自适应波速形成权矢量与波达角的 θ_0 相匹配，即阵列将"导向"到 θ_0 方向，那么对应来自 θ 方向的入射波，波束合成的输出为

$$y = \boldsymbol{w}^{\mathrm{T}} \hat{S} = \hat{S} \sum_{m=0}^{M-1} w_m \mathrm{e}^{-\mathrm{j}(K_\theta - K_{\theta_0})m} \tag{6.18}$$

可以看出，y 实际上为权矢量 $\boldsymbol{w}$ 的离散傅里叶变换，并且其频率的中心被搬移至 K_{θ_0} 处，幅度则被放大 $\hat{S}$ 倍。不难发现，当所有权矢量的幅度为 1 时，波束合成的输出恰为标准的正弦函数形式

$$y = \mathrm{e}^{\mathrm{j}(M-1)(\pi d/\lambda)(\sin\theta - \sin\theta_0)} \left\{ \frac{\sin\left[M(\pi d/\lambda)(\sin\theta - \sin\theta_0) \right]}{\sin\left[(\pi d/\lambda)(\sin\theta - \sin\theta_0) \right]} \right\} \tag{6.19}$$

加权的意义在于通过选择合适的权矢量 $\boldsymbol{w}$ 来降低旁瓣电平以适合某些系统的要求，但这同时也会使得天线主瓣加宽，从而降低分辨率。

6.3.2　最小方差无失真响应法

假设 M 个等间距阵元的传感器阵列，在阵列的远场区域存在一些点散射目标，则波束合成的输出可表达为

$$y(k) = \boldsymbol{w}^{\mathrm{H}}(k)\boldsymbol{x}_d(k) = \sum_{i=1}^{M} w_i(k)x_i(k - \Delta_i) \tag{6.20}$$

式中，k 为时间系数；$\boldsymbol{x}_d(k)$ 为经过聚焦延时后的信号，表示为 $\boldsymbol{x}_d(k) = \begin{bmatrix} x_1(k-\Delta_1), \cdots, x_M(k-\Delta_M) \end{bmatrix}^{\mathrm{T}}$；$\boldsymbol{w}(k) = \begin{bmatrix} w_1(k), \cdots, w_M(k) \end{bmatrix}^{\mathrm{T}}$ 为加权向量；Δ_i 为各个通道的延时量。当 $\boldsymbol{w}(k)$ 为全 1 的向量时，即为传统的延时叠加算法；当 $\boldsymbol{w}(k)$ 由接收到的数据动态计算得到时，即为自适应波束合成算法（彭虎，2008）。

最小方差波束合成算法（minimum variance distortionless response，MVDR）的核心就是寻找一个最佳的加权向量 $\boldsymbol{w}$，在保持期望方向增益不变的条件下，使阵列的输出能量最小。其数学表达式为（Capon，1969）

$$\min_{w} \boldsymbol{w}^{\mathrm{H}} \boldsymbol{R}\boldsymbol{w}, \text{subject to } \boldsymbol{w}^{\mathrm{H}}\boldsymbol{a} = 1 \qquad (6.21)$$

式中，$\boldsymbol{R}$ 是 $M \times M$ 干扰加噪声的协方差矩阵；$\boldsymbol{a}$ 为方向向量。最优加权向量为

$$\boldsymbol{w}_{\mathrm{opt}} = \frac{\boldsymbol{R}^{-1}\boldsymbol{a}}{\boldsymbol{a}^{\mathrm{H}}\boldsymbol{R}^{-1}\boldsymbol{a}} \qquad (6.22)$$

在实际中，由于很难获得精确的干扰加噪声协方差矩阵，因此上式中的协方差矩阵被样本协方差矩阵取代。样本协方差矩阵表示为

$$\boldsymbol{R} = \frac{1}{M}\sum_{n=1}^{M} \boldsymbol{x}_d(n)\boldsymbol{x}_d(n)^{\mathrm{H}} \qquad (6.23)$$

图 6.4 所示为自适应波束合成仿真结果，阵元数 $M=8$，信号快拍数 512，有用信号频率 5 MHz，阵元间距 $\lambda/2$，其中 λ 为波长，有用信号波达角为 0°，信噪比 SNR 为 50 dB。图 6.4（a）为非自适应波束合成结果。假设在 20° 方向存在一干扰源，干扰信号频率 5 MHz，其干噪比 INR 为 30 dB。此外，每个阵元还有功率为 1 的加性白噪声。图 6.4（b）所示为自适应波束形成结果，可以看出，干扰方向的灵敏度将比主瓣灵敏度低 45 dB，干扰抑制度得以很好地改善。

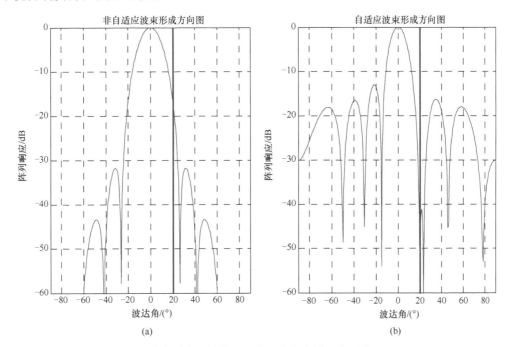

图 6.4　存在某个干扰情况下的天线方向图（阵元数 $M=8$）

6.3.3　空间平滑技术

一般的，MVDR 等自适应波束合成方法都是基于窄带信号模型的情况。信号的相对

带宽 η 是信号带宽与中心频率之比，可表示为（Lu，1998）

$$\eta = \frac{f_H - f_L}{(f_H + f_L)/2} = \frac{\Delta f}{(f_H + f_L)} \tag{6.24}$$

式中，f_H 和 f_L 分别是信号的最高频率和最低频率。

当信号的相对宽度大于 1%时，常被认为是宽带信号（Lu，1998）。同时，在单纯考虑自适应波束合成算法时，通常假定信号源之间（或信号和干扰之间）是互不相关的，各干扰源之间也不相关，通称为信号源间不相关。但是，在超声成像中，各种回波信号及干扰信号源间都是相关的（Peng and Yu，2008）。

当信号源间存在相关时，自适应波束合成或者 DOA 估计等阵列信号处理方法都不能直接应用。这是因为信号源间相关，使信号相关矩阵的秩降低，而维纳-霍夫方程要求相关矩阵是非奇异的，于是对于相关信号源，难以实现最优阵列处理。

假设有 3 个相关的入射信号：$s_1(n) = u_1(n)e^{j\varphi_1(n)}$、$s_2(n) = \beta_2 s_1(n)$ 和 $s_3(n) = \beta_3 s_1(n)$，其中，$\beta_i = \rho_i e^{j\Delta\phi_i}$，$i = 2,3$，常数 ρ_i 和 $\Delta\phi_i$ 分别表示第 i 个信号相对于 $s_1(n)$ 的幅度衰落和相位差。显然有：

$$E\left\{s_i(n)s_i^*(n)\right\} \neq 0, i \neq l \tag{6.25}$$

定义 $\boldsymbol{\beta} = \begin{bmatrix} 1 & \beta_2 & \beta_3 \end{bmatrix}^T$，于是信号向量 $s(n)$ 可以表示为

$$s(n) = \boldsymbol{\beta} s_1(n) \tag{6.26}$$

则信号的相关矩阵为

$$\boldsymbol{R}_s = E\left\{s(n)s^H(n)\right\} = E\left\{s_1(n)s_1^*(n)\right\}\boldsymbol{\beta}\boldsymbol{\beta}^H \left\{\left|u_1(n)\right|^2\right\}\boldsymbol{\beta}\boldsymbol{\beta}^H \tag{6.27}$$

由于 $\text{rank}\left(\boldsymbol{\beta}\boldsymbol{\beta}^H\right) = 1$，因此有 $\text{rank}\left(\boldsymbol{R}_s\right) = 1$，即信号相关矩阵 $\boldsymbol{R}_s$ 不再是一个满秩矩阵。由于基于维纳-霍夫方程的自适应波束合成都是在相关矩阵 $\boldsymbol{R}_s$ 为满秩时的结果，当信号不相关时，不能直接采用这些阵列信号处理方法。

一种常用的处理相关源的方法，是在采用自适应阵列处理算法之前，对阵列接收数据进行空间平滑（spatial smoothing）处理（Asl and Mahloojifar，2010）。前向空间平滑是将 M 个阵元的均匀线阵按图 6.5 所示的方法划分为 p 个子阵，由 m 个阵元组成一个子阵，$M=p+m-1$，信号源为 K 个。

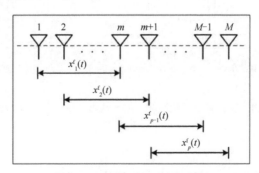

图 6.5　前向空间平滑算法原理

各个子阵的输出矢量分别为

$$\boldsymbol{x}_1^{\mathrm{f}} = \begin{bmatrix} x_1 & x_2 & \cdots & x_m \end{bmatrix}, \boldsymbol{x}_2^{\mathrm{f}} = \begin{bmatrix} x_2 & x_3 & \cdots & x_{m+1} \end{bmatrix}, \cdots, \boldsymbol{x}_p^{\mathrm{f}} = \begin{bmatrix} x_p & x_{p+1} & \cdots & x_M \end{bmatrix} \quad (6.28)$$

对于第 l 个子阵有

$$\boldsymbol{x}_l^{\mathrm{f}} = \begin{bmatrix} x_l & x_{l+1} & \cdots & x_{l-M+1} \end{bmatrix} = \boldsymbol{A}_m(\theta)\boldsymbol{D}^{(l-1)}\boldsymbol{s}(t) + \boldsymbol{n}_l(t) \quad (6.29)$$

其中

$$\boldsymbol{D} = \begin{bmatrix} \mathrm{e}^{\mathrm{j}\frac{2\pi d}{\lambda}\sin\theta_1} & 0 & \cdots & 0 \\ 0 & \mathrm{e}^{\mathrm{j}\frac{2\pi d}{\lambda}\sin\theta_2} & \cdots & 0 \\ \cdots & \cdots & \cdots & \cdots \\ 0 & 0 & \cdots & \mathrm{e}^{\mathrm{j}\frac{2\pi d}{\lambda}\sin\theta_k} \end{bmatrix} \quad (6.30)$$

第 l 个子阵的数据协方差矩阵为

$$\boldsymbol{R}_1 = \boldsymbol{A}_m(\theta)\boldsymbol{D}^{(l-1)}\boldsymbol{R}_{\mathrm{s}}\left(\boldsymbol{A}_m(\theta)\boldsymbol{D}^{(l-1)}\right)^{\mathrm{H}} + \sigma^2\boldsymbol{I} \quad (6.31)$$

式中，$\boldsymbol{A}_m(\theta) = \begin{bmatrix} a_m(\theta_1), \cdots, a_m(\theta_N) \end{bmatrix}$，是第一个子阵接收信号的导向矢量矩阵；$\boldsymbol{R}_{\mathrm{s}}$ 为第一个子阵接收信号的协方差矩阵，$\boldsymbol{R}_{\mathrm{s}} = E\left\{ \boldsymbol{s}\boldsymbol{s}^{\mathrm{H}} \right\}$。

对所划分的各子阵的协方差矩阵求均值来获得一个修正的协方差矩阵，这种空间预处理的方法就是前向平滑技术。

$$\boldsymbol{R}^f = \frac{1}{P}\sum_{l=1}^{p} \boldsymbol{R}_l \quad (6.32)$$

通过在空间上的前向平滑预处理，只要满足 $p \geqslant K$，无论阵列的输入信号是否相干，$\boldsymbol{R}^f$ 都是满秩的。

和前向空间平滑类似，后向空间平滑将天线阵元按图 6.6 所示来划分。

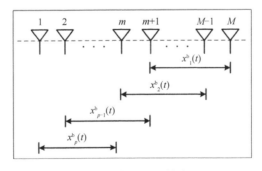

图 6.6　后向空间平滑算法原理

各子阵输出矢量为

$$\boldsymbol{x}_1^b = \begin{bmatrix} x_M, x_{M-1}, \cdots, x_{M-m+1} \end{bmatrix}, \boldsymbol{x}_2^b = \begin{bmatrix} x_{M-1}, x_{M-2}, \cdots, x_{M-m} \end{bmatrix}, \cdots, \boldsymbol{x}_p^b = \begin{bmatrix} x_{M-m}, x_{M-1}, \cdots, x_1 \end{bmatrix} \quad (6.33)$$

第 l 个子阵的输出矢量为

$$x_l^b(t) = [x_{M-l+1}, x_{M-m}, \cdots, x_{M-m-l+2}] \qquad (6.34)$$

比较前向平滑和后向平滑的子阵接收数据，后向平滑的第 $p-l+1$ 个子阵的数据矢量和前向平滑的第 l 个子阵的数据矢量可按下式进行变换：

$$x_{p-l+1}^b(t) = J(x_l^f(t)) = JA_m D^{(l-1)} R_s (D^{(l-1)})^H (A_m^H J) + \sigma^2 I \qquad (6.35)$$

其中，J 为 $m \times m$ 的置换矩阵。

第 $p-l+1$ 个子阵的输入数据协方差矩阵为

$$R_{p-l+1}^b = JA_m D^{(l-1)} s(t) + Jn_l(t) \qquad (6.36)$$

各个子阵列输入数据协方差矩阵的平均值为

$$R^b = \frac{1}{P} \sum_{l=1}^{p} R_{p-l+1}^b \qquad (6.37)$$

上式得到的为后向空间平滑的协方差矩阵。再对前向、后向两种空间平滑方法所得到的输入数据协方差矩阵取平均，即可得前/后向空间平滑的协方差矩阵。

6.3.4 稳健的波束合成技术

在自适应波束合成中，采样协方差矩阵求逆（SMI）是最常用的一个环节，其具有信号干扰比意义下的快速收敛速度。但是在 SMI 实际运用中，由于各种误差的影响会导致副瓣电平升高，主瓣偏移，波束畸变，输出信号干扰噪声比（SINR）下降。对角线加载技术常被用来抑制波束合成中方向图的畸变（Synnevåg et al.，2007）。对角线加载技术能减弱小特征值对应的噪声波束的影响，改善了方向图畸变，但是加载量的确定一直以来是一个比较困难的问题。

自适应超声波束合成通常也在自相关矩阵求逆之前，对自相关矩阵进行对角线加载。除减小旁瓣畸变外，同时降低自相关矩阵的奇异性，以提高算法的稳定性。通常的做法是使用 $R(t) + \varepsilon I$ 来代替 $R(t)$，ε 可简单地选为接收信号能量的倍数，即

$$\varepsilon = \Delta \text{trace}(R) \qquad (6.38)$$

式中，Δ 表示比例系数；trace 表示求矩阵的迹。Δ 的确定可以有几种方法：一种方法假设各个通道接收的高斯白噪声具有相同的平均方差，因而可以设定 $\Delta = 1/L$ 人为控制信号中的噪声水平，从而取得更接近最优权重的结果；另一种方法则更简单地将 Δ 确定为一个信号能量的比例系数，通常选为 0.01。

6.4 改进的超声自适应波束合成技术

6.4.1 特征空间自适应波束合成

接收信号的自相关矩阵可以被分解为两个正交空间——信号子空间和噪声子空间，基于特征空间的波束合成技术正是利用了这一特性。特征空间法是将输入信号（包括所需要的信号及干扰信号）的相关矩阵 R 分解为两个相互正交的子空间，即信号子空间和

噪声子空间。其中较大特征值对应的特征矢量组成信号子空间 E_s，小特征值对应的特征矢量组成噪声子空间 E_n。对 R 进行特征分解（Nilsen and Holm，2010）：

$$R = \sum_{i=1}^{q} \lambda_i \mathrm{e}_i \mathrm{e}_i^{\mathrm{H}} + \sigma_N \sum_{i=q+1}^{M} \mathrm{e}_i \mathrm{e}_i^{\mathrm{H}} \tag{6.39}$$

式中，$\lambda_1 \geqslant \lambda_2 \geqslant \cdots \geqslant \lambda_q > \lambda_{q+1} = \cdots = \lambda_M = \sigma_N$ 是相应的 M 个特征值；$e_i, i = 1, 2, \cdots, M$ 为 R 的特征值对应的特征向量。

相关矩阵 R 也可以表示为

$$R = E_s \Lambda_s E_s^{\mathrm{H}} + E_n \Lambda_n E_n^{\mathrm{H}} \tag{6.40}$$

式中，E_s 为信号子空间，表示为 $E_s = [e_1, e_2, \cdots, e_q]$；$\Lambda_s = \mathrm{diag}(\lambda_1, \lambda_2, \cdots, \lambda_q)$；$E_n$ 为噪声空间，表示为 $E_n = [e_{q+1}, e_{q+2}, \cdots, e_M]$；$\Lambda_n = \mathrm{diag}(\lambda_{q+1}, \lambda_{q+2}, \cdots, \lambda_M)$。因此，MVDR 波束合成的最优加权向量可写为

$$\begin{aligned} w_{\mathrm{opt}} &= \mu R^{-1} a \\ &= \mu E_s \Lambda_s^{-1} E_s^{\mathrm{H}} a + \mu E_n \Lambda_n^{-1} E_n^{\mathrm{H}} a \\ &= w_{\mathrm{opts}} + w_{\mathrm{optn}} \end{aligned} \tag{6.41}$$

其中，

$$\begin{aligned} \mu &= \frac{1}{a^n R a} \\ w_{\mathrm{opts}} &= \mu E_s \Lambda_s^{-1} E_s^{\mathrm{H}} a \\ w_{\mathrm{optn}} &= \mu E_n \Lambda_n^{-1} E_n^{\mathrm{H}} a \end{aligned} \tag{6.42}$$

从上式可知，最优自适应权向量由两部分组成：一部分由信号子空间贡献，另一部分由噪声子空间贡献。在理想情况下，存在于噪声子空间的分量 w_{optn} 应该为零，即 w_{opt} 位于信号子空间中。但由于有限的样本估计、指向误差等因素，会导致 w_{optn} 这项并不为零，从而使得波束合成的算法性能降低。因此，Jensen 等（2006）提出基于特征结构的自适应波束合成方法，摒弃权矢量在噪声子空间的分量而仅保留在信号子空间的分量作为最优加权。

Chernyakova 等（2013）提出子空间投影方法，将期望信号导向矢量 a 向信号子空间投影，即

$$a_e = E_s E_s^{\mathrm{H}} a \tag{6.43}$$

则最优化权矢量表示为 $w_{\mathrm{opt}} = \mu_e R^{-1} a_e$，

其中，$\mu_e = \dfrac{1}{a^{\mathrm{H}} E_s \Lambda_s^{-1} E_s^{\mathrm{H}} a}$

6.4.2　维纳自适应波束合成

维纳波束合成通常也被称为最小均方误差（MMSE）波束合成，实际上，它还可以

被视为是在波束合成结果之后的一个后置滤波行为。对于一个幅度为 A 的接收信号，按照最小均方误差准则，维纳波束合成也是解决一个最优化问题从而取得权向量（Li and Li，2003）：

$$w_{\text{Wiener}} = \arg \min_{w} E\left\{\left|A - w^{\text{H}}x\right|^2\right\} \tag{6.44}$$

上式的最终解可以表示为

$$w_{\text{Wiener}} = |s|^2 R^{-1}d \tag{6.45}$$

如前所述，由于对接收信号做了预导向，这里我们也假设导向矢量 $d=1$。考虑到具体的自相关矩阵及噪声的情况，有：

$$R = R_{\text{s}} + R_{\text{p}} = |s|^2 + R_{\text{p}} \tag{6.46}$$

因此，维纳滤波权向量和 MVDR 权向量的关系最终可表示为

$$w_{\text{Wiener}} = \frac{|s|^2}{|s|^2 + w_{\text{MVDR}}^{\text{H}} R_{\text{p}} w_{\text{MVDR}}} w_{\text{MVDR}} \tag{6.47}$$

式中，w_{MVDR} 表示 MVDR 形成的权矢量；R_{p} 表示自相关矩阵中的噪声分量。因此，可以看出，分母的第二部分实际上为 MVDR 法输出结果中噪声的期望方差或能量。因此，就波束合成的权矢量而言，维纳权矢量实际上是在 MMSE 准则下，MVDR 产生的权矢量乘以期望信号能量与整个接收信号能量的比值而得到的结果。上式同时说明，维纳波束合成可以视为在 MVDR 波束合成基础上的一后置滤波器：

$$w_{\text{Wiener}} = Hw_{\text{MVDR}}$$
$$H = \frac{|s|^2}{|s|^2 + w_{\text{MVDR}}^{H} R_{\text{p}} w_{\text{MVDR}}} \tag{6.48}$$
$$y_{\text{Wiener}} = w_{\text{Wiener}}x = Hw_{\text{MVDR}}x = Hy_{\text{MVDR}}$$

针对自相关矩阵中的噪声分量 R_{p}，一种方法利用接收信号与 DAS 或者 MVDR 输出信号的能量差作为噪声分量的估计，但其直接受波束合成结果的影响（Wang et al.，2005）；另一种方法在基于特征向量空间分解的基础上，在选取信号子空间分量后，将余下分量视为噪声特征向量，并重构自相关矩阵的噪声分量 R_{p}（Hu et al.，2006），这里将采用后者。

6.4.3 广义相干系数自适应波束合成

在不同类型的人体软组织里，声速存在一定的差异。即使在同类型的软组织里，由于组织的不均匀性，声速也存在差异。由声速不均匀性引起的相位畸变是导致超声成像质量下降的一个重要来源。因此，如何减小因声速不均匀性导致超声成像分辨率和对比度的下降是近年来的研究热点。Li 和 Li（2003）提出用广义相干系数作为自适应加权应用于传统的延时叠加成像中，提高了系统的鲁棒性。广义相干系数来源于经过适当延时接收孔径数据的空间频谱，它被定义为预先设定低频范围的频谱能量与总能量的比值。

其中，频谱的低频部分对应着接收数据的相干部分，频谱的高频部分对应着接收数据的非相干部分。广义相干系数可以作为衡量聚焦质量的指标，同时也被用来作为重建图像的自适应加权系数。

$$
\begin{aligned}
p(h) &= \sum_{i=0}^{M-1} x_i(k) \mathrm{e}^{-\mathrm{j}2\pi\left(i-\frac{M}{2}\right)d\frac{h}{Md}} \\
&= \mathrm{e}^{\mathrm{j}\pi h} \sum_{i=0}^{M-1} x_i(k) \mathrm{e}^{-\mathrm{j}2\pi\frac{ih}{M}}
\end{aligned}
\tag{6.49}
$$

式中，M 为阵元数；d 为阵元间距；$p(h)$ 为变换到波束域后的数据，然后根据广义相干系数的定义可知（Li and Li，2003）：

$$
\mathrm{GCF}(m) = \frac{\displaystyle\sum_{h\in(0,1,L,m)} \left|p(h)\right|^2}{\displaystyle\sum_{h=0}^{M-1} \left|p(h)\right|^2}
\tag{6.50}
$$

其中，根据帕塞瓦尔定理（Parseval's theorem）可知，$\displaystyle\sum_{h=0}^{M-1}\left|p(h)\right|^2 = M\sum_{i=0}^{M-1}\left|x_i(k)\right|^2$。从而，当 $m=0$ 时，得到相干系数：

$$
\mathrm{CF} = \frac{\left|p(0)\right|^2}{\displaystyle\sum_{h=0}^{M-1}\left|p(h)\right|^2} = \frac{\left|\displaystyle\sum_{i=0}^{M-1} x_i(k)\right|^2}{M\displaystyle\sum_{i=0}^{M-1}\left|x_i(k)\right|^2}
\tag{6.51}
$$

式中，m 为控制 GCF 的低频成分的能量比，通过改变 m 的数值，可以改变算法的性能。上式中，用最小方差波束合成的输出代替 CF 的相干部分（即分子部分）形成一个高分辨率相干系数（HRCF）：

$$
\mathrm{HRCF}(k) = \frac{M\left|y_{\mathrm{MVDR}}(k)\right|^2}{\displaystyle\sum_{m=0}^{M-1}\left|x_i(k)\right|^2}
\tag{6.52}
$$

通过上式可计算出高分辨率相干系数，并与最小方差波束合成的输出进行加权，得到波束合成的最终输出为

$$
y_{\mathrm{HRCF+MVDR}} = \mathrm{HRCF}(k)\, y_{\mathrm{MVDR}}(k)
\tag{6.53}
$$

6.5 聚焦波成像中的波束合成方法

本章将在 Field II（Jensen，1999）仿真基础上对比不同波束合成技术在超声成像中的性能，考虑到排除波束控制技术带来的影响，仿真中将统一子孔径数目 32、扫描线数 97、初始焦点深度为 15 mm，并且针对两种模型进行成像。

（1）多点散射子模型：共分 3 列、3 行点对散射子，其中第一行散射子纵向位置设定在 15 mm 处。散射子对中心的行间隔为 10 mm、列间隔为 10 mm。三列散射子点对

的间隔分别为 1.0 mm、2.0 mm、4.0 mm。

（2）组织仿体模型：散射子分布的深度范围是 20～50 mm，沿换能器方向的分布范围是–20～20 mm；其回波反射系数满足高斯分布；在 $y = 0$ 平面上设定圆形囊肿，圆形囊肿半径分别为 8 mm。实验中，根据囊肿的回声特性分为两种：一种是圆形囊肿完全无散射，称为"低回声囊肿"；另外一种是圆形囊肿的回声强度比正常组织高 10 倍，称为"高回声囊肿"。

聚焦波超声成像采用 K 个阵元（$K<128$），同时发射聚焦波束对组织进行透射，然后将接收到的回波信号进行波束合成形成一条扫描线。作为发射单元的 N 个阵元按一定规律移动，最终形成组织的整幅超声图像。在聚焦波成像中，因为成像本身的帧率受到限制（一般不超过 60 Hz），因而要求有较快速的波束合成方法来完成整个成像过程，所以延时叠加方法是聚焦波超声成像中最常用的波束合成方法。

在聚焦波超声成像仿真中，采用多焦点聚焦模式，并在延时叠加波束合成方法中评价 Hanning 窗与不加窗的成像效果；在考察延时叠加波束合成方法在聚焦波超声成像中应用的同时，也利用 Field II 进行自适应波束合成方法（自适应波束合成 MVDR，广义相干系数自适应波束合成 MVDR+CF）对于聚焦波超声成像效果的评价，以期对比不同类别波束合成方法对聚焦波超声成像的影响。

针对点散射子目标，图 6.7 分别展示了不加窗和加 Hanning 窗的延时叠加波束合成结果，结合图 6.8 的横向分辨率对比，可以看出在 Hanning 窗变迹使其分辨率略有提高；

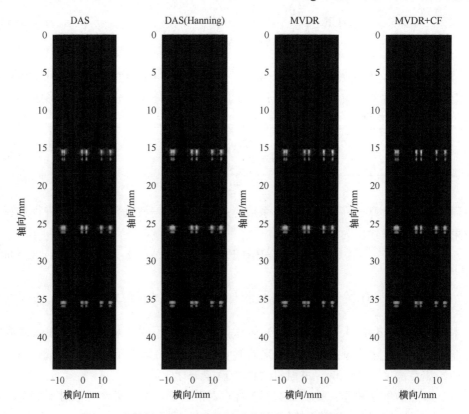

图 6.7　点散射子目标的聚焦波成像结果（动态范围 60 dB）

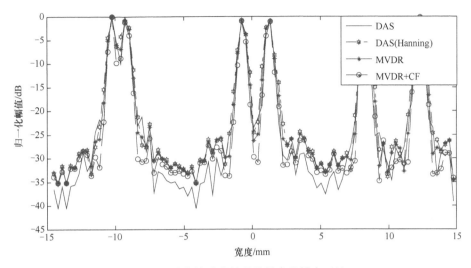

图 6.8　聚焦波成像结果的横向分辨率对比

同时，还选用自适应波束合成（MVDR）和改进广义相干系数自适应波束合成（MVDR+CF）方法进行聚焦波超声成像仿真，进一步的，成像结果的分辨率依次提高，同时旁瓣水平也有了更好的抑制，但是，成像时间却增加了约 18 倍。

　　如图 6.9 所示，对于低回声囊肿仿体仿真实验，与延时叠加自适应波束合成相比，自适应波束合成能够改进囊肿区域边缘的清晰度，并且将囊肿内的低回声部分进行了很

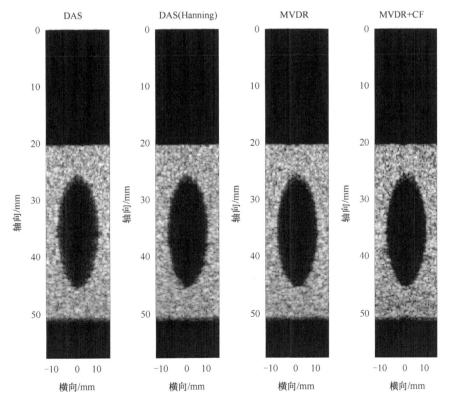

图 6.9　低回声囊肿仿体的聚焦波成像结果（动态范围 60 dB）

好的抑制。由于使用线扫描模式,其仍是以牺牲大量计算时间来实现的。而对于高回声囊肿仿体,其结果如图 6.10 所示,自适应波束合成能够提高囊肿成像的质量,囊肿边界也更为清晰。但值得注意的是,CF 算法可能会在组织中带来伪影,尤其是在高回声囊肿条件下,这一缺陷在后续仿真成像中还会得以呈现。同时,我们使用信噪比(SNR)指数衡量四种算法的对比度性能。SNR 定义为正常组织的信号强度均值与囊肿内信号强度均值的比值。我们选取低回声囊肿仿体成像结果来计算 SNR,其结果如图 6.11 所示。MVDR 方法的 SNR 要优于 DAS 方法,这与理论描述一致。

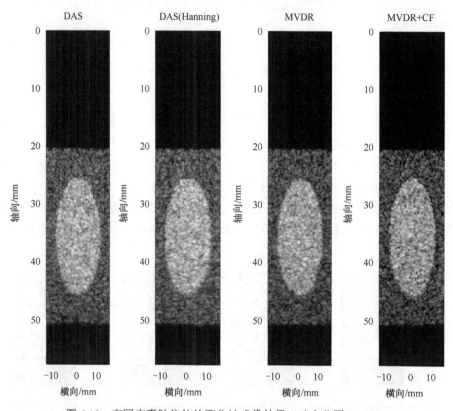

图 6.10　高回声囊肿仿体的聚焦波成像结果(动态范围 60 dB)

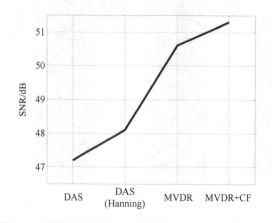

图 6.11　聚焦波成像中不同波束合成方法的信噪比比较

自适应波束合成方法对聚焦波超声成像的质量有所改进，但极大地增加了计算时间，所以实际使用中，还是以加窗的延时叠加波束合成方法为主。

6.6　合成孔径成像中的波束合成方法

合成孔径成像本质上是一种宽波束成像方式。该成像算法最早应用于雷达理论。它使用运动的探头在每一个孔径点收发信号，然后根据距离关系，对各个阵元的采样信号进行延时以合成波束。这种成像算法是一种全波采样的方式，能够实现收发双向过程的聚焦。

为了对比不同波束合成方法在合成孔径成像中的优劣，同样地，在 Field II 软件下进行基于不同波束合成方法的合成孔径成像仿真，包括使用 Hanning 窗和不加窗的延时叠加波束合成方法，以及广义相干系数自适应波束合成（MCDR+CF）和传统的自适应波束合成方法。由于合成孔径算法的成像速度随着使用阵元数目的增加而急速降低，为此，将阵元参数设定为了 32 个以提高运行的速度，其他参数将与聚焦波超声成像类似。

由图 6.12 和图 6.13 可知，合成孔径算法的成像结果在浅表的主瓣宽度小，分辨率较好；但当成像深度逐渐增加时，由于在发射和接收中仅仅使用一个或少量阵元，信号容易淹没在背景噪声中，导致信噪比降低、分辨率变差。在这里，采用自适应波束合成算法，尤其是结合相关系数法（CF），可提高成像的分辨率和信噪比，但合成孔径算法中成像质量的提高是以极大增加处理时间为代价得到的，这在硬件实现上也比较复杂。

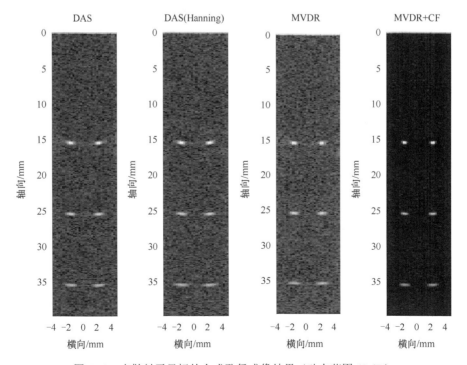

图 6.12　点散射子目标的合成孔径成像结果（动态范围 60 dB）

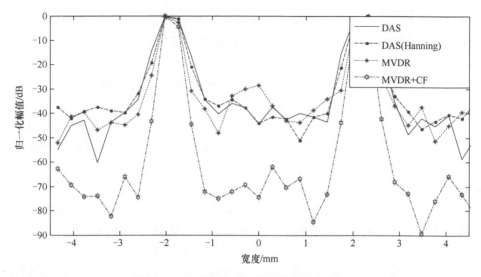

图 6.13 合成孔径成像的横向分辨率比较

图 6.14 和图 6.15 分别为低回声囊肿和高回声囊肿的合成孔径成像结果。DAS、DAS（Hanning）和 MVDR 的成像结果都较模糊，其对比度相近；而 CF 中充分抑制了噪声的能量，因而提高了成像的质量。同时我们分析了不用方法的信噪比，如图 6.16 所示，由于采用单发多收模式，因而成像的灵敏度较低，造成信噪比与对比度都较差，所以自适

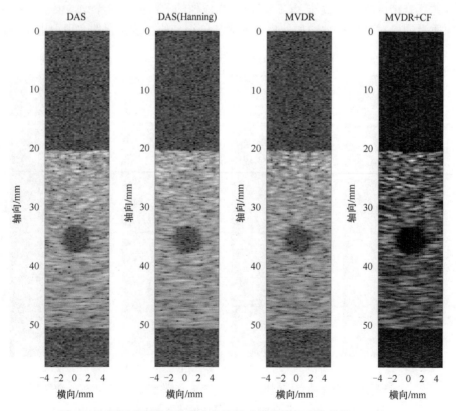

图 6.14 低回声囊肿仿体的合成孔径成像结果（动态范围 60 dB）

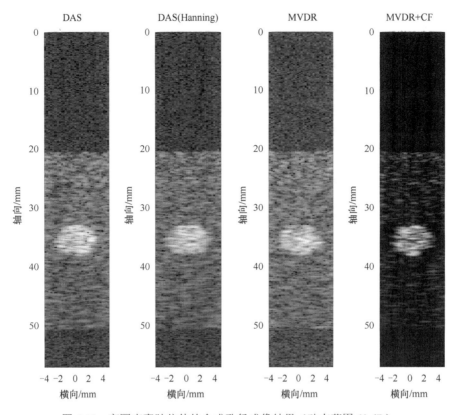

图 6.15　高回声囊肿仿体的合成孔径成像结果（动态范围 60 dB）

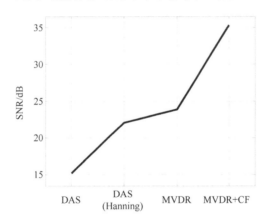

图 6.16　合成孔径成像中不同波束合成方法的信噪比比较

应波束合成方法对 SNR 的提高不甚明显。另一方面，合成孔径成像后处理时间过长，因此，在合成孔径成像中，推荐使用比较快速的加窗延时叠加波束合成方法来完成成像。

6.7　平面波成像中的波束合成方法

　　常规超声成像系统在形成一帧图像时，首先在探测区域横向上设定扫描线位置，然后依次在各个扫描线位置处发射聚焦超声波。换能器探头接收回波后进行波束合成、滤波处理、增益补偿、包络检波、对数压缩、扫描变换等处理，以最终得到组织的解剖结构、血流速度分布等信息。在这种成像模式下，需要足够多的扫描线数目才能获得较好的成像。但由于超声成像帧频与形成一幅图像时所需的超声波脉冲发射次数成反比，所以这种成像模式帧频较低，典型超声成像系统的帧频仅约为 60 Hz。因此，为了提高超声成像帧频，必须减少形成一帧超声图像所需的脉冲发射次数。平面波超声成像方法即是这样一种成像模式，其采用全孔径收发而非线扫描模式，成像帧频是聚焦波超声成像方法的几十倍甚至上百倍。

而平面波所有换能器阵元同时发射平面脉冲波并同时接收，因而相比聚焦波超声成像，有极高的成像帧频。但是其非聚焦和低声压特性会造成成像结果分辨率和信噪比不足的问题。由于自适应波束合成能够提供较好的分辨率和信噪比，所以在本实验中主要考察不同自适应波束合成方法（自适应波束合成 MVDR，维纳自适应波束合成 MVDR+Wiener，特征空间自适应波束合成 MVDR+Eigenspace，广义相干系数自适应波束合成 MVDR+CF）及延时叠加自适应波束合成方法在平面波条件下的成像效果。

图 6.17 所示为 6 种波束合成技术的图像结果，通过对数压缩，显示图像的动态范围是 60 dB。通过直观的比较，根据图像的分辨度，可以大致将 6 种算法的分辨性能进行排序：MVDR+CF 分辨性能最佳，MVDR+Eigenspace 其次，接着是 MVDR_Wiener，然后是 MVDR，DAS 分辨性能最差。为了定量化给出算法的性能，我们对所得数据做了进一步的处理。

深度为 20 mm 处的包络数据的横截面如图 6.18 所示。纵坐标为回波强度。由图可见，DAS 及其加窗算法的结果的主瓣宽度较宽，但是旁瓣较低。而 MVDR 和 Wiener 算法的主瓣窄，但是旁瓣较高。MVDR+CF 与 MVDR+Eigenspace 算法的主瓣都较窄，且旁瓣较低。尽管 DAS 算法的横向旁瓣相比于 MVDR 和 MVDR+Wiener 算法较低，但其具有最宽的主瓣。

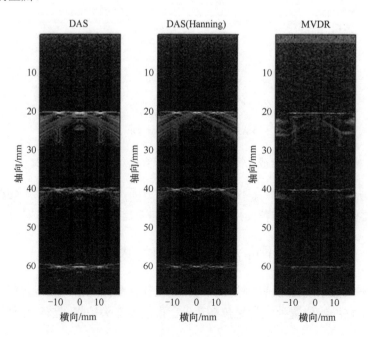

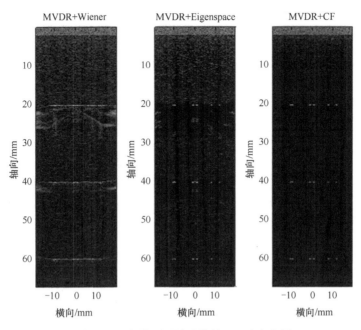

图 6.17   点散射子目标的平面波成像结果（动态范围 60 dB）

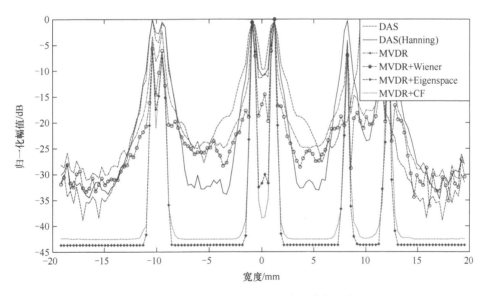

图 6.18   平面波成像结果的横向分辨率比较

对于低回声囊肿仿体和高回声囊肿仿体，6 种算法的图像结果如图 6.19 和图 6.20 所示。很明显，MVDR+CF 的分辨力较突出。同时，我们进行了 SNR 的比较，其计算结果如图 6.21 所示。显然，MVDR+Eigenspace 和 MVDR+CF 算法都能较大地改善信噪比。

平面波超声成像由于没有采用扫描方式，因而不会产生多次波束合成过程。仿真结果表明，为了取得满意的分辨率和信噪比，理论上较大计算量的自适应波束合成及其改进方法更适合平面波超声成像。但是，在高采样率条件下，自适应波束合成引入的巨大计算量仍会对其在平面波条件下的应用产生较大阻碍。同时注意到，与扫描模式下的叠加成像相比，对于高回声仿体，特征空间方法与相干系数方法虽然能够提高分辨率和信噪比，但是容易产生部分伪影。这是由于这两类算法中都容易对噪声进行过分估计，从而抑制部分有用信号，这一点在实际成像中需要综合考虑。

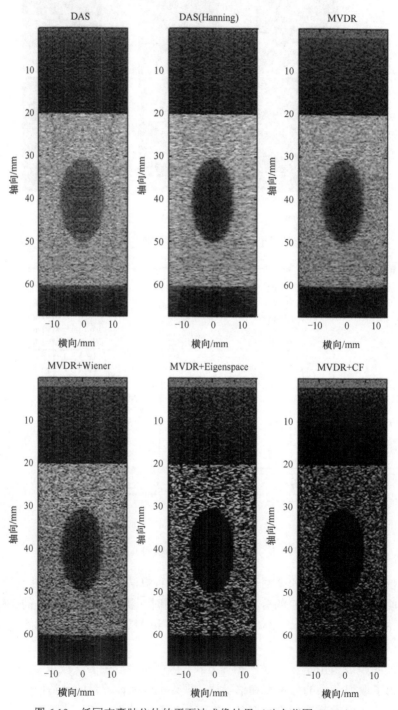

图 6.19　低回声囊肿仿体的平面波成像结果（动态范围 60 dB）

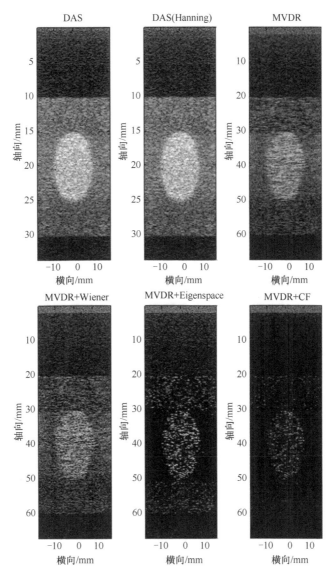

图 6.20　高回声囊肿仿体的平面波成像结果（动态范围 60 dB）

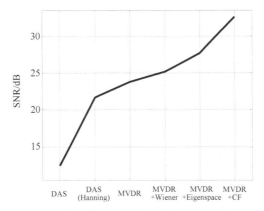

图 6.21　平面波成像中不同波束合成方法的信噪比比较

6.8 弱聚焦宽波束成像中的波束合成方法

如前所述，平面波超声成像利用所有换能器阵元同时发射平面脉冲波并同时接收，因而相比聚焦波超声成像有极高的成像帧频。但是，平面波的非聚焦和低声压特性，不仅会造成成像结果分辨率和信噪比不足的问题，且往往由于灵敏度低，无法更好地突出细节问题。分辨率和信噪比的提高可以通过改进波束合成方法来完成，灵敏度的提高则可以通过平面波相干复合的方式来完成，即发射多个角度下的平面波，然后对不同角度下的回波信号进行复合叠加。角度数目的增加固然能够改进平面波超声成像的灵敏度，但是由于多次发射，另一方面却会造成帧率的下降。在这里，我们才用弱聚焦宽波束成像的方法，即在感兴趣范围形成一个弱聚焦区域，以期在不影响帧率的情况下提高灵敏度。

弱聚焦宽波束的点散射子仿真结果与平面波超声成像仿真结果类似，其成像效果与分辨率对比一致，如图 6.22 和图 6.23 所示，即相比于 DAS，MVDR 都能有着较窄的

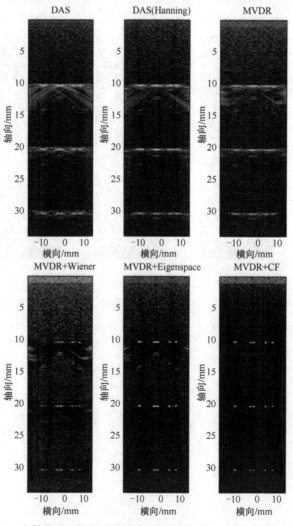

图 6.22 点散射子目标的弱聚焦宽波束成像结果（动态范围 60 dB）

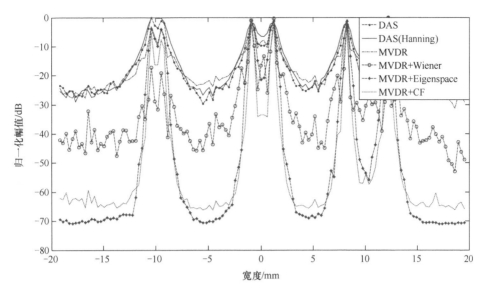

图 6.23 弱聚焦宽波束成像结果的横向分辨率比较

主瓣和较低的旁瓣，而改进的 MVDR+Eigenspace 和 MVDR+CF 进一步降低了旁瓣，并能有着更好的主瓣，已基本能区分间隔为 1 mm 的点对。由于弱聚焦的作用，在成像深处的点目标，相比于平面波超声成像的亮度略有提高。

低回声囊肿和高回声囊肿仿体仿真结果如图 6.24 和图 6.25 所示，MVDR+CF 的分辨率和 SNR 最优，MVDR+Eigenspace 次之，整体上自适应波束合成方法都要优于延时叠加波束合成方法。这是因为弱聚焦宽波束成像方法本质上仍属于宽波束成像方法，依旧面临信噪比不足的问题，因而固定窗的延时叠加方法不能发挥优势。不同方法的信噪比计算结果如图 6.26 所示，MVDR 方法的 SNR 要比 DAS 方法的高约 15 dB，而在此

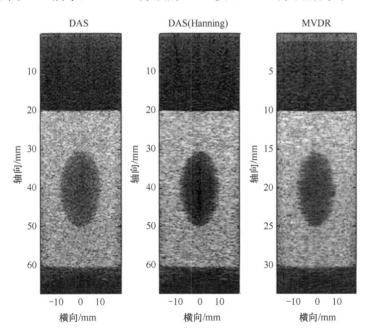

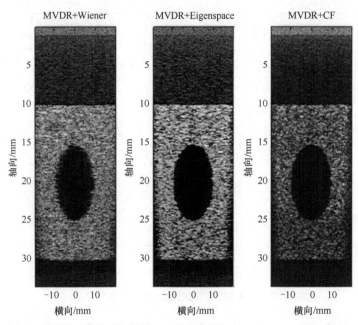

图 6.24　低回声囊肿仿体的弱聚焦宽波束成像结果（动态范围 60 dB）

基础上的 MVDR+CF 方法又将 SNR 提高了 40 dB。同时，由于弱聚焦作用，在成像区域的深处都略有形变，但与平面波成像相比，其整体成像细节更加明显，进一步证明了弱聚焦对于提高灵敏度的作用。

　　点散射子目标与囊肿仿体的仿真成像结果表明，与平面波超声成像类似，作为宽波束成像方法，考虑到延时叠加方法的劣势，尽管有相对较大的计算量，依托自适应波束合成方法来提高成像质量仍是更为合适的选择；同时，特征空间方法与相干系数方法容易引入的伪影在实际成像中也需引起注意。

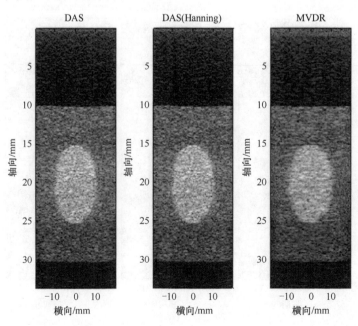

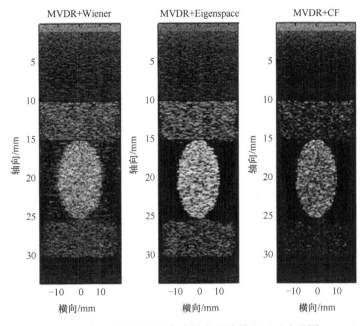

图 6.25　高回声囊肿仿体的弱聚焦宽波束成像结果（动态范围 60 dB）

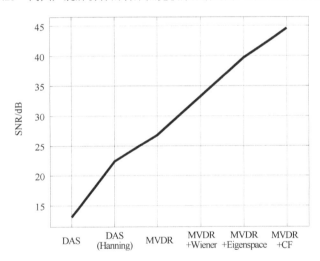

图 6.26　弱聚焦宽波束成像中不同波束合成方法的信噪比比较

6.9　本 章 小 结

自适应超声波束合成技术能够提供较高的成像分辨率及对比度，但是由于动态聚焦也会伴随计算量较大等问题，因而其在超声成像中的应用也需要进一步深入探讨。本章主要讨论了自适应波束合成技术及相应的改进技术，并在此基础上利用 Field II 计算平台，针对点散射子目标及囊肿仿体讨论了不同成像模式（传统 B 模式、合成孔径模式、平面波模式、弱聚焦宽波束模式）下的波束合成算法（包括不加窗延时叠加波合成、加窗延时叠加波合成、自适应波束合成、维纳自适应波束合成、特征空间自适应波束合成、广义相干系数自适应波束合成）对成像效果的影响。

传统的延时叠加算法，由于其幅度变迹采用固定加权值，虽然抑制了旁瓣幅值，却增加了主瓣宽度，降低了成像的空间分辨率及对比度。而自适应波束合成算法则能够很好地提高图像的分辨率和对比度，这是因为自适应波束合成更加充分地利用了信号的特征，使得加权系数随信号自适应地进行变动。同时考虑超声信号为宽带信号并且存在着较强的相关性，以及通常面临的信噪比问题，进一步发展出了稳健的和改进的自适应波束合成方法。

而在实际应用中，对于具有线扫描模式的超声成像（聚焦波超声成像与合成孔径成像），延时叠加自适应波束合成算法的性能虽然较差，但是由于其采用多个子孔径进行重复接收回波信号，自适应波束的较大计算量使得成像时间极大地延长，加之聚焦波超声成像的信噪比和灵敏度本身较高，因而计算速度较快的加窗延时叠加波束合成方法更为合适。

对于宽波束成像方法（平面波成像与弱聚焦宽波束成像），由于其单次收发，同时低声压和非聚焦或非完全聚焦的特性，自适应波束合成方法更能改进成像的分辨率和信噪比，进而提高成像质量。另外注意到，对于特征空间方法和相干系数方法，尽管其极大地提高了成像的分辨率和信噪比，但在高回声信号处理中，通常会对噪声进行过分抑制而产生伪影，这在实际成像应用中会带来不良的影响，如何克服这一问题也需要更进一步的研究。

主要参考文献

胡鹏. 2006. 虚拟阵元波束形成方法研究. 西安: 西北工业大学硕士学位论文.

彭虎. 2008. 超声成像算法导论. 合肥: 中国科学技术大学出版社.

万明习. 2010. 生物医学超声学. 北京: 科学出版社.

Asl B M, Mahloojifar A. 2010. Eigenspace-based minimum variance beamforming applied to medical ultrasound imaging. IEEE Transactions on Ultrasonics, Ferroelectrics and Frequency Control, 57(11): 2381-2390.

Asl B M, Mahloojifar A. 2011. Contrast enhancement and robustness improvement of adaptive ultrasound imaging using forward-backward minimum variance beamforming. IEEE Transactions on Ultrasonics, Ferroelectrics, and Frequency Control, 58(4): 858-867.

Capon J. 1969. High-resolution frequency-wavenumber spectrum analysis. Proceedings of the IEEE, 57(8): 1408-1418.

Chernyakova T, Eldar Y C, Amit R. 2013. Fourier domain beamforming for medical ultrasound. 2013 IEEE International Conference on Acoustics, Speech and Signal Processing. IEEE, 2013: 924-928.

Holfort I K, Gran F, Jensen J A. 2008. Plane wave medical ultrasound imaging using adaptive beamforming. Sensor Array and Multichannel Signal Processing Workshop. SAM 2008. 5th IEEE, 2008: 288-292.

Hu C H, Xu X C, Cannata J M, et al. 2006. Development of a real-time, high-frequency ultrasound digital beamformer for high-frequency linear array transducers. IEEE Transactions on Ultrasonics, Ferroelectrics, and Frequency Control, 53(2): 317-323.

Jensen J A, Nikolov S I, Gammelmark K L, et al. 2006. Synthetic aperture ultrasound imaging. Ultrasonics, 44: e5-e15.

Jensen J A. 1999. A new calculation procedure for spatial impulse responses in ultrasound. Acoustical Society of America Journal, 105(6): 3266-3274.

Jie G. 2007. Research on the digital multi-beam forming technique based on sub-array. Electronic Warfare, 5: 5.

Klemm M, Craddock I J, Leendertz J A, et al. 2008. Improved delay-and-sum beamforming algorithm for breast cancer detection. International Journal of Antennas and Propagation, 2008.

Li P, Li M. 2003. Adaptive imaging using the generalized coherence factor. IEEE Transactions on Ultrasonics, Ferroelectrics and Frequency Control, 50(2): 128-141.

Lu J Y. 1998. Experimental study of high frame rate imaging with limited diffraction beams. IEEE Transactions on Ultrasonics Ferroelectrics and Frequency Control, 45 (1): 84-97.

Misaridis T X, Gammelmark K, Jørgensen C H, et al. 2000. Potential of coded excitation in medical ultrasound imaging. Ultrasonics, 38(1): 183-189.

Nilsen C, Holm S. 2010. Wiener beamforming and the coherence factor in ultrasound imaging. IEEE Transactions on Ultrasonics, Ferroelectrics and Frequency Control, 57(6): 1329-1346.

Peng H, Yu A. 2008. High frame rate ultrasonic imaging through Fourier transform using an arbitrary known transmission field. Computers and Electrical Engineering, 34(2): 141-147.

Synnevåg J F, Austeng A, Holm S. 2007. Adaptive beamforming applied to medical ultrasound imaging. IEEE Transactions on Ultrasonics, Ferroelectrics, and Frequency Control, 54(8): 1606-1613.

Thomenius K E. 1996. Evolution of ultrasound beamformers. Ultrasonics Symposium, 2: 1615-1622.

Wagner N, Eldar Y C, Friedman Z. 2012. Compressed beamforming in ultrasound imaging. IEEE Transactions on Signal Processing, 60(9): 4643-4657.

Wang Z, Li J, Wu R. 2005. Time-delay and time-reversal-based robust capon beamformers for ultrasound imaging. IEEE Transactions on Medical Imaging, 24(10): 1308-1322.

第 7 章　血管壁弹性模量重构

7.1　引　言

颈动脉粥样硬化斑块的破裂和继发血栓形成是导致缺血性脑卒中和心血管事件的重要因素（Wang et al.，2017）。后者取决于粥样硬化斑块的不稳定性，即易损性。早期如何准确地识别易损斑块在急性心脑血管事件的预防方面具有至关重要的作用（Dijk et al.，2015；Kolodgie et al.，2017；Vos et al.，2015）。

大量研究表明斑块发生发展早期其分子结构已发生变化，因此其弹性及其他与力学特性有关的参数也随之发生变化（Hoit，2011；Zhang et al.，2016）。超声弹性成像是一种新的对组织力学参数进行成像的方法。通过外部激励，使组织产生力学响应，通过分析变形前后的超声信号或图像信息获得组织力学参数（Andreou et al.，2015）。

早期的准静态应变成像结果易受施力大小的影响，可重复性差，结果不稳定。弹性模量重构是对血管壁杨氏模量成像的另一种方法（Hall et al.，2011；Luo et al.，2006）。由于杨氏模量是组织的固有属性，其重构结果相对于应变成像更稳健。

本章介绍了弹性力学的基本理论及弹性重构的基本理论和方法，重点阐述了基于迭代法的血管壁弹性模量重构方法，并利用有限元仿真建立斑块模型，对边界条件设定及算法求解进行了详细介绍，同时对斑块模型的弹性模量重构结果进行了探讨。

7.2　弹性成像理论基础

7.2.1　弹性力学基本理论

弹性力学中，分析问题必须以静力、几何、物理等三个方面考虑，因此物体的平衡方程、几何方程和物理方程构成了弹性力学求解基本方程（Lurie，2005）。

1. 平衡方程（Navier 方程）

平衡方程是对物体在受力情况下平衡状态的描述，表明了应力分量与体积力分量之间的关系。

$$\frac{\partial \sigma_x}{\partial x} + \frac{\partial \tau_{xy}}{\partial y} + \frac{\partial \tau_{xz}}{\partial z} + X = 0$$

$$\frac{\partial \sigma_y}{\partial y} + \frac{\partial \tau_{yx}}{\partial x} + \frac{\partial \tau_{yz}}{\partial z} + Y = 0 \qquad (7.1)$$

$$\frac{\partial \sigma_z}{\partial z} + \frac{\partial \tau_{zy}}{\partial y} + \frac{\partial \tau_{zx}}{\partial x} + Z = 0$$

式中，σ_x、σ_y、σ_z 分别为 x、y、z 三个方向的正应力；τ 表示各方向剪切应力；X、Y、Z 分别为三个方向的体积力或集中载荷。

2. 物理方程

物理方程反映物体应力与应变之间的物理关系，又称为广义胡克定律或本构关系方程。对各向同性材料，应力应变关系表示如下：

$$\varepsilon_x = \frac{1}{E}\Big[\sigma_x - \mu(\sigma_x + \sigma_z)\Big], \gamma_{xy} = \frac{\tau_{xy}}{G}$$

$$\varepsilon_y = \frac{1}{E}\Big[\sigma_y - \mu(\sigma_x + \sigma_z)\Big], \gamma_{yz} = \frac{\tau_{yz}}{G} \qquad (7.2)$$

$$\varepsilon_z = \frac{1}{E}\Big[\sigma_z - \mu(\sigma_x + \sigma_y)\Big], \gamma_{zx} = \frac{\tau_{zx}}{G}$$

式中，ε_x、ε_y、ε_z 分别为 x、y、z 方向应变；γ 表示各方向剪切应变；E、G 分别为材料的杨氏弹性模量和剪切弹性模量。

3. 几何方程

几何方程又称柯西关系式，它表征了物体 6 个应变分量和 3 个位移分量之间的关系。

$$\varepsilon_x = \frac{\partial u}{\partial x}, \gamma_{xy} = \gamma_{yx} = \frac{\partial u}{\partial y} + \frac{\partial v}{\partial x}$$

$$\varepsilon_y = \frac{\partial v}{\partial y}, \gamma_{yz} = \gamma_{zy} = \frac{\partial w}{\partial y} + \frac{\partial v}{\partial z} \qquad (7.3)$$

$$\varepsilon_z = \frac{\partial w}{\partial z}, \gamma_{zx} = \gamma_{xz} = \frac{\partial u}{\partial z} + \frac{\partial w}{\partial x}$$

式中，u、v、w 分别为 x、y、z 三个方向的位移分量。

7.2.2　弹性模量重构

弹性成像的基本原理是利用生物组织在外部或者内部施加的动态或静态/准静态的激励下所产生的响应（如位移、应变、速度的分布等）与其自身的弹性力学特性相关的特性，通过超声成像、磁共振成像或者光学成像等方法，分析组织内部的力学响应，从而对力学参数进行估计。弹性成像对组织内部的力学属性的差异成像的基本原理如图 7.1 所示。

弹性成像需要对成像部位施加正应力或剪切力，在组织内部产生位移。位移大小与质点的弹性相关。将位移图作为输入，对弹性力学的逆问题进行求解，进而利用反演拟合算法得出组织弹性系数的分布图。准静态加压条件下的弹性模量成像是通过估计位移场和应变场反求弹性模量的分布，本质上是一个逆问题求解。通过逆问题求解获得弹性模量分布一直是国内外超声医学成像研究的前沿和热点问题，具有较大的难度，特别是算法实时性、实验方法和边界条件统一方面，都是研究的关键和难点。

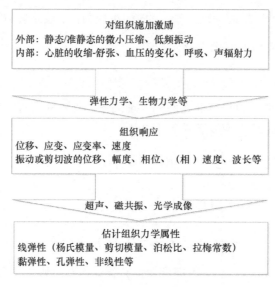

图 7.1　弹性成像原理

国际上多个小组对仅利用位移场或应变场的弹性模量成像方法进行深入研究（Barbone and Gokhale，2004；Kallel and Bertrand，1996；Sumi et al.，1995；Sette et al.，2008；Yamashita et al.，1996），其中针对血管壁弹性重构比较常用的方法主要有：基于弹性方程的迭代重构法、基于偏微分方程的剪切弹性模量重构法和基于线性扰动算法的重构理论。现分别介绍如下。

1. 基于弹性方程的迭代重构法

假设组织为线弹性、各向同性、近似不可压缩（泊松比约为 0.5），对于二维平面组织模型或者三维组织满足平面应变的情况，弹性力学应力-应变的物理方程可以简化为

$$\begin{bmatrix} \varepsilon_x \\ \varepsilon_y \\ \gamma_{xy} \end{bmatrix} = \frac{(1+\nu)}{E} \begin{bmatrix} 1-\nu & -\nu & 0 \\ -\nu & 1-\nu & 0 \\ 0 & 0 & 2 \end{bmatrix} \begin{bmatrix} \sigma_x \\ \sigma_y \\ \tau_{xy} \end{bmatrix} \tag{7.4}$$

式中，E 为杨氏弹性模量；ν 为泊松比；σ_x、σ_y、τ_{xy} 为 x、y 方向的正应力和剪切应力；ε_x、ε_y、γ_{xy} 为 x、y 方向的正应变和剪切应变。

假设超声弹性成像中的轴向方向为 x 方向，则 x 方向应变为

$$\varepsilon_x = \frac{1-\nu^2}{E} \left[\sigma_x - \frac{\nu}{1-\nu} \sigma_y \right] \tag{7.5}$$

也即

$$E = \frac{1-\nu^2}{\varepsilon_x} \left[\sigma_x - \frac{\nu}{1-\nu} \sigma_y \right] \tag{7.6}$$

由应力张量 σ_x、σ_y 轴向应变张量 ε_x 和杨氏弹性模量 E 之间的关系，可利用迭代的思路来求解弹性成像的逆问题，迭代算法的弹性模量重构公式如下：

$$E^{k+1} = \frac{1-\nu^2}{\varepsilon_x}\left[\sigma_x^k - \frac{\nu}{1-\nu}\sigma_y^k\right] \tag{7.7}$$

式中，σ_x^k 和 σ_y^k 是根据第 k 次的弹性模量 E^k 计算得到的应力分布；E^{k+1} 是利用 σ_x^k、σ_y^k 和组织纵向应变 ε_x 计算得到的第 $k+1$ 次弹性模量分布。

在实际的运算过程中，应变张量 ε_x 是通过超声弹性应变成像算法处理超声散射回波信号得到的真实估计值，而应变张量 σ_x^k 和 σ_y^k 则是根据第 k 次的弹性模量 E^k 通过有限元计算所得，这样，通过多次的迭代计算，不断对初始假定的弹性模量进行修正，最终获得弹性模量近似真实的分布数据，从而实现组织弹性模量分布的重构。

2. 基于偏微分方程的剪切弹性模量重构法

假设弹性生物组织各向同性、不可压缩，忽略其黏滞特性（Sumi et al.，1995，Sumi and Nakayama，1996），组织的应力张量可以用平均正应力 p 和应力差分变量 b_{ij} 表示：

$$p \equiv \frac{1}{3}\sigma_{\alpha\alpha}, \sigma_{ij} = p\delta_{ij} + b_{ij} \tag{7.8}$$

式中，δ_{ij} 是克罗内克符号。

在小形变假设条件下，各向同性弹性材料的广义胡克定律可以用以下两个弹性常量表示：

$$p = K\varepsilon_{\alpha\alpha}, b_{ij} = 2Ge_{ij} \tag{7.9}$$

式（7.8）表示平均正应力与单位体积的体积变化量成比例，式（7.9）表示应力的差分与应变的差分量成比例，这两个式子构成了一般各向同性弹性材料的本构方程。

假定材料为不可压缩，也就是泊松系数 $\nu = 0.5$，则

$$\varepsilon_{\alpha\alpha} \to 0, \varepsilon_{ij} \to e_{ij}, K = \frac{2G(1+\nu)}{3(1-2\nu)} \to \infty \tag{7.10}$$

这样，平均正应力 p 不能直接用应变张量直接表示。因此，鉴于应力张量无法完全由应变张量确定，无法得到通常意义上的本构方程，因为不可压缩材料的应变能量方程并不正定。将式（7.9）和式（7.10）代入式（7.8），得到一个不可压缩弹性材料的伪本构方程：

$$\sigma_{ij} = p\delta_{ij} + 2G\varepsilon_{ij} \tag{7.11}$$

对于二维空间问题或者三维平面应变情况下的组织模型，弹性模量分布和组织的伸缩都集中于 x-y 平面，z 方向上无应力分布：

$$G_z = 0$$
$$\sigma_{xz} = \sigma_{yz} = \sigma_{zz} = 0 \tag{7.12}$$
$$\sigma_{zx,x} = \sigma_{xy,y} = \sigma_{xx,z} = \sigma_{xy,z} = \sigma_{xz,z} = \sigma_{yy,z} = \sigma_{yz,x} = \sigma_{zz,z} = 0$$

平均正应力可以表示为

$$p = \frac{\sigma_{xx} + \sigma_{yy}}{3} = -2G\varepsilon_{zz} = 2G(\varepsilon_{xx} + \varepsilon_{yy}) \tag{7.13}$$

于是，根据式（7.11）～式（7.13），对于应力张量的本构方程有

$$\sigma_{xx} = p + 2G\varepsilon_{xx} = 2G(2\varepsilon_{xx} + \varepsilon_{yy}),$$
$$\sigma_{yy} = p + 2G\varepsilon_{yy} = 2G(\varepsilon_{xx} + 2\varepsilon_{yy}), \quad (7.14)$$
$$\sigma_{xy} = 2G\varepsilon_{xy}$$

这样，应力张量就用相应的应变张量来表示，将式（7.14）代入平面应变的平衡方程，利用应力条件 [式（7.12）]，对超声弹性成像逆问题进行求解，得到线性微分方程：

$$\begin{pmatrix} 2\varepsilon_x + \varepsilon_y & \varepsilon_{xy} \\ \varepsilon_{yx} & \varepsilon_x + 2\varepsilon_y \end{pmatrix} \begin{pmatrix} \dfrac{\partial G}{\partial x} \\ \dfrac{\partial G}{\partial y} \end{pmatrix} = - \begin{pmatrix} \dfrac{\partial(2\varepsilon_x + \varepsilon_y)}{\partial x} + \dfrac{\partial \varepsilon_{xy}}{\partial y} \\ \dfrac{\partial \varepsilon_{yx}}{\partial y} + \dfrac{\partial(\varepsilon_x + 2\varepsilon_y)}{\partial y} \end{pmatrix} \quad (7.15)$$

该方程在求解区域内每一点都成立，在每一点对其进行求解便可以得到区域内组织的相对剪切弹性模量的空间微分数据。

但是，需要注意的是，在有些点处，组织的应变量会使得方程左侧的系数矩阵行列式为零

$$D = (2\varepsilon_x + \varepsilon_y) \times (\varepsilon_x + 2\varepsilon_y) - \varepsilon_{xy}^2 = 0 \quad (7.16)$$

这从数学意义上使得方程无解，因此在求解方程之前需要对这些奇异值点进行筛选并处理。

于是组织的相对剪切弹性模量的梯度信息为

$$\nabla(\ln G) = \left(\frac{\partial \ln G}{\partial x}, \frac{\partial \ln G}{\partial y} \right) \quad (7.17)$$

如果已知组织的部分弹性模量信息，对该弹性模量梯度进行积分，可以获得其他部分任意点的弹性模量：

$$\ln \frac{G(x,y)}{G(a,b)} = \int \nabla(\ln G) ds \quad (7.18)$$

其中，$G(a,b)$ 是组织中已知的某点 (a,b) 的弹性模量，$G(x,y)$ 是组织中所求某点 (x,y) 的未知弹性模量，求解结果理论上与积分路径无关。在实际中，需要选择选择适当的积分路径，从而可获得相对剪切弹性模量分布。

3. 基于线性扰动算法的重构理论

线性扰动算法是优化算法中常用的一种。基于线性扰动算法的重构基本原理是将位移的理论估计值与实际测量值相比较，使二者在最小二乘意义下的均方误差最小（Barbone and Gokhale，2004；Kallel and Bertrand，1996）：

$$\Phi(E) = \frac{1}{2} \left\{ \|T(E) - U\|^2 \right\} \to \min \quad (7.19)$$

式中，$T(E)$ 为假定弹性模量为 E 情况下求得的理论位移数据；U 为运动估计算法实际测定的组织位移数据。

通过把非线性最小二乘问题线性化，式（7.19）用矩阵转置表示为

$$\varPhi(E)=\frac{1}{2}\{T-U\}^{\mathrm{T}}\{T-U\} \tag{7.20}$$

为了求解使 $\varPhi$ 最小时的弹性模量 E，$\varPhi$ 对 E 求导并置为零，即

$$\{\varPhi'(E)\}=[T']^{\mathrm{T}}\{T-U\}=0 \tag{7.21}$$

其中，$[T']$ 称为雅可比矩阵，定义为

$$[T']_{ij}=\frac{\partial T_i}{\partial E_j} \tag{7.22}$$

$\{\varPhi'\}$ 是 $\{E\}$ 的非线性函数，对于任意弹性分布 $\{E\}=\{E_k\}$，仅保留 $\{\varPhi'\}$ 线性项的泰勒级数展开式：

$$\{\varPhi'(E_k)\}\approx\{\varPhi'(E_k)\}+[\varPhi''(E_k)]\{\Delta E_k\} \tag{7.23}$$

其中，$\{\Delta E_k\}-\{E\}-\{E_k\}$，$[\varPhi'']$ 为黑塞矩阵，可近似为

$$[\varPhi'']=[T']^{\mathrm{T}}[T']+[T'']\big[I_M\otimes[T-U]\big] \tag{7.24}$$

式中，$\otimes$ 为 Kronecker 矩阵乘积；I_M 为单位矩阵。

忽略式（7.24）中相对较小的二阶项，将黑塞矩阵简化为

$$[\varPhi'']=[T']^{\mathrm{T}}[T'] \tag{7.25}$$

置方程式（7.23）中 $\{\varPhi'\}$ 等于零，同时采用 $[\varPhi'']$ 的简化形式，则有

$$\begin{aligned}&\big[S_k^{\mathrm{T}}\big]\{U_k-U\}+\big[S_k^{\mathrm{T}}S_k\big]\{\Delta E_k\}=0\\&\{\Delta E_k\}=\big[S_k^{\mathrm{T}}S_k\big]^{-1}\big[S_k^{\mathrm{T}}\big]\{\Delta U_k\}\end{aligned} \tag{7.26}$$

其中，$[S_k]=[T'(E_k)]$ 是灵敏度矩阵，$\{U_k\}=\{T(E_k)\}$，$\{\Delta U_k\}=\{U\}-\{U_k\}$。

方程（7.26）称为最小二乘问题的正则方程或法方程组，是包含 n 个未知量的 n 阶线性代数方程组。假定 S_k^{T} 的列线性无关，故 $\big[S_k^{\mathrm{T}}S\big]$ 非奇异，$\big[S_k^{\mathrm{T}}S\big]$ 因此是对称正定的。

采用上述牛顿-拉斐逊方法对方程式（7.19）进行求解，在第 k 次迭代后，我们对 $\{E\}$ 的估计值进行修正得

$$\{E_{k+1}\}=\{E_k\}+\{\Delta E_k\} \tag{7.27}$$

经过多次迭代，最终可获得 δ 要求精度准则内的弹性模量分布。精度要求 δ 可以设定为各种不同的准则，例如，可以是两次连续迭代结果间的均方误差小于某一阈值，或者位移估计值与测量值间的均方误差小于某一阈值。

另外，关于灵敏度矩阵 S_k，求解方程为

$$\left\{\frac{\partial U}{\partial E_j}\right\}=-[K]^{-1}\left[\frac{\partial K}{\partial E_j}\right][K]^{-1}\{F\}=S^{(j)} \tag{7.28}$$

式中，$[K]$ 为总刚度矩阵，$2n\times2n$ 矩阵；$\{U\}$ 为各结点处的横向和轴向位移，$2n\times1$ 的

列矩阵；$\{F\}$ 为外力和体力，$2n \times 1$ 的列矩阵。

病态的黑塞矩阵及其正则化：

$$\{\Delta \dot{E}\} = \left[S^{\mathrm{T}} W S + \gamma Q \right]^{-1} \left\{ S^{\mathrm{T}} W \Delta U + \gamma Q \Delta \dot{E}_{\infty} \right\} \qquad (7.29)$$

式中，$[W]$ 和 $[Q]$ 是正定矩阵，用来作为附加约束。可以采用单位矩阵来表示 $[W]$ 和 $[Q]$，采用广义交叉原理（generalized cross validation，GCV）方法在最小意义下寻求正则化参数 γ。

7.3　血管壁弹性模量重构有限元仿真

本节利用有限元仿真方法建立斑块模型，并利用迭代法实现杨氏模量重构。基于 COMSOL Multiphysics 建模和仿真，建立斑块模型并对模型的应力应变场分布进行有限元分析。有限元分析仿真流程如图 7.2 所示。

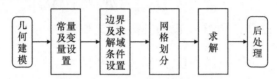

图 7.2　COMSOL 仿真建模分析

在此结果基础上，利用 COMSOL 与 MATLAB 软件交互编程，对基于迭代法的弹性重构算法进行实现、分析和实验验证（William，2007）。

7.3.1　血管壁弹性模量重构算法

基于迭代法的弹性模量重构的思想是利用测量的（真实的）应变张量 ε_x 与有限元分析获得的应变分布值进行比较，通过多次迭代计算，不断对初始假定的弹性模量进行修正，直到有限元计算的理论估计值与真实值无限逼近，最终获得弹性模量近似真实的分布数据（Luo et al.，2006）。弹性重构迭代算法流程如图 7.3 所示。

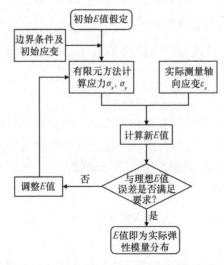

图 7.3　基于有限元的弹性重构迭代算法流程图

7.3.2　血管壁斑块模型的弹性模量重构

1. 几何模型

血管壁模型的建立过程如下：以中心在原点的 1 dm×1 dm 实体作为血管周围生物组织，半径为 0.1 dm、原点为圆心的圆形实体为血液，厚度为 0.05 dm 的同心圆环为血管壁组织。方形实体区域代表周围的肌肉层组织分布，假设模型受到分布不随圆柱轴向改变的外力作用，即满足平面应变条件，问题可以简化为二维平面应变问题求解（Kallel and Bertrand，1996）。几何模型二维平面图如图 7.4 所示。

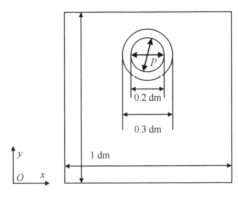

图 7.4　血管壁模型二维平面图

2. 模型参数及边界条件

假设该生物组织模型为线弹性体，均质且各向同性，泊松系数设定为 0.495（近似为不可压缩），无初始应力与应变，无阻尼，周围组织弹性模量设定为 40 kPa，血管壁为 80 kPa，以血压 $P = -160$ kPa 作为初始载荷作用于血管内壁。网格剖分采用了四面体网格剖分，并在血管壁区域进行了网格细化，以提高求解的精度。

3. 有限元仿真

有限元数值仿真分析流程：

（1）建立反映生物组织分布特性的几何模型；

（2）对模型的生物特性参数和常量进行设置；

（3）设置边界和求解域条件，建立真正反映问题本质的模型条件，确定问题中反映各物理量之间关系的微分方程及其相应的定解条件；

（4）选取适应模型几何形状分布的网格和剖分方法进行网格划分；

（5）选择求解器，对模型问题进行高效、精确的求解；

（6）结果数据的后处理，如画图、存储、输出到 MATLAB，实现与 MATLAB 混合编程控制迭代的有限元分析。

迭代法的算法流程如图 7.5 所示。

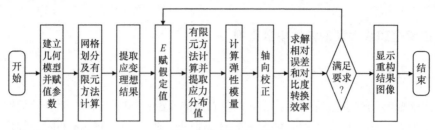

图 7.5　迭代法算法流程

假定初始赋予模型的弹性模量为 40 kPa，均匀分布，经过多次迭代，重构结果向理想弹性模量逼近的趋势如图 7.6 所示，由上至下、从左到右，依次为第 1 次、3 次、5 次、15 次迭代之后的血管壁与周围组织弹性模量重构结果。

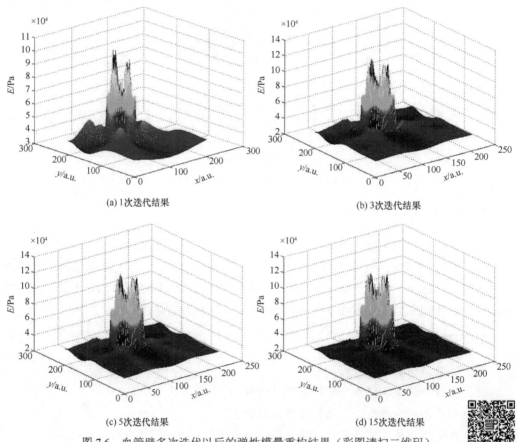

图 7.6　血管壁多次迭代以后的弹性模量重构结果（彩图请扫二维码）

可以看出，周围组织的弹性模量分布随着迭代次数的增加明显趋于平缓，最终近似为 40 kPa 均匀分布；而血管壁的弹性模量虽然大体上趋于 80 kPa 左右，但是出现了凹凸相间的不均匀分布。图 7.7 显示弹性模量重构图像，可以更明显地看到血管壁上凹凸相间、不均匀分布的现象随着迭代次数的增加逐渐消减。

多次迭代后，组织模型弹性模量重构结果很快收敛于理想分布。由于一般情况下弹性模量未知，更为普遍的假设是假设初始弹性模量均匀分布为一随意值，比如 30 kPa

时，可以利用后面的校正方法对弹性模型进行修正。随着迭代次数增加，最终的分布仍然收敛于具有高斯分布的特性。

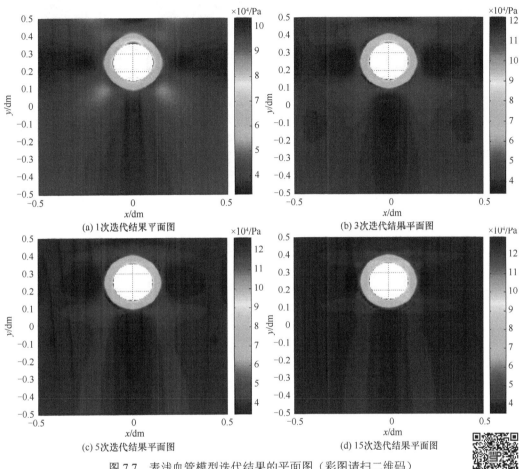

(a) 1次迭代结果平面图　　　　　　　　(b) 3次迭代结果平面图

(c) 5次迭代结果平面图　　　　　　　　(d) 15次迭代结果平面图

图 7.7　表浅血管模型迭代结果的平面图（彩图请扫二维码）

为了观察重构结果对噪声的敏感性，验证算法的稳定性，我们在仿真得到的应变数据中加入 1% 的均匀噪声，据此计算得到的重构结果如图 7.8 所示。图 7.8（a）和（b）为重构弹性模量的三维图和二维图，图 7.8（c）为相对误差和迭代关系曲线，图 7.8（d）为对比度转换效率曲线。

由三维图像可以看出，重构出的弹性模量分布含有很大噪声，与理想分布的相对误差增大；虽然相对误差依然随迭代次数呈下降趋势，但是多次迭代之后，噪声误差逐渐积累，使得误差曲线逐渐向上偏离，重构结果不稳定。

为了研究不同程度噪声对算法稳定性的影响，我们改变加入噪声的强度，经过 10 次迭代之后，观察结果相对误差的大小，以及与迭代关系曲线的收敛关系。可以看出，随着加入噪声强度的加大，相对误差也逐渐增大，而且增大的趋势相比更快。同时，随着噪声强度的加大，迭代重构结果的误差积累效应也更加明显，使得误差迭代曲线不收敛。10% 噪声的结果曲线如图 7.9 所示。

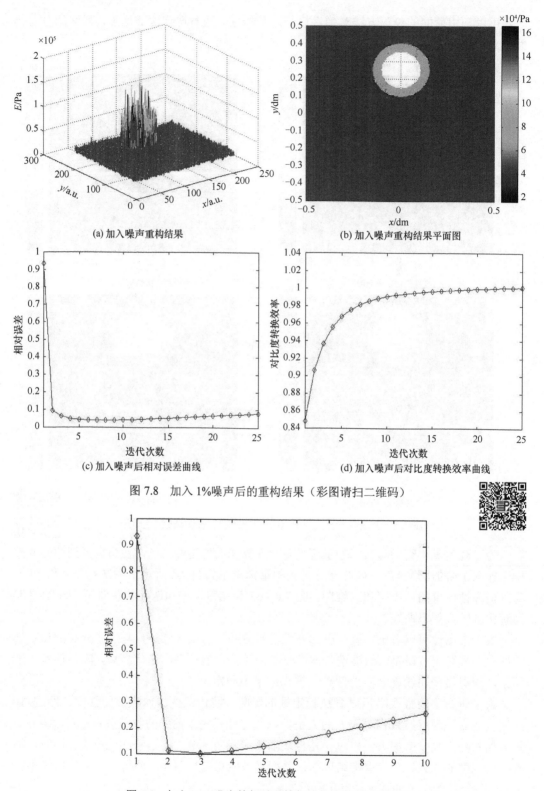

(a) 加入噪声重构结果

(b) 加入噪声重构结果平面图

(c) 加入噪声后相对误差曲线

(d) 加入噪声后对比度转换效率曲线

图 7.8　加入 1%噪声后的重构结果（彩图请扫二维码）

图 7.9　加入 10%噪声的相对误差与迭代次数的关系曲线

　　为了消除噪声的影响，保证算法的收敛性和稳定性，我们采用均值方法对每次迭代的重构结果进行平滑处理，得到的重构结果如 7.10 所示。图 7.10（a）和（b）为重构弹性模量的三维图和二维图，图 7.10（c）为相对误差和迭代关系曲线，图 7.10（d）为对比度转换效率曲线。可以看出，进行平滑处理之后能有效减少重构结果的噪声，使得相对误差曲线收敛于零值，保证了算法的稳定性。

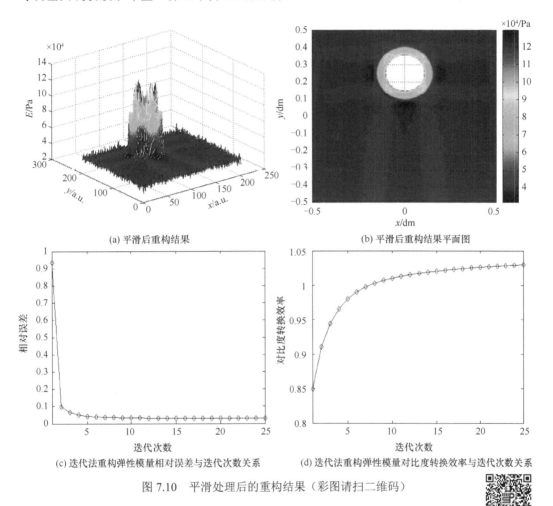

(a) 平滑后重构结果

(b) 平滑后重构结果平面图

(c) 迭代法重构弹性模量相对误差与迭代次数关系

(d) 迭代法重构弹性模量对比度转换效率与迭代次数关系

图 7.10　平滑处理后的重构结果（彩图请扫二维码）

7.3.3　弹性模量重构的评估和校正

1. 重构结果的对比

　　相对误差是重构结果绝对误差与真实弹性模量的比值，用公式表示为

$$e_r^k = \frac{\left| E_{\text{重构}}^k - E_{\text{真实}}^k \right|}{E_{\text{真实}}^k} \times 100\% \tag{7.30}$$

式中，E 为弹性模量；k 为迭代次数。

　　对比度转换效率（contrast transfer efficiency，CTE）定义为重构对比度与仿真对比度的比值，这里将对比度定义为内含物的弹性模量与周围组织弹性模量的比值，用来评

价重构结果对不同组织的识别能力，用公式表示为

$$\mathrm{CTE}^k = \frac{\overline{E_{异物}^k}}{\overline{E_{正常}^k}} : \frac{\overline{E_{异物}^{理想}}}{\overline{E_{正常}^{理想}}} \tag{7.31}$$

分别将血管壁和周围组织区域的重构弹性模量做积分并求均值，二者相除即是重构结果的对比度，再与理想弹性模量（高斯分布）对比度作比值，即是重构结果的对比度转换效率。

2. 重构结果的评估

模型的弹性模量重构结果趋于理想值的趋势，可由图 7.11 和图 7.12 中的相对误差及对比度转换效率曲线来更直观地说明这一情况。不同迭代次数下得到的相对误差关系曲线如图 7.11 所示，对比度转换效率曲线如图 7.12 所示。

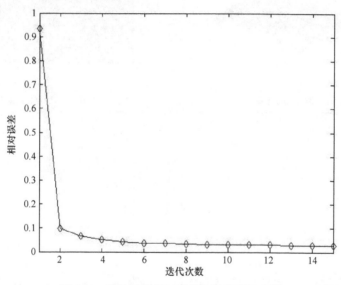

图 7.11　重构结果相对误差与迭代次数曲线

3. 重构结果的校正

在实际的超声弹性成像中，一般只得到组织的纵向应变，组织的横向应变难以估计或者精度较低。因此，利用式（7.7）进行弹性模量的迭代计算，对弹性模量的横向分布情况没有约束，也没有充分利用边界条件。由于逆问题的复杂性（如没有唯一解），可能导致收敛的解不是组织的真实弹性模量分布。

因此，在迭代过程中有必要对重构的弹性模量分布结果进行校正，以消除应力集中效应所造成的偏差。例如，已知模型左侧边界部分实际弹性模量为 40 kPa，可以在迭代过程中进行轴向校正（Luo et al.，2006）：

$$E_{校正}^k = \frac{E^k(x, y)}{E^k(-0.5, y)} \times 40 \tag{7.32}$$

式中，k 为迭代次数。

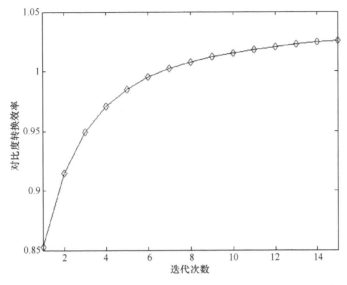

图 7.12　迭代法重构弹性模量对比度转换效率与迭代次数关系

7.4　血管腔内超声（IVUS）成像的血管壁弹性重构

在没有任何假设的情况下，利用弹性力学基本方程，完全重建软组织的弹性特性，通常情况下需要对位移和应变三维空间分布进行测量。但是如果只能得到有限的测量值，可以采用正确的非均质模型和适当的外部变形控制，仍然能进行准确的重建（Skovoroda et al.，1995）。本节是利用线性扰动法对小猪的新鲜颈动脉血管内超声（intravascular ultrasound，IVUS）视频图像进行弹性模量重构（Wan et al.，2001）。

7.4.1　实验材料和方法

对小猪解剖不久后选择平直的猪颈动脉共 4 例，在解剖显微镜下结扎颈动脉细小分支，猪颈动脉离体 24 h 之内进行实验猪颈动脉段游离后，立即除去皮下组织与血管外周组织，置保养液中保持其激活状态。其中，因手术失败损伤血管外膜而淘汰 1 例。新鲜切除的猪颈动脉，立即储存在温度 4℃ 的冰箱中。每个猪颈动脉分离出 4 cm 长的圆柱段标本，必须小心，不要损坏外膜。平行于轴实验标本的 IVUS 导管，直插入中间部分的标本通过水密阀做的修改实现关闭灌注血管鞘系统很少或微不足道的泄漏。

实验在室温 25℃ 下进行。相对的颈动脉管腔内的压力被定义为关于参考压强的水箱中 IVUS 成像平面的列高度，线性施加使用压力范围 1000～2500 mm 水柱的生理盐水，高度以增量步长 100 mm 水柱高度增加，近似的范围为 9.83～24.6 kPa，一步 1 kPa。IVUS 图像连续捕获在 30 帧/s，过程中在腔内压力线性增加和减少。每次压力改变，达到平衡过程，IVUS 图像采集 4 min。在成像过程中，为减小血管的滞后效应，在实验的开始，适当调整 IVUS 设备的成像参数以达到好的 IVUS 图像质量，然后所有成像参数不变，保持所有的图片在同一灰度级规模实验。在实验施压范围内对颈动脉进行循环加压与减压 4～5 次后，获得不同施压条件下的血管内高频超声图像。

对血管壁的运动估计基于遗传算法的光流场估计方法计算血管壁位移场，利用位移对空间的导数估计应变。根据估计的颈动脉横截面的位移和应变分布，分别在小应变和大应变条件下进行弹性模量重建。

7.4.2 结果

体外猪颈动脉的实验结果证明了方法的可行性。重构方法可提供监测和评价冠状血管成形术手术过程，尤其是对于 IVUS 弹性成像。图 7.13 分别给出了 IVUS 探头偏心矫正后血管壁图像、估计的位移场、径向应变图像和放大猪颈动脉的相邻离散点弹性模量比值 H 图像。图 7.14 分别给出小变形和大变形条件下重建的猪颈动脉弹性模量图像。

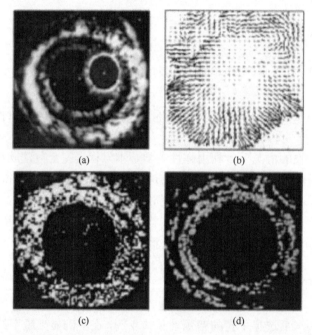

图 7.13　IVUS 探头偏心矫正后血管壁图像（a）、位移场（b）、径向应变（c）、放大猪颈动脉的相邻离散点弹性模量比值 H 图像（d）（Wan et al.，2001）

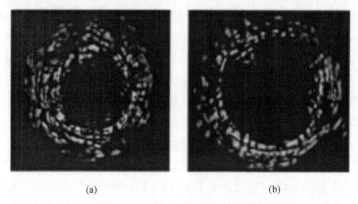

图 7.14　小变形（a）和大变形（b）条件下重建的猪颈动脉弹性模量（Wan et al.，2001）

小猪颈动脉血管壁弹性模量重构表明，采用以遗传算法为基础的非刚性血管壁组织运动分阶叠加估计方法可获得高分辨的速度矢量、位移和应变分布图像，并可方便地推广应用到非线性大应变。以此为基础，采用本章提出的弹性重构方法，可将血管力学实验研究推进到三维亚毫米微结构层次，得到实际血管组织的空间弹性分布图像，为 PTCA 过程监控与治疗评价提供新的技术手段。

7.5　本　章　小　结

利用血管壁斑块模型的弹性模量仿真重构结果验证了迭代重构算法的可行性和准确性。对于损伤模型，通过轴向边缘校正，尝试使用部分已知组织弹性模量信息对应力集中造成的重构结果力学伪像进行消除，得到了较好的结果，表明算法具有很好的收敛性和稳定性。对小猪颈动脉血管壁进行 IVUS 成像，基于视频序列图像对血管壁进行弹性重构。血管壁超声弹性模量重构方法是一种有效的弹性成像方法，具有较好的临床应用价值。

主要参考文献

Andreou I, Antoniadis A P, Shishido K, et al. 2015. How do we prevent the vulnerable atherosclerotic plaque from rupturing? Insights from in vivo assessments of plaque, vascular remodeling, and local endothelial shear stress. Journal of Cardiovascular Pharmacology and Therapeutics, 20(3): 249-261.

Barbone P E, Gokhale N H. 2004. Elastic modulus imaging: on the uniqueness and nonuniqueness of the elastography inverse problem in two dimensions. Inverse Problems, 20(1): 283-296.

Dijk A C V, Truijman M T B, Hussain B, et al. 2015. Intraplaque hemorrhage and the plaque surface in carotid atherosclerosis: the plaque at RISK study (PARISK). American Journal of Neuroradiology, 36(11): 2127-2133.

Floc'H S L, Ohayon J, Tracqui P, et al. 2009. Vulnerable atherosclerotic plaque elasticity reconstruction based on a segmentation-driven optimization procedure using strain measurements: theoretical framework. IEEE Transactions on Medical Imaging, 28(7): 1126-1137.

Hall T J, Barbone P E, Oberai A A, et al. 2011. Recent results in nonlinear strain and modulus imaging. Current Medical Imaging Reviews, 7(4): 313-327.

Hoit B D. 2011. Strain and strain rate echocardiography and coronary artery disease. Circulation Cardiovascular Imaging, 4(2): 179-190.

Kallel F, Bertrand M. 1996. Advances in tissue elasticity reconstruction using linear perturbation method. IEEE Transactions on Medical Imaging, 15(3): 299-313.

Kolodgie F D, Yahagi K, Romero M E, et al. 2017. High-Risk carotid plaque: lessons learned from histopathology. Seminars in Vascular Surgery, 30(1): 31-43.

Luo J, Ying K, Bai J. 2006. Elasticity reconstruction for ultrasound elastography using a radial compression: an inverse approach. Ultrasonics, 44(8): e195-e198.

Lurie A I, Belyaev A. 2005. Theory of Elasticity. Heidelberg: Springer Berlin.

Sette M M, Brussel H V, Sloten J V, et al. 2008. Quantitative elastography, solving the inverse elasticity problem using the Gauss-Newton method. IEEE International Ultrasonics Symposium Abstract Book: 2040-2043.

Skovoroda A R, Emelianov S Y, O'Donnell M. 1995. Tissue elasticity reconstruction based on ultrasonic displacement and strain images. IEEE Transactions on Ultrasonics Ferroelectrics and Frequency Control, 42(4): 747-765.

Sumi C, Nakayama K. 1996. Elasticity tomography: reconstruction using stable implicit-integration method. IEEE Ultrasonics Symposium, 2: 1325-1329.

Sumi C, Suzuki A, Nakayama K. 1995. Estimation of shear modulus distribution in soft tissue from strain distribution. IEEE Transactions on Biomedical Engineering, 42(2): 193-202.

Vos A, Van H W, Spliet W G, et al. 2015. Predominance of nonatherosclerotic internal elastic lamina calcification in the intracranial internal carotid artery. Stroke. A Journal of Cerebral Circulation, 47(1): 221-243.

Wan M, Li Y, Li J, et al. 2001. Strain imaging and elasticity reconstruction of arteries based on intravascular ultrasound video images. IEEE Transactions on Biomedical Engineering, 48(1): 116-120.

Wang Z, Fang Y, Wu X, et al. 2017. Carotid intima-media thickness in plaque-free area, carotid plaque and risk of ischemic stroke in high-risk population of North China. Neuro Endocrinology Letters, 38(3): 208-214.

William B J Z. 2007. COMSOL Multiphysics 有限元法多物理场建模与分析. 北京: 人民交通出版社.

Yamashita Y, Kubota M. 1996. Tissue elasticity reconstruction based on ultrasonic strain measurements. IEEE Ultrasonics Symposium, 2: 1113-1116.

Yildirim A, Kosger P, Ozdemir G, et al. 2015. Carotid intima-media thickness and elastic properties of aortas in normotensive children of hypertensive parents. Hypertension Research Official Journal of the Japanese Society of Hypertension, 38(9): 621-626.

Zhang H, Wang Y, Ruan L, et al. 2016. Non-invasive von Mises strain imaging for longitudinal artery wall. Journal of Medical Imaging and Health Informatics, 6: 906-915.

第 8 章　生物组织分数阶黏弹性测量与估计方法

8.1　引　　言

生物组织的黏弹性特性反映重要的生理或病理信息，软组织黏弹性成像具有重要的临床诊断价值。传统整数阶 Maxwell 和 Kelvin-Voigt 黏弹性模型无法很好地描述多种黏弹性力学行为。为提高拟合精度，通常采用整数阶级联模型，但是涉及的模型参数多，为多参数估计的优化带来困难。分数阶微积分理论可用来精确描述软物质的多种物理力学特性。在我们前期研究工作中，分数阶 Kelvin-Voigt（Kelvin-Voigt fractional derivative，KVFD）模型已被证明可以精确地描述生物组织多种黏弹性力学行为。相对整数阶模型而言，KVFD 只用很少的参数就可以精确拟合材料的多种力学响应曲线，并且模型参数在一定程度上可以反映材料的物理机制，具有很大的成像应用前景。

压痕试验是黏弹性力学特性精确测量的试验方法。压痕试验基于弹性接触理论，利用 Boltzmann 微积分和线性叠加原理，可以将接触理论延伸黏弹性接触理论。本章给出了经典整数阶模型在不同探头测试的解析解，并推导了基于分数阶 Kelvin-Voigt 模型的斜坡保持不同加载方式的解析解；利用压痕试验，对水凝胶仿体力学性能进行测试；对模型参数优化估计的方法进行探讨，分别介绍了时域和频域的模型参数估计方法，并研究了 KVFD 模型参数的物理意义。

8.2　黏弹性理论及其应用

8.2.1　整数阶黏弹性理论与模型

理论上，我们常采用弹簧和阻尼元件的模型来描述黏弹性流体。图 8.1 中，纯弹性元件可用弹性模量为 E 的线性弹簧表征。

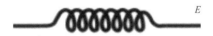

图 8.1　纯弹性元件

其应力 σ 与应变 ε 的关系为

$$\sigma_E = E\varepsilon \tag{8.1}$$

图 8.2 中，纯黏性元件可用黏度为 η 的阻尼器表示。

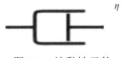

图 8.2　纯黏性元件

其应力与应变的关系为

$$\frac{\mathrm{d}\varepsilon}{\mathrm{d}t} = \frac{\sigma}{\eta} \tag{8.2}$$

对于并联元件，$\sigma_{\text{total}} = \sigma_E + \sigma_\eta, \varepsilon_{\text{total}} = \varepsilon_E = \varepsilon_\eta$

对于串联元件，$\sigma_{\text{total}} = \sigma_E = \sigma_\eta, \varepsilon_{\text{total}} = \varepsilon_E + \varepsilon_\eta \tag{8.3}$

式中，σ_E 和 ε_E 分别为牛顿黏壶的应力和应变；σ_η 和 ε_η 分别为弹簧的应力和应变。

1. Maxwell 模型

Maxwell 模型是针对黏弹性材料提出的，并引进松弛时间的概念。黏弹性材料在突加荷载时既产生突然弹性响应，又产生连续应变，其应力响应介于弹性固体和黏性流体之间，由于有内部摩擦效应存在，有热力学损耗，卸载后应变随时间发生缓慢变化的过程称为蠕变。类似地，当应变为突加载荷并保持恒定时，应力随时间发生变化的过程称为松弛（Podlubny，1999）。

Maxwell 模型由弹性模量为 E 的弹簧和黏性系数为 η 的牛顿黏壶串联构成。

在这个结构中，在一个应用的轴向应力作用下，总应力和总应变关系如图 8.3 中的串联元件，结合式（8.1）~式（8.3），其本构方程为

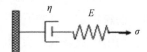

图 8.3　Maxwell 模型

$$\frac{\mathrm{d}\varepsilon}{\mathrm{d}t} = \frac{1}{E}\frac{\mathrm{d}\sigma}{\mathrm{d}t} + \frac{\sigma}{\eta} \tag{8.4}$$

蠕变过程为

$$\varepsilon(t) = \frac{\sigma_0}{\eta}t + \frac{\sigma_0}{E} \tag{8.5}$$

当应力恒定时，$\dfrac{\mathrm{d}\varepsilon}{\mathrm{d}t} = 0$，本构方程为

$$\frac{1}{E}\frac{\mathrm{d}\sigma}{\mathrm{d}t} + \frac{\sigma}{\eta} = 0 \tag{8.6}$$

求解可得应力松弛曲线方程：

$$\sigma(t) = \sigma_0 \mathrm{e}^{-t/\tau} = E\varepsilon_0 \mathrm{e}^{-t/\tau} = G(t)\varepsilon_0 \tag{8.7}$$

式中，σ_0 为初始应力；$G(t)$ 为松弛模量，所以 Maxwell 模型的松弛模量是：

$$G(t) = E\mathrm{e}^{-t/\tau} \tag{8.8}$$

$$J(t) = \frac{1}{E} + \frac{1}{\eta}t \tag{8.9}$$

从以上公式可知，Maxwell 模型的蠕变曲线是条倾斜的曲线，此模型无法反映材料

的蠕变特性。因此，Maxwell 模型主要用来描述松弛过程（Podlubny，1999），却无法描述材料蠕变过程。

实际上，黏弹性材料的松弛和蠕变曲线比较复杂，通常将多个 Maxwell 模型串并联组合来描述黏弹性材料，更好地反映材料的蠕变特性和应力松弛特性。Kawada 等（2006）提出，黏弹性材料特性用并联的多阶 Maxwell 模型模拟，松弛模量是 N 阶 Maxwell 模型的叠加，则总的松弛模量为

$$G(t) = \sum_{n=0}^{N} G_n(t) = \sum_{n=0}^{N} E_n \mathrm{e}^{-t/\tau_n} \tag{8.10}$$

式中，每阶弹性模量 $E_n(t)$ 和黏性系数 τ_n 是随着模型阶数 n 缓慢变化的。

2. Kelvin-Voigt 模型

Kelvin-Voigt 模型是由弹性模量为 E 的弹簧和一个黏性系数为 η 的牛顿黏壶并联而成。在轴向应力作用下，总应力和总应变的关系如图 8.4 中的并联元件。

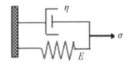

图 8.4　Kelvin-Voigt 模型

结合式（8.1）～式（8.3），其本构方程为

$$\sigma = E\varepsilon + \eta \frac{\mathrm{d}\varepsilon}{\mathrm{d}t} \tag{8.11}$$

当应变恒定时，σ 为常数，此模型无法反映材料的应力松弛特性。

蠕变过程为

$$\varepsilon(t) = \left[1 - \mathrm{e}^{-t/\tau} H(t)\right] \frac{\sigma_0}{E} = J(t)\sigma_0 \tag{8.12}$$

式中，$J(t)$ 为蠕变模量；$H(t)$ 为 Heaviside 函数。Kelvin-Voigt 模型的蠕变柔量为

$$J(t) = \left[1 - \mathrm{e}^{-t/\tau} H(t)\right] \frac{1}{E} \tag{8.13}$$

$$G(t) = E + \eta \delta(t) \tag{8.14}$$

当应变为常量时，Kelvin-Voigt 模型退化为线弹性模型，不能模拟出应力松弛过程。因而 Kelvin-Voigt 模型主要用来描述蠕变过程，却无法描述材料的应力松弛工程。类似于基本 Maxwell 模型，利用 n 阶 Kelvin-Voigt 的级联模型可在一定条件下描述拟合材料的蠕变曲线。

3. SLS 模型

SLS 模型（standard linear solid model）是标准线性固体模型，是弹簧和牛顿黏壶线性结合测量黏弹性材料的模型方法，可以测量出材料成分的弹性和黏性，类似于 Maxwell 模型和 Kelvin-Voigt 模型的应用。研究表明，Maxwell 模型和 Kelvin-Voigt 模型有不足之

处，Maxwell 模型不能描述蠕变，Kelvin-Voigt 模型不能描述应力松弛。SLS 模型是两者都可以应用的简单模型（Mainardi and Spada，2011）。

二阶 SLS 模型由两部分系统并联组成（图 8.5）。第一部分是参考 Maxwell 模型，由一个弹簧（$E = E_2$）和牛顿黏壶（阻尼系数 η）串联组成；第二部分是一个弹簧（$E = E_1$）。

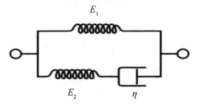

图 8.5 二阶 SLS 模型

利用上述关系式，模型为

$$(E_1 + E_2)\frac{\mathrm{d}\varepsilon}{\mathrm{d}t} + \frac{E_1 E_2}{\eta}\varepsilon(t) = \frac{E_2}{\eta}\sigma(t) + \frac{\mathrm{d}\sigma}{\mathrm{d}t} \tag{8.15}$$

松弛时间为 t，每种材料都有不同的松弛时间。

$$\begin{cases} J(t) = \dfrac{1}{E_1 + E_2} + \left(\dfrac{1}{E_1} - \dfrac{1}{E_1 + E_2}\right)\left[1 - \mathrm{e}^{-tE_1E_2/[(E_1+E)\eta]}\right] \\ G(t) = E_1 + \left[\dfrac{E_2^2}{(E_1 + E_2)\eta} - E_1\right]\mathrm{e}^{-tE_2/\eta} \end{cases} \tag{8.16}$$

8.2.2 分数阶黏弹性理论与模型

相对于整数阶，人们对分数阶微积分比较陌生。但在整数阶微积分提出的同时，已有学者 L'Hospital 考虑分数阶微积分问题。目前分数阶微积分的实际工程应用仍有障碍，数学基础不完整。1965 年 Mandelbrot 提出分形学说，将 Riemann-Liouville 分数阶微积分算子引入分形媒介的布朗运动，此后分数阶微分方程的研究受到关注，其研究也由纯数学领域转移到其他学科。

分数阶发展过程中，学者从不同角度出发，得到几种分数阶微积分定义，如 Riemann-Liouville 定义、Grunwald-Letnikov 定义、Weyl 定义、Caputo 定义等（陈文，2010；Kilbas et al.，2006；Podlubny，1999），研究者可以根据不同的研究方向选择合适的定义算子。分数阶微积分具有时间复杂性和过程依赖性，在多孔介质力学、反常扩散、黏弹性力学、软物质物理和力学等研究领域起到重要作用（Coussot et al.，2009）。

1. 分数阶 Maxwell 模型

几乎所有的生物固体都是黏弹性体，采用弹性元件和黏性元件的串并联组合来模拟实际样品（仿体或人体组织）的黏弹性特性。相对于 Maxwell 模型，分数阶 Maxwell 模型会更加符合实际（图 8.6）。

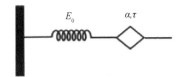

图 8.6 分数阶 Maxwell 模型（Kempfle et al.，2002）

$$\begin{cases} \sigma_{E_0}\left(t\right) = E_0 \varepsilon_{E_0}\left(t\right), \sigma_V\left(t\right) = \eta \dfrac{\mathrm{d}^{\alpha} \varepsilon_V\left(t\right)}{\mathrm{d}t^{\alpha}} \\ \sigma\left(t\right) = \sigma_{E_0}\left(t\right) = \sigma_V\left(t\right), \varepsilon\left(t\right) = \varepsilon_{E_0}\left(t\right) + \varepsilon_V\left(t\right) \end{cases} \tag{8.17}$$

分数阶 Maxwell 模型本构方程（陈文，2010；Hartley，1961）：

$$E \frac{\mathrm{d}^{\alpha} \varepsilon\left(t\right)}{\mathrm{d}t^{\alpha}} = \frac{\mathrm{d}^{\alpha} \sigma\left(t\right)}{\mathrm{d}t^{\alpha}} + \frac{1}{\tau^{\alpha}} \sigma\left(t\right) \tag{8.18}$$

式中，$\eta = E\tau^{\alpha}$ 为黏性系数。对上式两边做 Laplace 变换，有：

$$s^{\alpha} \overline{\varepsilon} = \frac{1}{E} s^{\alpha} \overline{\sigma} + \frac{1}{\eta} \overline{\sigma} \tag{8.19}$$

$$J\left(s\right) = \frac{\overline{\varepsilon}}{s\overline{\sigma}} = \frac{1}{sE} + \frac{s^{-\alpha-1}}{\eta} \tag{8.20}$$

对式（8.20）做 Laplace 逆变换，得到蠕变模量：

$$J(t) = \frac{1}{E} + \frac{1}{\eta} \frac{t^{\alpha}}{\Gamma\left(1+\alpha\right)} \tag{8.21}$$

$$G\left(s\right) = \frac{\overline{\sigma}}{s\overline{\varepsilon}} = \frac{s^{\alpha-1}}{\dfrac{s\alpha}{E} + \dfrac{1}{\eta}} \tag{8.22}$$

对式（8.22）做 Laplace 逆变换，得到松弛模量：

$$G\left(t\right) = E \cdot \boldsymbol{E}_{\alpha}\left(-\left(\frac{t}{\tau}\right)^{\alpha}\right) \tag{8.23}$$

黏弹性材料的应力响应不仅与当前的应力相关，与材料的载荷性质也相关。因此黏弹性材料的应力应变关系具有记忆特性，分数阶微积分能描述具有记忆性等时间复杂性的物理过程。

Maxwell 模型的分数阶表达式为

$$\sigma\left(t\right) = E_0 \tau^{\alpha} \frac{\mathrm{d}^{\alpha} \varepsilon\left(t\right)}{\mathrm{d}t^{\alpha}} \tag{8.24}$$

观察式（8.24），当参量 α 为 1 时，是黏性元件的本构方程；当参量 α 为 0 时，是弹性元件的本构方程；当 $0 < \alpha < 1$ 时，具有黏弹性材料特性。因此，调整不同的 α 的值表示不同的"黏性"或"弹性"的样品（仿体或人体组织）。式（8.24）中表示的模型有三个参数 E_0、τ 和 α。

阶跃加载位移可以表示为

$$\varepsilon(t) = \varepsilon_0 H(t) \tag{8.25}$$

式中，$H(t)$ 为单位阶跃函数。

将式（8.25）代入式（8.24）中，根据 Riemann-Liouville 分数阶微积分定义，化简得到应力松弛曲线：

$$\sigma(t) = E\varepsilon_0 \cdot \boldsymbol{E}_\alpha\left(-\left(\frac{t}{\tau}\right)^\alpha\right) \tag{8.26}$$

分数阶 Maxwell 模型应变不变时，应力缓慢减弱，不像牛顿流体迅速减小为 0。α 值较小时，模型"弹性"更强、"黏性"更弱。分析式（8.26），应力松弛曲线为负指数函数，当时间足够长时，应力会趋于 0。在该模型中，阶跃加载应力可以表示为

$$\sigma(t) = \sigma_0 H(t) \tag{8.27}$$

将式（8.27）带入式（8.24），根据 Riemann-Liouville 分数阶积分算子的定义，对两边进行分数阶积分，得到：

$$\varepsilon(t) = \frac{\sigma_0}{E} + \frac{\sigma_0}{\eta}\frac{t^\alpha}{\Gamma(1+\alpha)} \tag{8.28}$$

应力不变，黏弹性材料的应变缓慢增加，既不像牛顿流体线性增加，也不像线弹性体保持不变，分数阶 Maxwell 模型反映应变非线性渐变的过程。α 值较小时，前期应变增加，后期应变趋于稳定，符合弹性体的蠕变曲线；α 值较大时，应变缓慢增加，α 值越大曲线越接近于直线，即纯黏性体的蠕变曲线。

2. 分数阶 Kelvin-Voigt 模型

为了准确描述多聚物的应力松弛和蠕变曲线，可以使用如图 8.7 所示的分数阶 Kelvin-Voigt 模型。

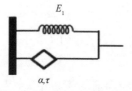

图 8.7   KVFD 模型

对于该模型，因为弹性模量为 E_0 的弹簧和黏壶并联，所以会有下面的方程（Mainardi and Spada，2011；Zhang et al.，2016）：

$$\begin{cases} \sigma_{E_0}(t) = E_0\varepsilon_{E_0}(t), \sigma_V(t) = \eta\dfrac{\mathrm{d}^\alpha\varepsilon_V(t)}{\mathrm{d}t^\alpha} \\ \sigma(t) = \sigma_{E_0}(t) + \sigma_V(t), \varepsilon(t) = \varepsilon_{E_0}(t) = \varepsilon_V(t) \end{cases} \tag{8.29}$$

式中，$\sigma(t)$、$\sigma_{E_0}(t)$、$\sigma_V(t)$ 为模型总应力、弹性元件应力、黏性元件应力；$\varepsilon(t)$、$\varepsilon_{E_0}(t)$、$\varepsilon_V(t)$ 为模型总应力、弹性元件应力、黏性元件应变。

分数阶 Kelvin-Voigt 模型本构方程为（Hartley，1961）：

$$\frac{\sigma(t)}{\eta} = \frac{\mathrm{d}^\alpha \varepsilon(t)}{\mathrm{d}t^\alpha} + \frac{1}{\tau^\alpha} \varepsilon(t) \tag{8.30}$$

其中，$\tau = \dfrac{\eta}{E}$，对上式做 Laplace 变换：

$$\bar{\sigma} = \eta s^\alpha \bar{\varepsilon} + E_0 \bar{\varepsilon} = sG(s)\varepsilon(s) \tag{8.31}$$

易得

$$G(s) = \left(E_0 + E_0 (s\tau)^\alpha \right) / s \tag{8.32}$$

由 Laplace 逆变换可得松弛模量：

$$G(t) = E_0 + \eta \frac{t^{-\alpha}}{\Gamma(1-\alpha)} = E_0 \left[1 + \frac{(t/\tau)^{-\alpha}}{\Gamma(1-\alpha)} \right] \tag{8.33}$$

阶跃加载应变 ε_0 表示为

$$\varepsilon(t) = \varepsilon_0 H(t) \tag{8.34}$$

根据 Riemann-Liouville 分数阶微积分定义，可推出应力松弛曲线方程：

$$\sigma(t) = E_1 \varepsilon_0 + \frac{E_1 \varepsilon_0}{\Gamma(1-\alpha)} \left(\frac{t}{\tau} \right)^{-\alpha} \tag{8.35}$$

分数阶 Kelvin-Voigt 模型在应变不变时与分数阶 Maxwell 模型表现很像，但分数阶 Kelvin-Voigt 模型应力会随着时间减小，不会减小到 0，符合实际多聚物的应力松弛曲线（Zhang et al.，2018）。类似地，可推出蠕变曲线

$$J(t) = \frac{\varepsilon(t)}{\sigma_0} = \frac{1}{E_1} \left(\frac{t}{\tau} \right)^\alpha \boldsymbol{E}_{\alpha,1+\alpha} \left(-\left(\frac{t}{\tau} \right)^\alpha \right) \tag{8.36}$$

阶跃加载应力可以表示为

$$\sigma(t) = \sigma_0 H(t) \tag{8.37}$$

根据 Riemann-Liouville 分数阶积分算子的定义，对两边进行分数阶积分，可推出（Podlubny，1999）：

$$\varepsilon(t) = \frac{\sigma_0}{E_1} \left(\frac{t}{\tau} \right)^\alpha \boldsymbol{E}_{\alpha,1+\alpha} \left(-\left(\frac{t}{\tau} \right)^\alpha \right) \tag{8.38}$$

式中，E 为广义 Mittag-Leffler 函数。

广义 Mittag-Leffler 函数为一种超几何函数，其定义为

$$\boldsymbol{E}_{\alpha,\beta}(z) = \sum_{k=0}^{\infty} \frac{z^k}{\Gamma(\alpha k + \beta)} \quad (\alpha,\beta > 0) \tag{8.39}$$

应力不变时，分数阶 Kelvin-Voigt 模型能够反映应变非线性渐变的过程。在蠕变曲线中，应变增加逐渐收敛于固定值，不像分数阶 Maxwell 模型呈近似线性增加，符合实际材料的应力蠕变曲线。

8.3 黏弹性接触理论

8.3.1 弹性接触理论基础

接触理论是假设在无限半平面上有弹性材料,为任意的探针尖端形状作用于弹性体材料时力-压痕深度关系的力学模型。最广泛使用的是球形探针的 Hertz 模型和锥形探针的 Sneddon 模型(Fischer-Cripps,2007)。

不同探针形状的接触模型见图 8.8~图 8.10。

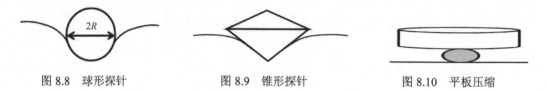

| 图 8.8　球形探针 | 图 8.9　锥形探针 | 图 8.10　平板压缩 |

(1)球形探针模型(Hertz model)(Mattice et al.,2011)。

$$F = \frac{4ER^{1/2}}{3\left(1-\nu^2\right)}h^{3/2} = \frac{8\sqrt{R}}{3}\left(2G\right)h^{3/2} \tag{8.40}$$

式中,E 是弹性模量;R 是球形探针半径;ν 是泊松比;h 是压痕深度;G 是剪切模量,$E=3G$,$\nu=0.5$。

(2)锥形探针模型(Sneddon model)。

$$F = \frac{2E\tan\varphi}{\pi\left(1-\nu^2\right)}h^2 \tag{8.41}$$

式中,E 是弹性模量;φ 是锥形探针半角;ν 是泊松比;h 是压痕深度;γ 是常数。

(3)平板(一般是圆柱形)探针模型(Josip et al.,2014)。

$$P = 2a\frac{E}{1-\nu^2}h \tag{8.42}$$

式中,a 是平板的半径;ν 是泊松比;h 是压痕深度。

试验中根据测试材料不同,可选用不同探头形状的探针(Josip et al.,2014)。球形探针是软材料做压痕试验的首选方法,因为能最大限度地减少塑性变形和应力集中。不像平板压缩,接触面因为球形探针的压痕改变了深度,但是接触面的深度变化可以很容易从压痕深度和球形探针的半径来计算。球形探针能减小不规则样品的影响,样品的直径大于探针,可以减少边界效应。球面探针对表面平坦度没有严格要求,只要能找到一个小的平坦区域即可。球形探针广泛应用于测量材料的黏弹性特性。

平板压缩的主要优点是,压痕面积不随压痕深度而改变,产生的卸载曲线仍然是线性的。这也意味着接触区域并不依赖于穿透深度,可以很容易地从探头的半径中计算出来。平板压缩传感器的动态范围大,但要求样品表面非常平整。平板压缩的主要问题是负载主要集中在探头的外缘上。此外,取样面积和高度必须精确测量,因为它们对应力和应变计算有很强的影响。当样品表面的摩擦力不均匀时，样品的平板压缩会导致一种随时间变化的小漂移。

锥形探头与其他探头的主要区别是探针尖端的半角不一样。锥体的几何形状对最终结果的影响很小，压缩曲线的初始部分是线性的。但是锥形探针对样品容易产生塑性变形，在刚接触样品时产生误差。锥形探头现在也在广泛使用，特别是在纳米尺度的压痕试验中。

探头形状的选择取决于样品属性，除了非常软的样例外，首选球形探针压缩。球形探针压缩在生物应用中得到广泛应用，我们将重点放在球形压痕试验的求解上。

压痕试验基于接触理论，是描述各种材料的力学性能的主要方式。当模型适合于数据时，在位移/应变-保持实验中获得的加载-松弛曲线可以显示黏弹性材料的本质特性。大多数情况下，为了方便求解，常采用步进加载方式（Van Landingham，2003）。

大多数的负荷松弛实验都是用步进式压缩的方法，为了分析方便，推导出一种步进式的松弛响应方法。然而，在没有振荡瞬态变化时，很难应用近似阶跃的应变。除非能准确地模拟瞬变，否则模型参数中会出现明显的错误。与之相反，斜坡保持松弛试验极大地改进了模型拟合的可信度和稳定性。

斜坡保持压痕的三种加载方式分别为松弛、蠕变及加载-卸载的试验力学响应曲线分别如图 8.11～图 8.13 所示。

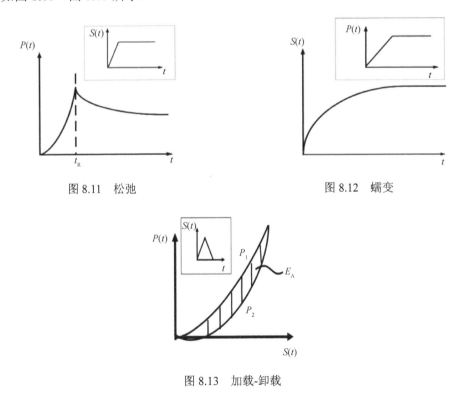

图 8.11 松弛

图 8.12 蠕变

图 8.13 加载-卸载

8.3.2 黏弹性 Boltzmann 积分

应力应变关系通过 Boltzmann 积分得到：

$$\begin{cases} \varepsilon(t) = \int_0^t J(t-\tau)\mathrm{d}\sigma(\tau) = \int_0^t J(t-\tau)\dfrac{\mathrm{d}}{\mathrm{d}\tau}\sigma(\tau)\mathrm{d}\tau \\ \sigma(t) = \int_0^t G(t-\tau)\mathrm{d}\varepsilon(\tau) = \int_0^t G(t-\tau)\dfrac{\mathrm{d}}{\mathrm{d}\tau}\varepsilon(\tau)\mathrm{d}\tau \end{cases} \tag{8.43}$$

相应地，对不同探头，力-压痕深度关系利用 Boltzmann 积分方程可表示为

$$\begin{cases} P(t) = K_G \int_0^t G(t-\tau)\dfrac{\mathrm{d}h^n(\tau)}{\mathrm{d}\tau}\mathrm{d}\tau \\ h^n(t) = \dfrac{1}{K_G} \int_0^t J(t-\tau)\dfrac{\mathrm{d}P(\tau)}{\mathrm{d}\tau}\mathrm{d}\tau \end{cases} \tag{8.44}$$

下面给出球形压痕探头松弛和蠕变的黏弹性解（Mattice et al.，2011）。

1. 整数阶的解

Prony 级数的指数参数经常被应用，如经典的本构模型 Maxwell 模型、Kelvin-Voigt 模型和 SLS 模型。结合这些基本模型用于改进模型拟合和估计黏弹性参数。建模方法的共同点是使模型和实验数据之间的拟合达到一定精度。增加参数个数通常能更好地拟合，但同时增加了难度。

（1）蠕变（creeping）（Oyen，2005）。

$$h^{3/2}(t) = \dfrac{3}{8\sqrt{R}} \int_0^t J(t-\tau)\dfrac{\mathrm{d}P}{\mathrm{d}\tau}\mathrm{d}\tau \tag{8.45}$$

施加斜坡位移为

$$\begin{cases} P(t) = kt, 0 \leqslant t \leqslant t_R \\ P(t) = F_{max} = kt_R, t \geqslant t_R \end{cases} \tag{8.46}$$

假设 $J(t) = C_0 - \sum_{i=1}^{j} C_i \exp(-t/\tau_i)$ 为 Prony 函数，当 $j=1$ 时为双边 Maxwell 模型，可推出蠕变响应为

$$\begin{cases} h^{3/2}(t) = \dfrac{3k}{8\sqrt{R}}\left\{C_0 t - C_1\tau_1\left[1-\exp(-t/\tau_1)\right]\right\}, 0 \leqslant t \leqslant t_R \\ h^{3/2}(t) = \dfrac{3k}{8\sqrt{R}}\left\{C_0 t_R - C_1\tau_1\exp(-t/\tau_1)\left[\exp(t_R/\tau_1)-1\right]\right\}, 0 \leqslant t \leqslant t_R \end{cases} \tag{8.47}$$

（2）松弛（relaxation）。

$$P(t) = \dfrac{8\sqrt{R}}{3} \int_0^t G(t-u)\left[\dfrac{\mathrm{d}}{\mathrm{d}u}h^{3/2}(u)\right]\mathrm{d}u \tag{8.48}$$

施加斜坡位移为

$$\begin{cases} h(t) = kt, 0 \leqslant t \leqslant t_R \\ h(t) = kt_R = t_{max}, t \geqslant t_R \end{cases} \tag{8.49}$$

假设 $G(t) = C_0 + C_1\exp(-t/\tau_1) + C_2\exp(-t/\tau_2) + C_3\exp(-t/\tau_3)$ 为 Prony 函数，此时力响应曲线无解析解。假设推出的力响应曲线也具有以下形式：

$$P(t) = B_0 + B_1 \exp(-t/\tau_1) + B_2 \exp(-t/\tau_2) + B_3 \exp(-t/\tau_3) \tag{8.50}$$

利用数值积分可以得到力响应曲线。

2. 分数阶的解

分数阶模型可以解决整数阶存在的问题，因为分数阶模型参数少，比整数阶模型更接近于黏弹性材料响应。分数阶模型是弹簧和分数阶阻尼器的组合，它反映了弹性和时间依赖性的黏性力学行为。现在分数阶模型广泛应用于生物工程研究（生物电极、生物力学、生物成像）的三个领域，是描述软物质物理特性的新的数学模型。

研究结果表明，KVFD 模型参数估计可以区分正常和癌变组织。在频率低于 100 Hz 的样本中，KVFD 模型比标准的 KV 模型更准确。有实验证明，癌症和正常前列腺组织之间的弹性对比度随着刺激频率增加；KVFD 在时域和频率域上可准确描述猪肝的黏弹性特性（Coussot et al.，2009；Hoyt et al.，2008）。

下面给出斜坡保持加载压痕测试的力学响应曲线的解（Zhuravkov and Romanova，2014）。

KVFD 分数阶模型的解如下。

（1）斜坡加载的蠕变解

$$h^{3/2}(t) = \frac{3}{8\sqrt{R}} \int_0^t J(t-\tau) \frac{\mathrm{d}F}{\mathrm{d}\tau} \mathrm{d}\tau \tag{8.51}$$

$$J(t) = \frac{1}{E_0} \left(\frac{t}{\tau}\right)^\alpha \boldsymbol{E}_{\alpha,1+\alpha}\left(-\left(\frac{t}{\tau}\right)^\alpha\right) = \frac{1}{E_0}\left[1 - \boldsymbol{E}_\alpha\left(-\left(\frac{t}{\tau}\right)^\alpha\right)\right] \tag{8.52}$$

式中，$\boldsymbol{E}_{\alpha,\beta}(z) = \sum_{k=0}^{\infty} \dfrac{z^k}{\Gamma(\alpha k + \beta)}$，$\alpha, \beta > 0$ 是 Mittag-Leffler（M-L）函数；当 $\beta = 1$ 时，$\boldsymbol{E}_{\alpha,1}(z) \equiv \boldsymbol{E}_\alpha(z)$。

由此可推出

$$h_r^{3/2}(t) = \begin{cases} \dfrac{3}{8\sqrt{R}} \dfrac{kt}{E_0}\left(1 - \boldsymbol{E}_{\alpha,2}\left(-\left(\dfrac{t}{\tau}\right)^\alpha\right)\right) & 0 \leqslant t \leqslant t_R \\ \dfrac{3}{8\sqrt{R}} \dfrac{k}{E_0}\left[t_R + (t-t_R)\boldsymbol{E}_{\alpha,2}\left(-\left(\dfrac{t-t_R}{\tau}\right)^\alpha\right) - t\boldsymbol{E}_{\alpha,2}\left(-\left(\dfrac{t}{\tau}\right)^\alpha\right)\right] & t \geqslant t_R \end{cases} \tag{8.53}$$

（2）斜坡加载的松弛解

$$P(t) = \frac{8\sqrt{R}}{3} \int_0^t G(t-\tau)\left[\frac{\mathrm{d}}{\mathrm{d}\tau} h^{3/2}(\tau)\right] \mathrm{d}\tau \tag{8.54}$$

$$G(t) = E_0\left(1 + \frac{(t/\tau)^{-\alpha}}{\Gamma(1-\alpha)}\right), 0 < \alpha < 1 \tag{8.55}$$

施加位移为

$$
\begin{cases}
h(t) = kt, 0 \leqslant t \leqslant t_R \\
h(t) = kt_R = t_{\max}, t \geqslant t_R
\end{cases}
$$

可推出：

$$
P(t) = \begin{cases}
4\sqrt{R}k^{3/2}E_0 t^{3/2}\left[\dfrac{2}{3} + \dfrac{(t/\tau)^{-\alpha}}{\Gamma(1-\alpha)}B\left(\dfrac{3}{2}, 1-\alpha\right)\right], 0 < t < t_R \\
4\sqrt{R}k^{3/2}E_0 t_R^{3/2}\left[\dfrac{2}{3} + (t/t_R)^{3/2}\dfrac{(t/\tau)^{-\alpha}}{\Gamma(1-\alpha)}B\left(\dfrac{t_R}{t}\dfrac{3}{2}, 1-\alpha\right)\right], t \geqslant t_R
\end{cases}
\tag{8.56}
$$

8.4 压 痕 试 验

8.4.1 试验材料制备

试验样品用明胶、去离子水和乳脂混合制作而成，每种成分的浓度都精确控制。室温下，将明胶粉（Type B gelatin，Rousselot，Dubuque，IA）倒入烧杯中，再往烧杯中注入去离子水，然后将烧杯在 70℃的水中水浴加热 45 min，加热期间用锡纸盖住烧杯口，防止水分蒸发，影响样品浓度。水浴加热期间，每隔 5 min 搅拌一次。等到 45 min 之后，把烧杯取出，放在室温下冷却到 30℃并伴随周期性搅拌，然后加入乳脂，快速搅拌几分钟，直至混合物成为均匀乳白色液体。然后将制作好的样品倒入培养皿或其他圆柱形模具里，用保鲜膜密封，在室温下存储 24 h。样品和模具大小根据实际情况制备。明胶浓度保持不变，乳脂浓度制作成 5%、15%、50%不等。也有实验用猪肝和人体乳腺组织材料做压痕试验（Oyen，2005）。

我们接触到的测压痕试验的仪器一般是原子力显微镜和生物纳米压痕仪。生物纳米压痕仪可以监测并记录试验中的力-位移曲线。原子力显微镜（atomic force microscope，AFM）通过测量样品表面分子（原子）与 AFM 微悬臂探针之间的相互作用力，在不同的环境下来测量它与样品表面的作用力，从而可以获得样品的电性、磁性和黏弹性等方面的信息。

8.4.2 松弛

试验设备：TA-XTPlus Texture Analyzer，带有两个压缩探针，一个是直径为 5 mm 的球形探针，一个是直径大于圆柱形样品的平面。要求球形压头的直径小于样品直径的 1/10，减小边界效应。探针进入样品的深度为 1 mm，进针速度为 0.01～5.0 mm/s，探针放置在样品里 200～300 s，测量了黏性弛豫过程的衰减力。测量过程中，样品表面放去离子水，减小样品表面黏附力。

8.4.3 蠕变

试验设备：NanoIndenter XP（MTS Systems，Eden Prairie，MN），探针半径小于 150 μm。压痕试验加载方式及响应曲线如图 8.12 所示，加载初始阶段斜率 k 是常数，力上升到一定值保持不变，保持一段时间。一般上升时间 20 s，保持阶段时间 120 s。根据被测材料不同，加载峰值不同，上升时间也有所改变：$t_{\mathrm{R}} = P_{\max} / k$。

8.4.4　松弛和加载-卸载

试验仪器：TA-XT Plus Texture Analyzer（Texture Technologies，Algonquin，IL USA），进行仿体的松弛和斜坡加载-卸载滞后测试。探针进针速度 0.04 mm/s，斜坡时间 $t_{\mathrm{R}} = 25$ s。斜坡加载（P1）和斜坡卸载（P2），曲线如图 8.13 所示。测量过程中，样品表面放去离子水，减小样品表面黏附力。当介质受到循环斜坡加载-卸载的影响，发现加载阶段和卸载阶段有不同的响应，P-S 曲线之间的区域是损失的能量 EA，它表明了能量损失，并与材料黏性有关（Zhang et al.，2017）。

8.5　模型参数估计方法及参数物理意义

8.5.1　模型参数估计

1. 时域参数估计

对于分数阶 Kelvin-Voigt 模型蠕变曲线表达式，即式（8.38），当 $t \ll \tau'$ 时，由式（8.36）得到近似结果：

$$J(t) \cong \frac{1}{E_1 \Gamma(1+\alpha)} \left(\frac{t}{\tau'} \right)^{\alpha} \tag{8.57}$$

当 $t \gg \tau'$ 时，近似的结果为

$$J(t) \cong \frac{1}{E_1} \tag{8.58}$$

对式（8.57）两边同取对数，即

$$\ln\left[J(t) \right] = \ln\left[\frac{1}{E_1 \Gamma(1+\alpha)} \left(\frac{t}{\tau'} \right)^{\alpha} \right] \tag{8.59}$$
$$= \alpha \ln t - \left\{ \alpha \ln \tau' + \ln\left[E_1 \Gamma(1+\alpha) \right] \right\}$$

因此，从步进加载的蠕变曲线可以直接估计 α 和 $E_1 E_1$，再求出 τ'。

图 8.14 为对时域仿真曲线加入不同噪声水平后进行拟合的结果。表 8.1 为仿真曲线的参数。

α 反映组织的黏弹性特性，没有噪声扰动时误差很小，随着 α 的增大，估计的误差减小。$\alpha = 0.9$ 时，计算结果与真实值基本吻合。加入噪声后，噪声对结果影响很大，当加入的噪声标准差为蠕变曲线最大值的 1/5 时，α 的估计值已基本没有可信度。当 $t \to \infty$ 时，如果采样时间较短，E_1 的结果误差较大，τ' 依赖 E_1 的计算结果，存在采样时间若过短，τ' 的估计结果会误差较大。利用模型及参数估计方法进行仿真，在不加入噪声和加入少量噪声时，α 值的计算结果和理论值是完全相等的；在加入较大噪声时，计算的结果在 α 为 0.2、0.6、0.8 时出现偏差，但是也是在可接受的范围。

实际中，步进加载的蠕变曲线很难精确获取，可利用多参数优化的最小均方误差拟合法，直接对时域曲线进行寻优拟合，同时估计模型参数。

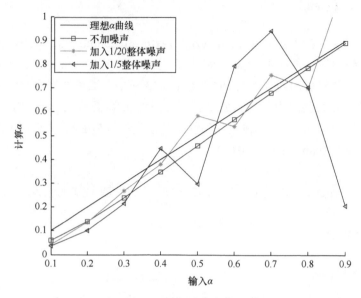

图 8.14　时域拟合法 α 计算结果

表 8.1　时拟合仿真曲线参量设置

E_1	τ'	α	采样频率/Hz	采样时间/s
18	100	0.1～0.9	10	2000

图 8.15 所示为用最小二乘拟合方法对斜坡加载的松弛曲线试验数据通过 KVFD 模型的解拟合结果，$R^2 > 0.96$，拟合程度很好。

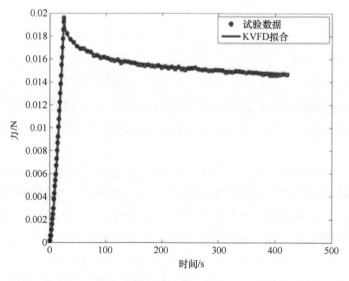

图 8.15　KVFD 拟合试验参数（Zhang et al.，2017）

试验误差为模型参数估计提供了不确定性。除了来自力/位移传感器的随机误差外，还有试验参数的不确定性。首先，压痕深度的不准确性增加了对参数估计偏差，尤其是对弹性模量 E_0 的估计的影响。与硬材料不同，对于软组织材料，确定样品刚接触到探针的时间很困难，表面粗糙度造成压痕深度的偏差。拟合过程也存在误差，由于在力测量中存在噪声，用最小二乘法拟合实验数据比较困难，回归算法能够适应局部最小值，而不是全局最小值。随着模型参数数量的增加，误差增大。利用经验选择模型参数数值，使参数接近全局最小误差的值。为了获得更精确的参数估计，拟合整个持续时间的松弛曲线。KVFD 模型与斜坡保持相结合，可以得到比较可靠的参数估计。测试中，样品与样品之间存在差异，也会造成误差。样品的力学性能受热度的影响，包括制造温度、加热时间、冷却速率，以及添加乳脂的时间和温度等。样品的硬度随时间变化，pH 进一步增加时，样本弹性模量容易受到测量变化的影响。通过样品标准化制造，尽可能减少材料之间的差别。最后，样品的边界条件是软材料压痕试验误差的常见来源，边界附近的应力变化影响力的测量。

2. 频域参数估计

时域拟合法精确，但是运算量较大。频域拟合法直接从复弹性模量中提取参数信息。由于

$$\sigma(w) = E_1 \varepsilon(w) + E_1 (jw\tau')^{\alpha} \varepsilon(w) \tag{8.60}$$

定义复蠕变柔量为

$$J(w) = \frac{\varepsilon(w)}{\sigma(w)} \tag{8.61}$$

复松弛模量为

$$G(w) = \frac{\sigma(w)}{\varepsilon(w)} = \frac{1}{J(w)} \tag{8.62}$$

则该模型中

$$G(w) = \frac{\sigma(w)}{\varepsilon(w)} = E_1 + E_1 (jw\tau')^{\alpha} \tag{8.63}$$

对 $G(w)$ 分离实部与虚部，如下所示：

$$
\begin{aligned}
G(w) &= E_1 \left[1 + (jw\tau')^{\alpha} \right] \\
&= E_1 \left[1 + \left(e^{j\pi/2} w\tau' \right)^{\alpha} \right] \\
&= E_1 + E_1 \tau'^{\alpha} \cos\left(\frac{\pi\alpha}{2} \right) w^{\alpha} + j E_1 \tau'^{\alpha} \sin\left(\frac{\pi\alpha}{2} \right) w^{\alpha}
\end{aligned} \tag{8.64}
$$

取 $G(w)$ 虚部，并取自然对数，可以得到：

$$
\begin{aligned}
\ln\left\{ \mathrm{Im}\left[G(w) \right] \right\} &= \ln\left(E_1 \tau'^{\alpha} \sin\left(\frac{\pi\alpha}{2} \right) w^{\alpha} \right) \\
&= \alpha \ln w + \ln\left[E_1 \tau'^{\alpha} \sin\left(\frac{\pi\alpha}{2} \right) \right]
\end{aligned} \tag{8.65}
$$

$G(w)$ 虚部的自然对数是关于 $\ln w$ 以 α 为斜率、$\ln\left(E_1\tau'^{\alpha}\sin\left(\dfrac{\pi\alpha}{2}\right)\right)$ 为截长的直线。

观察式（8.36），当时间 t 趋近于无穷时，即

$$\lim_{t\to\infty}J(t)=\lim_{t\to\infty}\frac{\varepsilon(t)}{\sigma_0}$$

$$=\lim_{t\to\infty}\left\{\frac{1}{E_1}\left(\frac{t}{\tau'}\right)^{\alpha}E_{\alpha,1+\alpha}\left[-\left(\frac{t}{\tau'}\right)^{\alpha}\right]\right\} \qquad (8.66)$$

$$=\frac{1}{E_1}$$

采样时间足够长时，可以认为 $t\to\infty$，此时对 E_1 的估计值为 $\dfrac{\sigma_0}{\varepsilon(t)}$，同时上步线性拟合得到截长 $\ln\left(E_1\tau'^{\alpha}\sin\left(\dfrac{\pi\alpha}{2}\right)\right)$，将结果 α 和 E_1 带入，得到参数 τ' 的结果。

对 $\ln w\text{-}\ln\{\mathrm{Im}[G(w)]\}$ 进行线性拟合，可以估计 α。图 8.16 所示为当 $\alpha=0.8$ 时，$E_1=10$、$\tau'=2$ 得到仿真蠕变曲线，采样频率为 10 Hz、采样时间为 2000 s 时的 $\ln\{\mathrm{Im}[G(w)]\}$ 计算值和拟合结果。

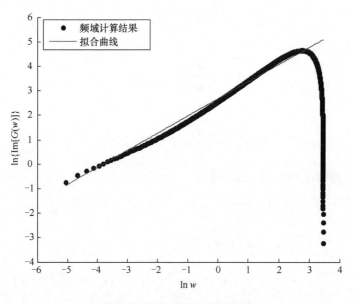

图 8.16　频域拟合结果示意图

从图 8.16 中可以看出，时间足够长且采样频率恰当时，频域计算的结果和理论结果在中频范围内可以很好地拟合，说明算法是切实可行的。频域拟合法最大的缺点是估计的模型参数对选取的频带很敏感，并且频域解无法很好地拟合实际的时域曲线。因此频域法可作为估计的初值，用来加速时域估计的收敛速度。

本章中提出了时域法和频域法。时域拟合的方法和频域拟合的方法都适用于从大量蠕变数据中进行参数估计，计算效率较高，且结果较好，但是时域拟合的方法预算复杂度较高，因此在大量数据处理时优先选择频域拟合的方法。

8.5.2　KVFD 模型参数物理意义

1. E_0 的物理意义

E_0 是通过 KVFD 模型测得的样品的弹性模量，近似于剪切模量值。实验中，使用明胶和乳脂制作仿体，测量了不同浓度的仿体。当用斜坡实验或加载-卸载实验测得的力-位移数据分析时，KVFD 模型的参数 E_0 接近剪切模量值。E_0 值随明胶浓度增大而增加。乳脂浓度小于 20% 时，E_0 值随乳脂浓度增大而增加；乳脂浓度大于 20% 后，E_0 受乳脂的浓度影响较小。实验证明，样品的明胶浓度对 E_0 值影响比较大（图 8.17）。

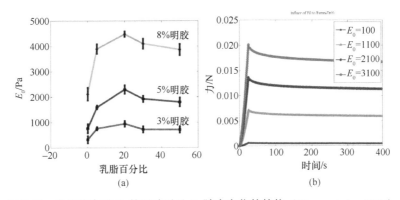

图 8.17　乳脂浓度对 E_0 的影响以及 E_0 随力变化的趋势（Zhang et al.，2017）

2. α 的物理意义

α 与样品的流性有关，随材料的流体组成成分的质量百分比变化。试验证明，α 随乳脂浓度增加而线性增大，与明胶浓度无关。参数 α 表征随时间变化能量耗散的速率，参数 α 决定了斜坡保持的压痕试验的力的峰值和力松弛曲线的形状。较大的 α 值与样品的流性有关，因为弱弹性响应，α 值在高流性的双相介质中比较大。较小的 α 值会产生较高的力峰值，并使得能量扩散减慢。黏弹性固体的松弛取决于分子化合物之间化学键的程度和类型（图 8.18）。

3. τ 的物理意义

τ 是时间常数。通过 $(t / \tau)^{\alpha}$ 幂律式，α 和 τ 共同作用预测力松弛压痕曲线。试验证明，τ 随乳脂浓度增加而增大，与明胶浓度无关。这个结果表明随乳脂的固体基质增加，黏弹性增大。参数 τ 描述了松弛过程平衡状态的恢复过程，τ 值越大，表示恢复速度越慢。较高的乳脂浓度增大样品的黏弹性，同时增加恢复时间。结果表明，α 和 τ 两个参数共同决定了黏弹性的时间依赖性，以及与乳脂的能量耗散有关（图 8.19）。

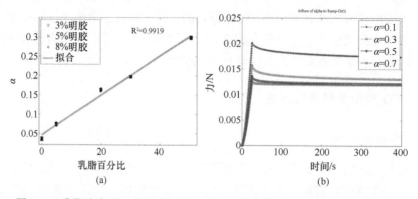

图 8.18　乳脂浓度对 α 的影响以及 α 随力变化的趋势（Zhang et al.，2017）

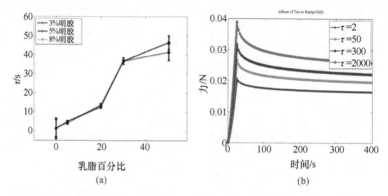

图 8.19　乳脂浓度对 τ 的影响以及 τ 随力变化的趋势（Zhang et al.，2017）

8.6　本 章 小 结

本章介绍了测量软物质的经典黏弹性力学整数阶模型和分数阶模型的理论及方法；重点介绍了分数阶 Kelvin-Voigt 模型及其在压痕试验中的应用。整数阶模型描述黏弹性时，在松弛和蠕变的前期与测量黏弹性材料的试验曲线拟合性差。分数阶模型最大的优势在于能够自然地表达软物质黏弹性力学行为，且模型中只涉及很少的参数，不但使模型参数求解变得容易，而且有利于发现黏弹性参数与实际物理现象的关系。KVFD 模型已被证实能够描述与时间相关的多种力学行为，如应力松弛、应变蠕变、滞后回线等。

本章还介绍了压痕试验的三种常用加载方式及响应；为提高加载精度和拟合精度，推导了斜坡保持加载方式的 KVFD 模型的解析解；讨论了 KVFD 模型参数估计的方法和杨氏模量 E_0、流性 α、时间常数 τ 的物理意义。

主要参考文献

陈文. 2010. 力学与工程问题的分数阶导数建模. 北京: 科学出版社.

Coussot C, Kalyanam S, Yapp R, et al. 2009. Fractional derivative models for ultrasonic characterization of polymer and breast tissue viscoelasticity. IEEE Transactions on Ultrasonics Ferroelectrics and Frequency Control, 56(4): 715-726.

Fischer-Cripps A C. 2007. Introduction to Contact Mechanics. Springer US.

Hartley H O. 1961. The modified Gauss-Newton method for the fitting of non-linear regression functions by least squares. Technometrics, 3(2): 269-280.

Hoyt K, Castaneda B, Zhang M, et al. 2008. Tissue elasticity properties as biomarkers for prostate cancer. Cancer Biomarkers, 4(4-5): 213-225.

Josip R, Parisa R M, Harrie W, et al. 2014. Analytical relationships for nanoindentation-based estimation of mechanical properties of biomaterials. Journal of Mechanics in Medicine and Biology, 14(03): 619-663.

Kawada Y, Nagahama H, Hara H. 2006. Irreversible thermodynamic and viscoelastic model for power-law relaxation and attenuation of rocks. Tectonophysics, 427(1): 255-263.

Kempfle S, Schäfer I, Beyer H. 2002. Fractional calculus via functional calculus: theory and applications. Nonlinear Dynamics, 29(1-4): 99-127.

Kilbas A A, Srivastava H M, Trujillo J J. 2006. Theory and applications of fractional differential equations. Elsevier, 204(49-52): 2453-2461.

Mainardi F, Spada G. 2011. Creep, relaxation and viscosity properties for basic fractional models in rheology. European Physical Journal Special Topics, 193(1): 133-160.

Markovitza H. 1982. Theory of Viscoelasticity: an Introduction. New York: Academic Press.

Mattice J M, Lau A G, Oyen M L, et al. 2011. Spherical indentation load-relaxation of soft biological tissues. Journal of Materials Research, 21(8): 2003-2010.

Oyen M L. 2005. Spherical indentation creep following ramp loading. Journal of Materials Research, 20(8): 2094-2100.

Oyen M L. 2013. Nanoindentation of biological and biomimetic materials. Experimental Techniques, 37(1): 73-87.

Podlubny I. 1999. Fractional differential equations. Mathematics in Science and Engineering. San Diego, Calif: Academic Press.

Van Landingham M R. 2003. Review of instrumented indentation. Journal of Research of the National Institute of Standards & Technology, 108(4): 249-265.

Zhang H, Wang Y, Fatemi M, et al. 2017. Assessing composition and structure of soft biphasic media from Kelvin-Voigt fractional derivative model parameters. Measurement Science and Technology, 28: 035703.

Zhang H, Wang Y, Insana M F. 2016. Ramp-hold relaxation solutions for the KVFD model applied to soft viscoelastic media. Measurement Science and Technology, 27(2): 025702.

Zhang H, Zhang Q, Ruan L, et al. 2018. Modeling ramp-hold indentation measurements based on Kelvin-Voigt fractional derivative model. Measurement Science and Technology, 29: 035701.

Zhuravkov M, Romanova N. 2014. Review of methods and approaches for mechanical problem solutions based on fractional calculus. Mathematics and Mechanics of Solids, 21(5): 1-26.

第 9 章　基于稀疏表达模型的超声成像及 GPU 并行计算

9.1　引　言

稀疏表达模型是针对稀疏信号或者可压缩信号，在系统前端利用信号的稀疏特性尽量降低采样数据量，在后端通过使用超完备的字典及恢复算法，将原始信息重建的一整套理论模型。稀疏表达模型最早起源于信号处理领域，已经广泛应用于生物医学工程、无线通信、人工智能、地球物理等众多科学技术领域。随着对医学超声成像的深入研究，我们发现超声射频数据也具有稀疏特性，因此可以借鉴稀疏表达模型降低数据采集速率，提升成像质量。

基于 GPU 的并行计算，因其较高的吞吐率及出色的并行能力，近年来在图像处理、医学成像、流行疾病防控、大气预测等领域取得了蓬勃发展。随着材料科学及微电子科学的迅猛发展，超声换能器的性能及阵元数得到了大幅提升，射频数据的采样速率也成倍提升，导致传统的串行处理技术已不能满足医学超声成像实时性的需求，尤其是高帧率的临床应用，如大脑及心脏的实时成像。因此，需要使用 GPU 对成像数据进行并行处理，满足实时性的要求。

本章首先介绍了稀疏表达的基本概念、基本原理及计算方法，并介绍了基于 GPU 的并行加速方法。随后详细介绍了常用的稀疏表达模型及 GPU 并行计算工具，并结合超声成像系统研究了稀疏表达模型在波束合成及解卷积方面的应用。最后通过实验讨论了稀疏度控制参数、反射层面距离对成像质量的影响，基于稀疏表达模型的频域波束合成，联合稀疏表达模型提升具有层状结构组织的分辨率，以及稀疏表达和 GPU 并行计算在存储空间及计算时间方面的性能。

9.2　稀疏表达模型及 GPU 并行计算

超声成像技术在医学诊断及工程无损探伤等领域具有广泛的应用。其基本原理可简要概括为：通过由具有压电效应的材料制成的换能器将发射的电信号转换为超声信号，并将产生的超声信号耦合进入待测试的生物组织或者材料；由于生物组织或者材料的不均匀特性，使得超声波的传播过程存在不同程度的反射和散射现象，从而产生反映内部声学结构的回波信号；这些回波信号被换能器接收并再次转换为电信号，最后被采集并记录；通过对记录的信号进行分析处理，我们可以对测试的生物组织或者材料的内部结构进行成像，从而进行分析与诊断。

超声回波信号可以建模为发射的脉冲超声信号与组织的散射反射特性的卷积，因此可以通过解卷积回波信号来近似估计组织的散射反射特性。对于许多结构较复杂的生物组织（如血管），其具有明显的稀疏特性，即只有少数的区域存在强的散射或者反射，其余大部分区域只有微弱的散射或者反射,因此可以通过稀疏表达模型来处理超声数据,从而对组织进行成像。

为了获得高质量、高帧率的超声图像,不仅需要高吞吐量的硬件设备系统,还需要高速率的处理算法及软件。使用并行处理加速传统的串行处理是目前医学成像的一个重要方向。通过将超声医学成像的大量处理拆分成更小的单元,并将可并行化处理的单元集中归类,使用并行加速运算,如 GPU 进行处理,可以大幅度提高计算速度。因此,我们还将介绍基于 GPU 的并行加速方法。

9.2.1　稀疏表达模型及其应用

以压缩感知(compressed sensing)为代表的稀疏表达模型最早起源于信号处理领域,近些年来在 David Donoho、Emmanuel Candès、Richard G. Baraniuk 等学者的推动下得到了长足发展。其理论思想是在尽量降低采样数据量的同时,通过使用超完备的字典及恢复算法,将原始信息重建。其核心问题是寻找一个欠定线性系统的稀疏解。这里所谓的稀疏解指的是解向量中包含大量的零元素,而只有很小一部分元素是非零值。稀疏的概念不仅局限于向量,对于一个矩阵,或者更高维度的张量,如果其中大多数的元素都是零值,则称之为"稀疏"的。在实际的科学研究及工程实践中,遇到的许多信号表面上不是稀疏的,然而我们根据需要往往可以找到一个表达域,使得信号投影在这个表达域里的系数向量是稀疏的。

如图 9.1 所示,信号 x 本身并不是稀疏的($x = \Psi S$ 里基本没有零值),然而在表达域 Ψ 上的系数向量 S 却是稀疏的(K 个非零元素,白色格子表示系数是零)。因此 S 所包含的信息就可以表征信号 x。我们不需要直接测量 x,而只需要测量 x 在随机矩阵 Φ 上的投影 y 即可。所以实际需要测量和传输的是一个比 x 小得多的数据 y($M \ll N$)。压缩感知相比于传统的信息系统的优点在于大大降低了需要采集及传输的数据量,付出的代价则是复杂的后续信号恢复与重建。

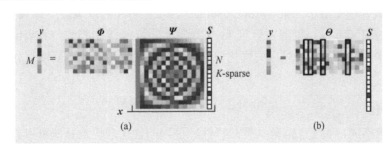

图 9.1　压缩感知的基本原理(Baraniuk,2007)(彩图请扫二维码)

更广泛地,虽然大多数信号不是可以严格稀疏表达的,然而如果将系数向量里的元素按照其绝对值从大到小排列,则其幅度是按照指数方式递减的,这类信号被称为可压缩的(compressible)。使用一个很小的阈值对可压缩信号的系数向量进行近似,则所得到的近似信号也是稀疏的。因此,稀疏表达模型在理论及应用方面具有重要的价值。

应用稀疏表达另一个很重要因素是可以大幅节省存储空间。这里我们以稀疏矩阵为例。假设我们有一个中等规模的矩阵，尺寸是 1024×1024，每个元素是 8 字节的浮点数，则我们需要的存储空间是 1024×1024×8 字节=8 388 608 字节=8 MB。如果其中只有 10% 的元素是非零元素，通过稀疏存储方式，即只存储非零元素的行坐标、列坐标（各 4 字节）及值（8 字节），所需的存储空间可以降低到 1024×1024×10%×（4+4+8）字节=1 677 721.6 字节=1.6 MB，可见存储空间节省了 80%。对于更大尺寸的数据（如上万维的矩阵），则存储空间的节省对算法程序的运行会带来巨大的便利，甚至使原本因为内存空间不足而无法运行的程序可以正常运行。

9.2.2 稀疏表达的计算

稀疏表达模型的核心问题实际上是寻找欠定线性系统 $y = \boldsymbol{\Theta}S$ 的稀疏解，这里 $\boldsymbol{\Theta} = \boldsymbol{\Phi}\boldsymbol{\Psi}$ 可以看成是一个超完备的、尺寸为 $M \times N$ 的字典矩阵。很显然，当 $M < N$ 时，这个系统有无数个解，因此我们需要找到最稀疏的解向量。

为此，我们引入 l_0 范数[①]及 l_1 范数。一般地，对于任意一个向量 S 或矩阵 $\boldsymbol{\Theta}$，其 l_0 范数定义为其中非零元素的个数，使用符号 $\|\ \|_0$ 来表示；而其 l_1 范数定义为其中所有元素的绝对值之和，使用符号 $\|\ \|_1$ 来表示。例如，对于列向量 $S = [1, -2, 0, 0, 0]^T$，其 l_0 范数为 $\|S\|_0 = 2$，其 l_1 范数为 $\|S\|_1 = 3$。

显然，l_0 范数可以很好地定量度量一个向量的稀疏度。因此，在已知数据 y 及矩阵字典 $\boldsymbol{\Theta}$ 的情况下，求解稀疏解 S 的问题可以表示成优化问题

$$\min_{S} \|S\|_0 \qquad \text{s.t.} \ \ y = \boldsymbol{\Theta}S$$

由于 l_0 范数具有非凸特性，使得求解这个优化问题的方法是 NP 困难的，即需要相对于问题维数 N 呈指数增长的运算量来得到最优解。这样的运算量是惊人的，甚至是不可能完成的。只能使用一些启发式算法，如正交匹配追踪（orthogonal matching pursuit，OMP）算法或者正交最小二乘（orthogonal least squares，OLS）算法，求得局部极小解。随后 Emmanuel Candès 和陶哲轩证明，当满足受限制等距特性（restricted isometry property，RIP）时，l_0 范数对应的优化问题与以下使用 l_1 范数松弛后的优化问题具有相同的解支撑：

$$\min_{S} \|S\|_1 \qquad \text{s.t.} \ \ y = \boldsymbol{\Theta}S$$

与 l_0 范数不同，由于 l_1 范数具有凸特性，使得凸优化理论及算法可以直接应用，从而极大地降低了求解问题的复杂度。

以上讨论的是理想的无噪声情况，即 $y = \boldsymbol{\Theta}S$。当观测噪声 n 存在时，即 $y = \boldsymbol{\Theta}S + n$，上边的优化问题可进一步松弛为

$$\min_{S} \|S\|_1 \qquad \text{s.t.} \ \ \|y - \boldsymbol{\Theta}S\|_2^2 \leqslant \varepsilon$$

---

① 严格讲应该是"伪范数"。为了简便起见，这里使用"范数"。

式中，ε 用来控制信号恢复的质量。上式就是著名的 LASSO（least absolute shrinkage and selection operator）问题，被广泛应用于信号图像压缩、遥感、地球物理、生物医学等方面。因为其介于凸函数与非凸函数之间，因此从理论上保证了我们可以找到全局最优解。针对 LASSO 问题的求解，涌现了一批快速算法，如同伦（homotopy）算法、最小角度回归（least angle regression，LARS）算法等。

LASSO 问题的等价拉格朗日形式可以写作

$$\min_{\boldsymbol{S}}\|\boldsymbol{y}-\boldsymbol{\Theta S}\|_2^2 + \lambda\|\boldsymbol{S}\|_1 \tag{9.1}$$

式中，其中参数 λ 用来控制信号恢复的质量与解向量稀疏度的折中。实际上，上述问题可以纳入更一般的吉洪诺夫正则化（Tikhonov regularization）框架：

$$\min_{\boldsymbol{S}}\|\boldsymbol{y}-\boldsymbol{\Theta S}\|^2 + \lambda \mathrm{T}(\boldsymbol{S})$$

式中，$T(\cdot)$ 是吉洪诺夫正则项。Nikolova 证明当 $T(\cdot)$ 在零点时是奇异的，上式的解向量一定是稀疏的。最理想的正则项 $T(\cdot)$ 是 l_0 范数，因为所得的解是最稀疏的。前面已经讨论过，由于这会导致求解极其费时的 NP 困难问题，所以常常松弛为其他性质更好的函数以方便问题的求解。l_1 范数因其健壮的恢复性能、抗噪性能及优越的计算特性得到了广泛的应用。一些其他的函数也得到广泛关注，如 Huber 函数、$l_p(0 < p < 1)$ 范数、$l_{1/2}$ 范数等。

SparseLab 是由斯坦福大学 David Donoho 小组开发的 Matlab 软件包，用来求解线性方程组的稀疏解。可以在 http://sparselab.stanford.edu/ 下载该软件包并按照说明安装。其中的 SolveLasso 函数实现了 Efron 等提出的 LARS 算法，可以用来求解式（9.1）。该方法使用路径跟随方法来求解不同 λ 下的解，并通过使用 Cholesky 分解来加速运算。其调用形式为：

[sols，numIters，activationHist，duals] = SolveLasso（A，y，N，algType，maxIters，lambdaStop，resStop，solFreq，verbose，OptTol）

其中，

输入：

A——或者是显式的 $n \times N$ 的矩阵形式，rank（A）= min（N，n），或者是指示算子名称的字符串，该算子是以隐式的方式在 m 文件中计算；

y——长度为 n 的向量；

N——解向量的长度；

algType——设置为 'lars' 则调用 LARS 算法，设置为 'lasso' 则调用修改的 LASSO 算法（默认），添加前缀 nn（'nnlars'，'nnlasso'）则调用加入非负约束的优化算法；

maxIters——最大循环次数；

lambdaStop——如果设定且大于 0，当拉格朗日乘子小于 lambdaStop 时，算法终止；

resStop——如果设定且大于 0，当残差的二范数小于 resStop 时，算法终止；

solFreq——0 返回最终解（默认），大于 0 则返回解矩阵，包含每次循环的解；

verbose——设置为 1 则打印每步循环的详细信息，设置为 0 则不打印信息（默认）；

OptTol——错误容忍值，默认值为 1×10^{-5}；

输出：

sols——LASSO/LASR 问题的最终解或解矩阵；

numIters——运算总步数；

activationHist——用来存储进入及离开解集合的元素的矩阵；

duals——对偶 LASSO 问题的解。

9.2.3　串行计算及并行计算

常用的个人计算机所使用的 CPU 是建立在冯·诺伊曼结构（von Neumann archi-tecture）之上的。其特征是将程序指令存储器和数据存储器合并在一起，每个时钟周期只进行一次数据读写操作和运算操作，即是串行处理的单指令单数据（single instruction single data，SISD）。因此，CPU 的主频率决定了处理速度。由于目前半导体工艺所遇到的瓶颈，提升主频率的同时会导致功耗及温度的大幅增长，因此 CPU 的主频率已经很难有大幅提升（大约 4 GHz）。

为了应对众多工程技术领域大数据量、实时处理等要求，高吞吐量、高速计算的要求与日俱增。并行计算（parallel computing）是解决这个问题的一个行之有效的思路。世界前 500 强超级计算机大都使用并行计算技术（http://www.top500.org/）。并行计算是相对于串行计算的一个概念，可以分为时间并行和空间并行。研究较多的是以多核 CPU 为代表的空间并行技术，即多个 CPU 协同分工，共同完成任务。空间并行又可进一步分为单指令多数据（single instruction multiple data，SIMD）和多指令多数据（multiple instruction multiple data，MIMD）。两个相同尺寸的矩阵相加操作可以作为一个典型的例子进行分析。假设两个矩阵的尺寸为 $1024\times1024=2^{20}$，则总共需要 2^{20} 次加法操作。当使用 SISD 模型计算，一个时钟周期进行一次加法操作，则需要 2^{20} 个时钟周期来完成所有计算。当使用 SIMD 模型计算，只需要发出一个加法指令，如果有 2^{20} 个计算单元可以同时进行加法操作，则只需要一个时钟周期就可完成所有计算。对于更复杂的问题，可以分割成若干个可并行处理的子问题，然后使用 MIMD 模型并行计算各个子问题。

9.2.4　基于 GPU 的并行计算

上一节介绍了并行计算相关概念及理论，本节介绍并行计算的具体硬件、软件实现方法。

早期的并行计算技术主要是面向超高性能计算设备，如超级计算机，制造专用的母板来搭载数以万计的 CPU 及内存，并使用定制的操作系统及软件来协调 CPU、内存及外围设备，从而最大限度地发挥硬件的计算能力。企事业单位及科研机构、科研院所则倾向于使用集群（cluster）来提供强大的并行计算支持。拓扑结构上集群将一系列计算机通过局域网连接，单个计算机成为一个节点，拥有独自的处理器、内存、网络接口及操作系统。集群通过使用软件来分配工作，调度各个节点协同完成任务。由于软件无缝整合了各个节点的计算资源，因此从用户角度可以被看成是一台性能强大的计算机。近些年来 CPU 主要的制造商 Intel 及 AMD 将多核心集成在同一片 CPU 内,于是个人计算机已经普及了双核、四核的 CPU,服务器甚至搭载有 32 核的 CPU,智能手机中也出现了多核处理器,从而具备了一定的并行计算处理能力。

GPU 最早的开发目的是为了将一些与图形处理相关的运算工作从 CPU 中分离出来,从而提高系统整体的运算速度。由于图形处理中的许多运算都是数以百万计的简单重复运算,如 3D 游戏中的场景渲染,因此与 CPU 的架构不同,GPU 架构从一开始就是为大量并行运算设计的。

以英伟达(nVIDIA)的 GPU 为例,其内部结构实际上是包含许多 SM(streaming multiprocessor)的阵列,每个 SM 包含了若干个核。这些 SM 包含各自的处理单元及寄存器,因此可以并行运行。每个 SM 又包含若干 SP(streaming processor,G80/GT200 拥有 8 个,Fermi 有 32～48 个)。一个 GPU 拥有更多的 SM/SP,则其并行处理的能力就更强大。

GPU 的广泛应用离不开相应的支持并行计算的开发软件,如统一计算架构(compute unified device architecture,CUDA)。CUDA 是 nVIDIA 开发的并行计算平台与应用编程接口 API 模块。它允许软件开发者使用基于 CUDA 架构的 GPU 进行比图形处理更广泛的通用计算。通过使用 CUDA,应用程序可以直接访问 GPU 的虚拟指令集和并行计算单元。CUDA 支持常用的编程语言,如 C、C++及 Fortran,不需要图形编程相关知识及经验,因此可以使更广泛的编程人员使用 GPU 来进行并行计算,极大地缩短了开发周期。

Matlab 从版本 R2010 已经开始支持 CUDA。如果你的计算机有 nVIDIA 显卡,且运算能力(compute capability)大于 2(2014a 及之前的版本要求 1.3),就可以直接在 Matlab 中使用 GPU 进行并行计算。相比于 C 或 Fortran,使用 Matlab 进行 GPU 并行计算可以更加方便地加速应用程序。编程人员可以在不需要学习复杂 GPU 硬件结构及低层 GPU 计算库函数的情况下使用 CUDA GPU 编程技术。对于简单的并行加速,甚至不需要了解 CUDA,因为 Matlab 已经将许多常用的基本函数封装为可在 CPU 或 GPU 上运行的代码,如指数函数 exp、快速傅里叶变化 fft、奇异值分解 svd 等。

9.3　基于稀疏表达模型的波束合成

9.3.1　超声成像的波束合成问题

在聚焦波成像模式下,需要将超声换能器多个阵元接收到的多路信号进行波束合成(beamforming)以提高信噪比。传统的波束合成方法是根据成像系统的结构计算出各路信号传播路径的衰减及延时,然后通过延时叠加(delay and sum)将多路信号合成为一条波束,形成一定的空间指向。具体内容请参看本书第 6 章相关内容。

由于延时叠加及衍生的方法主要是在时域上处理数据,根据奈奎斯特采样定理,如果要无损地恢复采样信号,采样频率应不低于信号最高频率的两倍。由此每路信号的采样数据点数 N 动辄上千。加之多路信号需要同时采集,使得系统采集的数据量庞大、数据处理负荷很重。

Eldar 小组在有限新息率（finite rate of innovation，FRI）理论框架下，对超声换能器上每一路信号建模为发射脉冲信号 $h(t)$ 的 L 个延时副本的线性叠加，对应于传播路径上的 L 个反射子。因此这个 FRI 信号可用 $2L$ 个参数完全表征，包含每个副本的延时及幅度两个参数。这 $2L$ 个参数可以通过信号的傅里叶变换系数恢复，只要使用的傅里叶变换系数个数 K 大于或等于 $2L$。因此，可以通过在频域抽样的方式来进行波束合成。相比于时域的波束合成，频域波束合成所需要的采样点数 K 只需要大于或等于 $2L$，因此可以远低于时域的采样点数 N。

9.3.2 频域波束合成

由于波束 $\boldsymbol{\Phi}(t, \theta)$ 满足 FRI 模型，因此可以认为它是发射脉冲信号 $h(t)$ 的 L 个延时副本的叠加

$$\boldsymbol{\Phi}(t, \theta) = \sum_{l=1}^{L} \tilde{b}_l h(t - t_l)$$

式中，L 是在角度 θ 上的反射子的个数；$\tilde{b}_l$ 是未知的反射幅度；t_l 是未知的反射延时。假设发射脉冲信号 $h(t)$ 是已知的，$\boldsymbol{\Phi}(t, \theta)$ 完全由 $2L$ 个参数决定。其傅里叶变换系数表示为

$$c[k] = h[k] \sum_{l=1}^{L} \tilde{b}_l \mathrm{e}^{-\mathrm{i}2\pi k t_l/T}$$

式中，$h[k]$ 是 $h(t)$ 的离散傅里叶变换系数。若使用量化步长 $T_s = 1/f_s$，其中 f_s 为采样频率，则延时可表示为 $t_l = q_l T_s$，因此

$$c[k] = h[k] \sum_{l=1}^{N-1} b_l \mathrm{e}^{-\mathrm{i}2\pi k l/N}$$

式中，采样点数 $N = \lfloor T/T_s \rfloor$，$T$ 为信号长度，

$$b_l = \begin{cases} \tilde{b}_l, l = q_l \\ 0, 其他 \end{cases}$$

因此，恢复波束 $\boldsymbol{\Phi}(t, \theta)$ 等价于根据频域采样数据 $c[k]$，$(k = 1, 2, \cdots, K)$ 确定 b_l（t_l、q_l 及 $\tilde{b}_l$ 隐含在 b_l 中）。

利用超声信号频域的带通特性，频域波束合成可以在保持成像质量的前提下，降低数据采样率。对于调制的高斯脉冲信号，由于其能量主要集中在中心频率附近，因此可以选取每路信号的 K 个离散傅里叶系数，它们分布在发射脉冲信号 $h(t)$ 的中心频率左右连续的 K 个频点。

频域波束合成所需要的数据 $c[k]$ 可由图 9.2 的流程采样获得。$\varphi_m(t), (m = 1, 2, \cdots, M)$ 是 M 路射频信号，首先经过采样核函数 $s^*(-t)$ 滤波。设计的 $s(t)$ 可以使感兴趣的频率分量通过，而抑制不感兴趣的频率分量。$s(t)$ 的傅里叶变换需满足

$$S(\omega) = \begin{cases} 0, & \omega = 2\pi k/\tau, \ k \notin K \\ \text{非零值}, & \omega = 2\pi k/\tau, \ k \in K \\ \text{任意}, & \text{其他} \end{cases}$$

这里的集合 $K = \{1, 2, 3, \cdots, K\}$ 就是上述的 K 个频点。

对经过滤波采样的信号使用 FFT 计算其离散傅里叶变换，得到了 M 路射频信号的频点采样值 $c_m[n]$。考虑到各路信号传播路径的差异，对每路信号的频点采样值使用 $Q_m(m = 1, 2, \cdots, M)$ 进行修正。最后对修正后的 M 路信号的 K 个频点采样值取平均值，得到了频域采样数据 $c[k]$。

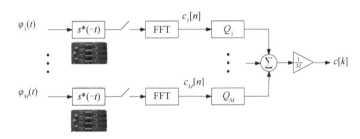

图 9.2　频域波束合成的数据采集流程框图（Chernyakova and Eldar，2014）

9.3.3　应用稀疏表达模型恢复波束

上述的频域波束合成可写成如下矩阵形式

$$c = HDb = Ab \tag{9.2}$$

式中，c 是一个长度为 K 的向量，第 k 个元素是 $c[k]$；H 是一个 $K \times K$ 的对角阵，$h[k]$ 是第 k 个对角元素；D 是一个 $K \times N$ 的傅里叶变换矩阵，它的 K 个行向量是从 N 点的离散傅里叶变换矩阵中抽取的 K 个行向量；b 是一个长度为 N 的稀疏向量，第 l 个元素是 b_l。当采样频点个数 $K \gg 2L$ 时，所得的 A 矩阵以很高概率满足 RIP 条件。因此根据压缩感知理论，可以用长度为 K 的采集数据 c 恢复长度为 N 的稀疏向量 b。在医学超声成像系统中，强反射子的个数 L 远小于时域采样点数 N，因此通过选取合适的频域采样点数 K，使得 $2L \ll K \ll N$，从而将采样点数由传统波束合成所需的 N 降低为 K。

K 小于 N 时，A 是一个超完备的矩阵，因此可以使用 LASSO 从采样数据 c 求解稀疏向量 b：

$$\min_b \|b\|_1 \qquad\qquad \text{s.t.} \quad \|c - Ab\|_2^2 \leqslant \varepsilon$$

式中，b 的非零元素个数不大于 L。根据 b 中非零元素的大小和位置就可估计出反射幅度 $\tilde{b}_l$ 及反射延时 t_l，进而估计出 θ 角度上的波束 $\boldsymbol{\Phi}(t, \theta)$。

一旦获得关于多个角度 θ 的波束 $\boldsymbol{\Phi}(t, \theta)$，可以通过以下三步后处理技术获得一个关于观测样品的二维图像：①通过希尔伯特变换得到波束 $\boldsymbol{\Phi}(t, \theta)$ 的包络；②通过对数压缩得到一根扫描线上的数值；③通过内插获得二维网格上的图像。

9.4 基于稀疏表达模型的解卷积

9.4.1 超声成像的解卷积问题

医学超声成像系统的纵向分辨率定义为在扫描波束上能够被区分的两个反射子的最小距离。它通常是换能器发射的脉冲波形的时域宽度的一半，因此超声图像的纵向分辨率取决于脉冲波形的宽窄。而物理器件的带宽有限，因而这个时域宽度无法忽略。

解卷积可以去除超声成像系统有限带宽的影响，因而可以提升系统的分辨率。解卷积是卷积运算的逆运算。超声成像系统的卷积模型与上述使用的 FRI 模型一致，认为接收到的信号是两个函数（信号）的卷积结果。其中一个是反射函数，另一个是点扩散函数（卷积核函数）。反射函数反映了待测样品的声学特性，点扩散函数则反映了成像系统的冲激响应。

设长度为 N 的向量 $\boldsymbol{y}_i$ 存放着第 i 个波束的 N 个数据，$\boldsymbol{y}_i$ 的卷积模型可写作

$$\boldsymbol{y}_i = \boldsymbol{A}\boldsymbol{x}_i + \boldsymbol{n}_i$$

式中，$\boldsymbol{A}$ 是由系统发射脉冲信号 $h(t)$ 构造的 Toeplitz 矩阵；$\boldsymbol{x}_i$ 是解卷积之后的信号；$\boldsymbol{n}_i$ 是噪声。已知 $\boldsymbol{y}_i$ 求 $\boldsymbol{x}_i$ 的问题就是解卷积问题。如果系统发射的脉冲信号 $h(t)$ 已知，则解卷积问题相对容易。然而在大多数情况下事先并不知道确切的 $h(t)$，即 $\boldsymbol{A}$ 和 $\boldsymbol{x}_i$ 都是未知数，所以需要对两者都进行估计，这被称为盲解卷积问题。一种策略是同时估计 $\boldsymbol{A}$ 和 $\boldsymbol{x}_i$；另一种策略是分别估计，即先从 $\boldsymbol{y}_i$ 估计 $\boldsymbol{A}$，然后再估计 $\boldsymbol{x}_i$。

现在我们假定 $\boldsymbol{A}$ 是已知的（通过水听器测量，或者通过盲解卷积进行估计），则我们可以使用 LASSO 的拉格朗日形式来求解：

$$\min_{\boldsymbol{x}_i} \|\boldsymbol{y}_i - \boldsymbol{A}\boldsymbol{x}_i\|_2^2 + \lambda\|\boldsymbol{x}_i\|_1$$

式中，参数 λ 控制数据拟合残差与稀疏度的折中。大的 λ 会导致更加稀疏的 $\boldsymbol{x}_i$，即更少的非零元素，以及施加更强的噪声抑制能力。

由于 LASSO 的拉格朗日形式与 LASSO 等价，因此可以使用 LASSO 优化工具，如 SolveLasso 进行求解。又由于使用了 l_1 范数，因此 $\boldsymbol{x}_i$ 一般会是稀疏向量（λ 足够大）。$\boldsymbol{x}_i$ 中非零元素的大小与位置分别对应着反射子的反射幅度与反射延时。

对所有信号 $\boldsymbol{y}_i, (i=1,2,\cdots,M)$ 反复使用上述优化问题求解，就可以恢复所有 $\boldsymbol{x}_i(i=1,2,\cdots,M)$，从而得到解卷积后的一帧图像。若将 M 个信号存放在矩阵 $\boldsymbol{Y}=[\boldsymbol{y}_1,\boldsymbol{y}_2,\cdots,\boldsymbol{y}_M]$ 中，则一帧数据的解卷积模型可写作

$$\min_{\boldsymbol{X}} \|\boldsymbol{Y} - \boldsymbol{A}\boldsymbol{X}\|_2^2 + \lambda\|\boldsymbol{X}\|_1$$

式中，$\boldsymbol{X}=[\boldsymbol{x}_1,\boldsymbol{x}_2,\cdots,\boldsymbol{x}_M]$ 就是解卷积后的一帧图像。

9.4.2 联合稀疏表达模型提升超声图像的分辨率

上述解卷积方法是按线处理数据（line by line），没有很好地利用左右相邻数据之间

的信息，因此对具有层状结构的组织的分辨率不是很好，如血管。鉴于以上原因，我们提出了一种联合的稀疏表达模型。与传统的稀疏解卷积方法相比，这里提出的模型增加了一个正则项，可以提取数据线之间的层状结构的连通信息，因而可以提高层状结构的分辨率及图像质量。

假设观测区域有一个水平的层状结构，则反射信号需要同时出现在相邻数据 y_i 和 y_{i+1} 中，拥有相同的时延，即非零元素出现在解卷积信号 x_i 和 x_{i+1} 的相同位置，不妨设为 $j+1$，所以 $x_{j+1,i} = x_{j+1,i+1}$。这个特性可以作为先验信息来提高解卷积质量。当层状结构不是绝对水平分布，而是稍微倾斜，则在相邻数据 y_i 和 y_{i+1} 中会有一个小的时延，导致非零元素出现在解卷积信号 x_i 和 x_{i+1} 的相邻位置。因此不再有 $x_{j+1,i} = x_{j+1,i+1}$，但是依据倾斜的不同方向有 $x_{j,i} = x_{j+1,i+1}$ 或者 $x_{j+1,i} = x_{j,i+1}$。

基于上述特性，我们提出了联合稀疏表达模型如下

$$\min_X \|Y - AX\|_2^2 + \lambda_x \|X\|_1 + \lambda_p P(X) \tag{9.3}$$

其中，参数 λ_x 控制数据拟合残差与稀疏度的折中，新引进的参数 λ_p 控制层状结构的检测灵敏性。新引进的正则项 $P(X)$ 用来提取层状结构的特征，定义为

$$P(X) = \sum_{i,j} |x_{j,i} + x_{j+1,i} - x_{j,i+1} - x_{j+1,i+1}|$$

假设在位置 $x_{j,i}$ 或者 $x_{j+1,i}$ 有一个非零元素，则正则项 $P(X)$ 鼓励在位置 $x_{j,i+1}$ 或者 $x_{j+1,i+1}$ 也有一个幅度一样的非零元素。

通过式（9.3），可以对相邻的数据进行联合解卷积，从而提升了具有层状结构的组织的分辨率。

血管的内中膜厚度（intima-media thickness，IMT）是临床上一项很重要的指标。颈总动脉的内中膜厚度可用于跟踪颈总动脉的变化，预测与检测血管斑块的生成及早期动脉粥样硬化。随着颈总动脉内中膜厚度的增加，心脑血管疾病的风险持续增加。使用提出的联合稀疏表达模型，可以自动、精确地测量血管内中膜厚度，对于临床研究具有重大的意义。

9.5　稀疏表达模型的结果与 GPU 并行计算的性能分析

本节将使用 Matlab 编程语言定量研究稀疏表达模型、基于 GPU 的并行加速技术，以及它们在超声成像中的应用。

9.5.1　稀疏表达模型的建立及优化问题的求解

1. 稀疏向量及稀疏矩阵的生成

首先需要在 Matlab 中生成一个 1024 的稀疏向量，其中第 1 到 102 个元素为非零的随机数，所以非零元素约占 10%。在工作空间（workspace）中观察其默认存储形式下

及稀疏存储形式下所占用的存储空间。点击相应的变量,查看在内存中具体的存储形式。需要使用 Matlab 中的 zeros、randn 及 sparse 命令。进一步观察 20%、30%直至 100%元素为非零随机数的情况,以及 10%、20%、30%直至 100%元素为随机数的 1024×1024 的稀疏矩阵的情况。

2. 稀疏向量及稀疏矩阵的计算

关于稀疏向量及稀疏矩阵的计算,下面我们以卷积及解卷积为例进行介绍。

两个信号的卷积,可以表示为一个信号所对应的托普利茨矩阵(Toeplitz matrix)与另一个信号所对应的列向量的矩阵乘法。例如,a=[1,2,3]^{T} 与 x=[4,5,6]^{T} 的卷积,可以写成托普利茨矩阵 A 与 x 的相乘

$$y = a * x = Ax = \begin{bmatrix} 1 & 0 & 0 \\ 2 & 1 & 0 \\ 3 & 2 & 1 \\ 0 & 3 & 2 \\ 0 & 0 & 3 \end{bmatrix} \begin{bmatrix} 4 \\ 5 \\ 6 \end{bmatrix} \tag{9.4}$$

可以看到 A 是一个稀疏矩阵。实际上,当 a 的支撑集长度远小于其信号长度时(如超声的脉冲信号),所构成的托普利茨矩阵 A 只有在主对角线附近才有非零值,因此 A 是一个稀疏矩阵。矩阵相乘可以方便地计算卷积。假设 x 是一个长的稀疏向量,则使用稀疏方式可以节省很多不必要的计算。在实验中 a 是一个 1024 点的信号,包含一个周期的正弦信号,支撑是 102 点。x 也是一个 1024 点的信号,从 100 点开始每 300 点有一个脉冲,幅度服从高斯分布。需要使用 Matlab 中的 Toeplitz 命令。

为了记录运行时间,需要在 Matlab 中成对使用命令 tic 与 toc,可以记录嵌套其中代码的运行时间。观察运行时间,我们可以看到,使用稀疏形式,计算时间节省了许多。

通过一步步增大信号的长度,比较默认形式及稀疏形式所能计算的卷积的问题维数的上限及所需的计算时间,可以看到稀疏形式在计算方面的优势。

3. 稀疏表达模型优化问题的求解

稀疏表达模型优化问题的求解是目前的热点研究领域。这里我们继续前面关于卷积的例子,介绍最常用的求解方法。

在许多实际问题中,如医学超声成像,我们需要通过卷积输出结果 y 及系统响应函数 a 求解输入信号 x,即解卷积问题。可以看到,x 实际上是线性方程组的解向量,因此解卷积问题可以转化为求解线性方程组,可以使用如最小二乘法等。Matlab 中使用斜线 \ 或 mldivide 命令来求解,可以得到 x 的估计值。这实际上是最小二乘解,即如下问题的解

$$\min_{x} \|y - Ax\|_2^2$$

由于 A 一般是超定(行数大于列数)的列满秩矩阵,因此最小二乘解的闭式表达式可写作

$$x_{ls} = \arg\min_x \left\| y - Ax \right\|_2^2 = A^+ x = (A^T A)^{-1} A^T x$$

使用稀疏形式，同样可以通过 \ 或 mldivide 命令求得最小二乘解。比较默认形式与稀疏形式的运算速度，可以观察到两者有显著不同。

观察输出结果，我们发现最小二乘解向量不再是严格稀疏的，原来为零的位置出现了许多微小的非零值。这是由于计算机的有限精度运算所产生的误差。使用式（9.1）我们可以很好地解决这个问题。因此我们调用稀疏表达专用工具包 SparseLab 中的求解程序 SolveLasso 求解上述解卷积问题，所得的解向量是严格稀疏的，不再包含微小的非零值。

进一步给信号 y 中加入一些噪声后，可以观察最小二乘解与 LASSO 的解之间的差异。不难发现，与最小二乘解相比，稀疏表达解有很强的抗噪能力。

4. 稀疏表达存储方面的性能

我们生成一个 1024×1024 的浮点数（8 字节）矩阵，无论矩阵中元素的稀疏度是多少，默认存储形式下占用的内存空间为 1024×1024×8 字节= 8 388 608 字节 = 8 MB。当使用稀疏表达形式时，我们连续提高稀疏度，从 10%起，以 10%为步长一直增大到 100%，所需的存储空间与稀疏度的关系见图 9.3（a）。

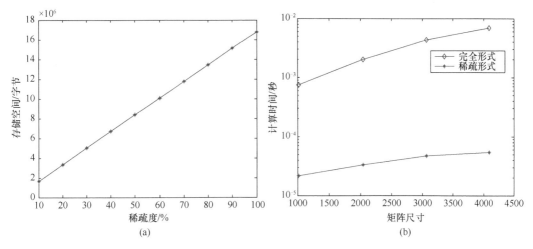

图 9.3 存储空间与稀疏度的关系（a）以及卷积问题的计算时间与矩阵尺寸的关系（b）

从图 9.3（a）中我们可以看出，采用稀疏存储方式时，所需要的存储空间与矩阵的稀疏度呈线性关系。稀疏度越低，所需要的存储空间越大。当稀疏度低于约 50%的时候，稀疏存储相比于默认方式可以节约存储空间；当稀疏度高于 50%的时候，使用稀疏存储方式不能减少存储空间。

5. 稀疏表达计算方面的性能

为了研究稀疏表达计算方面的性能，我们继续使用上述关于卷积计算的例子。我们增大矩阵 A 及向量 x 的维数，即从 1024 维起以 1024 为步长一直增加到 4096 维，然后

分别使用矩阵 A 及向量 x 的默认存储形式和稀疏存储形式，记录得到两者乘积 Ax 所需要的运算时间。

结果如图 9.3（b）所示。从图中我们可以看出，当使用默认存储形式时，矩阵乘法所需的运算时间随着矩阵的尺寸呈近似线性增长，从 1024 维到 4096 维运算时间增长了近 10 倍；当使用稀疏存储形式时，矩阵乘法所需的运算时间随着矩阵的尺寸也呈近似线性增长，但增长幅度明显减小，从 1024 维到 4096 维，运算时间增长了近 3 倍。综合比较默认存储形式与稀疏存储形式的运算时间，后者的运算时间节省了近百倍，且差距随着矩阵维数的增长不断扩大。

9.5.2 稀疏表达模型在超声波束合成的应用

这里使用文献中的结果（Chernyakova and Eldar, 2014）举例。首先得到心脏的 $M = 120$ 路信号，采样频率为 $f_s = 16$ MHz，从而得到 $N = 3360$ 个时域采样点。通过传统的时域波束合成，前后两帧的成像结果显示在图 9.4（a）、（b）中。通过图 9.2 的系统，采得 $K = 100$ 个频点数据，这相当于将采样速率降低了约 30 倍。将采样得到的 K 个 $c[k]$ 合并生成 c，通过 NESTA 算法求解式（9.2）的使用 l_1 范数优化的稀疏解 b。为了重构原始信号，假设采得的数据没有噪声，因此残差 ε 设为 0。图 9.4（c）、（d）给出了使用频域波束合成技术的前后两帧心脏成像结果。尽管这两幅图与时域波束合成得到的结果不完全一样，但是仍然可以清楚地看到强反射子和弱回声。为了比较选取不同算法对成像质量的影响，还通过 OMP 算法求解得到 l_0 范数优化的稀疏解 b。图 9.4（e）、（f）给出了使用 l_0 范数优化的结果，其中 L 设置为 25。可以清楚地看到，强反射子仍然可见，但弱回声少了许多。总体来说，基于稀疏表达的频域波束合成在保证图像质量的前提下，大大降低了数据采样率，因而为高帧率的医学成像提供了手段。

9.5.3 稀疏表达模型在超声成像解卷积的应用

这里我们首先仿真生成使用超声设备采集到的数据。

第一步，生成中心频率为 5 MHz、采样频率 40 MHz、周期为 1、带宽与中心频率之比为 0.6 的脉冲信号 a 及相应的矩阵 A，时域采样点数为 256。

第二步，生成包含两个层面、垂直距离为 20 个采样间隔的原始图像 X。探头包含 128 个阵元，探头宽度 38 mm。

第三步，卷积脉冲信号与原始图像得到纯净的射频信号 Y。

第四步，加入随机噪声来仿真测量及系统误差。

通过仿真生成数据后，我们首先使用 B 模式成像观察数据。进一步缩小层面之间的垂直距离，寻找这两个层面在 B 模式图像中无法分辨的最小距离。然后我们通过上节中解卷积的方法来恢复原始图像。对每一根扫描线上的射频数据，我们调用一次 SolveLasso 函数，并将结果存入相应的矩阵中。对比解卷积后恢复图像和 B 模式图像，以及使用最小二乘法恢复的图像。最后，我们观察解卷积恢复的图像随着参数 λ 改变的情况。

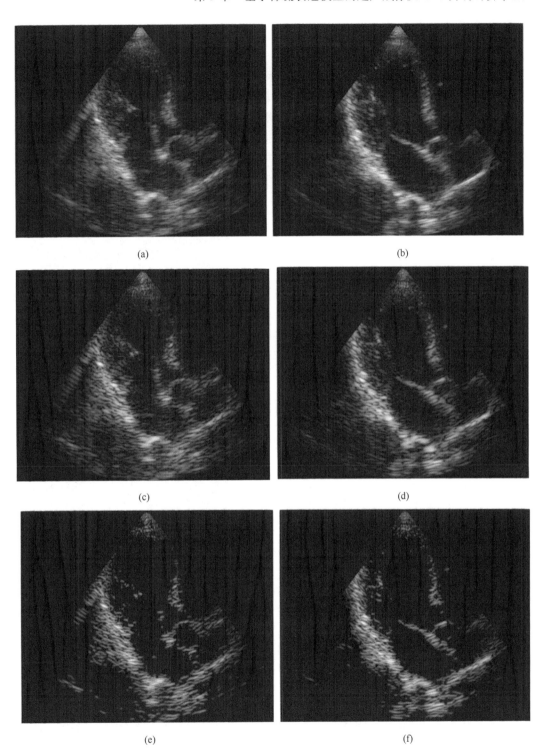

图 9.4 不同波束合成方法的心脏成像结果 (Chernyakova and Eldar，2014)

(a)、(c)、(e) 为第一帧结果；(b)、(d)、(f) 为第二帧结果；(a)、(b) 为时域波束合成；(c)、(d) 为频域波束合成，使用 l_1 范数优化；(e)、(f) 为频域波束合成，使用 l_0 范数优化

  图 9.5（a)给出了仿真的系统脉冲波形,其中心频率为 5 MHz,采样频率为 40 MHz,周期为 1,带宽与中心频率的比值为 0.6。图 9.5（b）给出了需要恢复的原始图像,其中包含两个层面,垂直距离为 20 个采样间隔（即 20 个像素点,0.385 mm）。图 9.5（c）是仿真得到的数据的 B 模式成像结果。由于脉冲波形具有有限带宽,在 B 模式图像中每个层面有一定的宽度,从而影响了图像的分辨率。由于加入了观测噪声,背景有明显的雪花点,使图像质量进一步恶化。图 9.5（d）是通过稀疏表达解卷积恢复的图像。可以看到,所得结果很好地恢复了原始图像:上、下两个层面不仅清晰可见,对背景噪声的

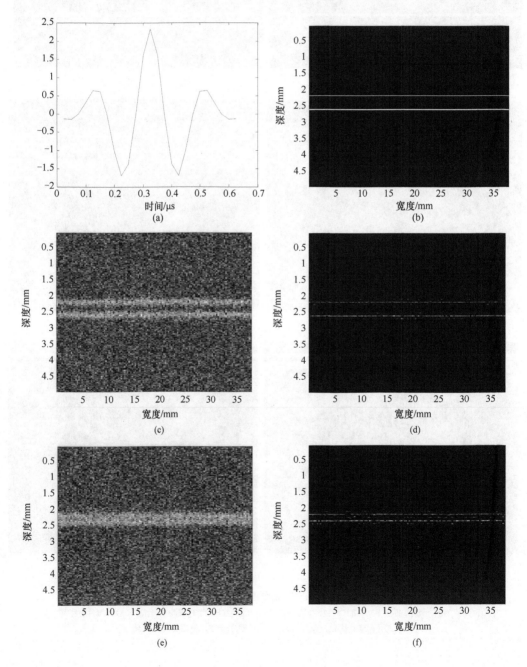

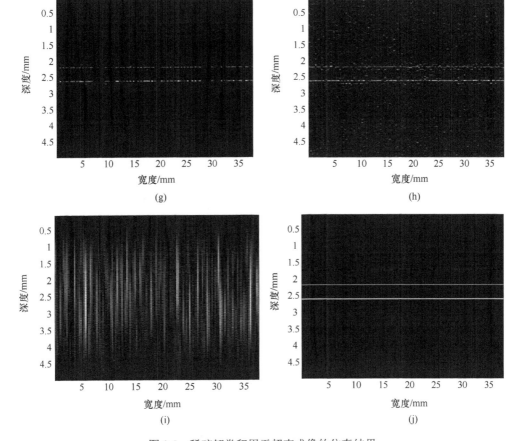

图 9.5　稀疏解卷积用于超声成像的仿真结果

（a）超声系统产生的脉冲波形；（b）包含两个层面的原始图像；（c）超声数据的 B 模式图像；（d）使用稀疏解卷积恢复的图像；（e）减小层面距离后的 B 模式图像；（f）减小层面距离后的稀疏解卷积恢复的图像；（g）增大参数 λ 的稀疏解卷积恢复的图像；（h）减小参数 λ 的稀疏解卷积恢复的图像；（i）使用最小二乘法恢复的图像；（j）使用联合稀疏表达模型恢复的图像

抑制也非常有效。作为参考，图 9.5（i）给出了使用最小二乘法的恢复结果。可以看到最小二乘法的结果与原始图像的差别非常明显。

　　为了观察层面之间的垂直距离对解卷积结果的影响，我们进一步减小距离。图 9.5（e）给出了减小层面垂直距离至 10 个像素（0.193 mm）时的 B 模式图像。从图中可以看到，两个层面已经混在一起，很难区分。相应的解卷积图像显示在图 9.5（f）。虽然存在一些误差，但其中的两个层面可以清晰地观测到。这进一步说明了解卷积对恢复原始图像、提升分辨率、抑制背景噪声，进而观测细小解剖结构（如微小血管）的应用价值。

　　前面已经讨论过，稀疏度控制参数 λ 直接影响稀疏解卷积的恢复结果。在以上的例子中我们选择了合适的参数 λ 值（10），效果良好。图 9.5（g）及图 9.5（h）分别给出了增大和减小参数 λ 的值至 25 和 1 时候的解卷积图像。可以看到，增大 λ 值虽然会抑制噪声，但同样抑制了原始信号，使得原始的层面信号不连续；而减小 λ 值会导致抑制噪声能力的下降，随机噪声增多。因此，合适地选取参数 λ 的值对最终结果意义重大。

　　图 9.5（j）给出了使用联合稀疏表达模型式（9.3）的恢复结果。可以看到结果非常

理想，与原始图像 9.5（b）几乎没有差别。为了进一步测试联合稀疏表达模型在分辨率提升方面的性能，我们使用 SonixTOUCH 采得颈总动脉的射频数据。超声探头为有 128 个阵元的线阵，采样频率为 40 MHz，发射的脉冲信号中心频率为 5 MHz，成像最大深度为 40 mm。

图 9.6 给出了对颈总动脉的成像结果。图 9.6（a）显示的是 SonixTOUCH 系统软件成像结果。可以清楚地看到血管上下壁的内膜和中膜。图中蓝色的 5 根垂直线段是手工绘制的内中膜厚度。图 9.6（b）显示的是采集的射频信号通过希尔伯特变换及对数压缩后得到的成像结果。图 9.6（c）是经过联合稀疏表达模型解卷积后的结果。图 9.6（d）是经过后处理提取的内、中膜的图像。其中，上壁的内膜及下壁的内、中膜清晰可见。可见，经过联合稀疏表达模型的处理，方便了内、中膜厚度的准确测量。

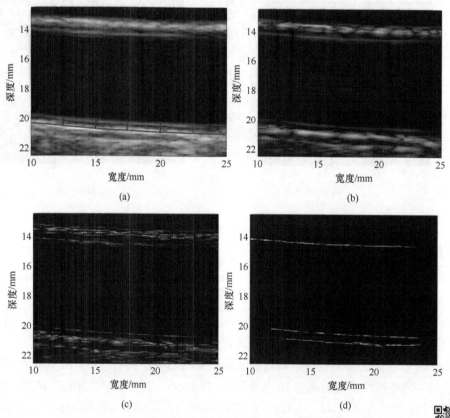

图 9.6 使用联合稀疏表达模型测量颈总动脉的内、中膜厚度（彩图请扫二维码）
（a）系统软件得到的 b8 图像；（b）直接使用射频信号得到的 B 模式成像结果；
（c）解卷积后的图像；（d）经过后处理提取的血管内、中膜

9.5.4 GPU 并行计算的实现与性能分析

为了使用 GPU 硬件进行加速运算，首先需要检查系统中是否有可使用的 GPU 设备。使用 gpuDeviceCount 命令可以查看系统中的 GPU 数量。如果返回值大于 0，则表示系统有可以使用的 GPU 设备。

使用 Matlab 控制 GPU 进行并行处理主要有以下三个步骤。

第一步，将系统内存中的数据拷贝写入到 GPU 中，并得到一个 gpuArray 对象。需要使用 gpuArray 命令。

第二步，在 GPU 中处理数据。Matlab 中部分内置函数已经支持使用 gpuArray 对象。当这些函数被调用的时候，如果其中的一个输入变量是 gpuArray 对象，则程序会在 GPU 上执行，返回的变量也是 gpuArray 对象。可以在同一个函数调用中混合使用 gpuArray 及其他数据。这些支持 gpuArray 对象的函数包括离散傅里叶变换（fft）、矩阵乘法（mtimes）及矩阵左除（mldivide）等。所有支持 gpuArray 对象的函数列表可在 Matlab 的帮助文档中找到。

第三步，在 GPU 中完成所需的数据处理后，需要将分散在 GPU 中的运算结果收集到系统内存中，以便存储或者供 CPU 进一步处理。需要使用 gather 命令。

对于 CPU 与 GPU 的运算性能比较，我们以矩阵的加法及乘法来演示。为此我们首先生成两个 1024×1024 的随机矩阵 A 和 B，然后通过 CPU 实现 A 和 B 的相加及相乘，并记录运行时间。通过 GPU 实现 A 和 B 的相加及相乘，首先需要使用 gpuArray 命令生成矩阵 A 和 B 的对象，然后在 GPU 中完成 A 和 B 的相加及相乘，最后需要使用 gather 命令将分散在 GPU 中的运算结果收集到系统内存中。

如何将运算并行化是需要重点关注的一个问题。常用的并行化思路是将一个 for 循环里的操作对象排列成向量或者矩阵，之后可以通过并行处理向量或矩阵操作来加速。例如，在超声的 B 模式成像时，需要对每一根扫描线上的信号使用希尔伯特变换来检测包络。如果每根扫描线的数据以列方式存放在矩阵中，如 1024×1024 的射频数据矩阵 A，则需要做 1024 次希尔伯特变换。实际上，因为每列数据的处理是相互独立的，因此可以使用并行方式来处理。hilbert 函数支持矩阵输入，按列方式处理矩阵中的数据。如果在 CPU 中运行，则每列数据是串行处理的；如果在 GPU 中运行，则列之间是并行处理的。如果可用的处理单元足够多，则 1024 列数据可以同时进行，理论上处理速度可提高 1024 倍。

图 9.7（a）给出了使用 CPU 及 GPU 计算两个相同尺寸的随机矩阵乘积所需要的时间。矩阵尺寸分别为 1024、2048、3072 及 4096，可见 GPU 比 CPU 快了上百倍的速度。随着矩阵尺寸的增大，CPU 所需的时间呈线性增长，而 GPU 所需的时间几乎没有改变。这是由于随着矩阵尺寸的增大，所需的计算量增多，由于 CPU 是串行处理的，所以计算时间也就增加。而 GPU 是并行处理，只要所需的并行计算单元足够，则计算时间不会随计算量（矩阵的尺寸）而增加。

需要说明的是，虽然使用 GPU 可以提高计算速度，然而使用 GPU 需要付出额外开销，即数据传输所需要的时间。可以通过使用 tic、toc 观察 gpuArray 及 gather 两个命令在输入及输出 GPU 数据所使用的时间，以及数据大小与传输时间的关系。这个问题在程序设计时也应该考虑。一般建议，对于少量的数据，尽量使用 CPU 处理；对于大量的数据，如果可并行化的程度很高，可考虑使用 GPU 加速。如果决定使用 GPU 加速，尽量将可并行的操作集中在 GPU 上完成，减少数据在 GPU 及系统内存之间的传输，避免不必要的额外开销。

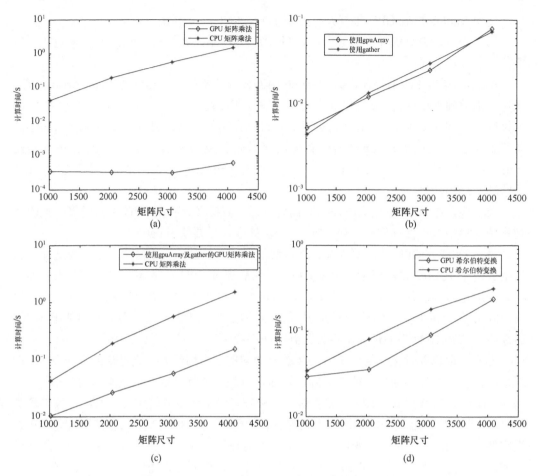

图 9.7 GPU 并行计算与 CPU 串行计算性能的比较

（a）使用 GPU 和 CPU 计算矩阵乘法的时间及与矩阵尺寸的关系；（b）gpuArray 和 gather 计算时间与矩阵尺寸的关系；（c）使用 GPU（计入 gpuArray 及 gather 所用时间）和 CPU 计算矩阵乘法的时间及与矩阵尺寸的关系；（d）使用 GPU 和 CPU 计算希尔伯特变换的时间及与矩阵尺寸的关系

鉴于以上原因，我们研究了单独调用 gpuArray 及 gather 这两个函数搬运数据所需要的运行时间。图 9.7（b）中给出了这两个函数运行时间随着矩阵尺寸改变的关系。可以看到，两者的运行时间随着矩阵尺寸的增大而增大，且运算时间相当。

为了公平比较 GPU 及 CPU 所需的计算时间，我们在图 9.7（c）中给出了两个具有相同尺寸的矩阵相乘在 GPU 上运行所需的总时间，即考虑了将两个矩阵输入 GPU 及将结果输出 GPU，调用 gpuArray 及 gather 所需的时间。如图可见，GPU 仍然比 CPU 快了 10 倍左右。其中主要的时间开销是 gpuArray 及 gather 的调用，而有效的计算（矩阵乘法）只占用了相当小的一部分。因此，如果在 gpuArray 及 gather 之间再加入更多的计算，则总时间增加缓慢，相比于 CPU，加速的效果会更加突出。

如前所述，Matlab 已经升级了许多常用函数用以扩展对 GPU 并行计算的支持，因此将许多运算密集的操作移植到 GPU 是方便可行的。图 9.7（d）给出了用 GPU 及 CPU 计算 Hilbert 变换的时间，可见加速效果是十分明显的。

9.6 本 章 小 结

稀疏表达模型及 GPU 并行加速计算在医学超声成像中具有重要的应用价值。本章首先介绍了稀疏表达模型的基本概念及计算原理，随后针对医学超声成像介绍了基于稀疏表达模型的波束合成及解卷积模型，给出了求解模型的数值计算工具；通过调整反射层面距离研究了对分辨率的改善，探讨了稀疏度控制参数对成像质量的影响；通过实测的心脏数据，比较了使用时域波束合成及基于稀疏表达模型的频域波束合成的成像结果；通过实测的颈总动脉数据，展示了使用联合稀疏表达模型测量血管内中膜厚度。

为了提高计算速度，本章还介绍了基于 GPU 的并行计算技术。通过仿真实验，给出了存储空间与稀疏度的关系、卷积问题的计算时间与矩阵尺寸的关系，以及 CPU 串行计算和 GPU 并行计算性能的比较。

由于本章使用的稀疏表达模型假设系统的脉冲信号已知，而在实际应用中准确的脉冲信号是未知的，因此需要对系统的脉冲信号进行测量或者估计。直接的方法是使用水听器测量系统发射的脉冲信号；间接的方法则可以通过超声换能器的技术指标计算出脉冲波形，或者使用盲解卷积的方法从射频数据中估计出脉冲波形。由于脉冲波形对解卷积的结果有直接影响，因而这个问题需要深入研究。

另外，由于稀疏表达模型中的参数 λ，以及联合稀疏表达模型中的参数 λ_x 和 λ_p 控制着数据拟合度与稀疏度的折中，因此这些参数对最终的图像质量起着重要的影响。对于不同的应用背景，使用者根据不同的考虑会有不同的选择。如何自动设置最优的参数仍是一个开放的问题，需要后续的研究。

主要参考文献

冯若. 1993. 超声诊断设备原理与设计. 北京: 中国医药科技出版社.

黄力宇. 2009. 医学成像的基本原理. 北京: 电子工业出版社.

刘增力, 万遂人, 文乔农, 等. 2013. 稀疏正则化方法的超声信号反卷积. 电子科技大学学报, 42(3): 475-479.

彭虎. 2008. 超声成像算法导论. 合肥: 中国科学技术大学出版社.

万明习, 王素品, 宗瑜瑾. 2010. 生物医学超声学. 北京: 科学出版社.

Baraniuk R. 2007. Compressive Sensing. IEEE Signal Processing Magazine, 24(4): 118-121.

Candes E J, Tao T. 2005. Decoding by Linear Programming. IEEE Transactions on Information Theory, 51(12): 4203-4215.

Candes E J, Wakin M B. 2008. An introduction to compressive sampling. IEEE Signal Processing Magazine, 25(2): 21-30.

Chernyakova T, Eldar Y C. 2014. Fourier-Domain Beamforming: The Path to Compressed Ultrasound Imaging. IEEE Transactions on Ultrasonics Ferroelectrics & Frequency Control, 61(8): 1252-1267.

Cook S. 2012. CUDA Programming: A Developer's Guide to Parallel Computing with GPUs. The Netherlands: Elsevier MK, 44(6): 147-153.

Donoho D L. 2006. Compressed sensing. IEEE Transactions on Information Theory, 52(4): 1289-1306.

Duan J, Jing B, Wan M, et al. 2016. Increasing axial resolution of ultrasonic imaging with a joint sparse representation model. IEEE Transactions on Ultrasonics Ferroelectrics & Frequency Control, 63(12):

2045.

Efron B, Hastie T, Johnstone I, et al. 2004. Least Angle Regression. The Annals of Statistics, 32(2): 407-499.

Eldar Y C, Friedman Z, Tur R, 2011. Innovation rate sampling of pulse streams with application to ultrasound imaging. IEEE Transactions on Signal Processing, 59(4): 1827-1842.

Eldar Y C, Friedman Z, Wagner N, 2012. Compressed Beamforming in Ultrasound Imaging. IEEE Transactions on Signal Processing, 60(9): 4643-4657.

Eldar Y C, Kutyniok G. 2012. Compressed Sensing: Theory and Applications. Cambridge: Cambridge University Press.

Fatemi M, Kak A C. 1980. Ultrasonic B-scan imaging: Theory of image formation and a technique for restoration. Ultrasonic Imaging, 2: 1-47.

Jirik R, Taxt T. 2008. Two-dimensional blind Bayesian deconvolution of medical ultrasound images. IEEE Transactions on Ultrasonics, Ferroelectrics & Frequency Control, 55(10): 2140-2153.

Krautkramer J, Krautkramer H, Grabendorfer W. 1989. Ultrasonic testing of materials. Berlin; New York: Springer-Verlag.

Liebgott H, Prost R, Friboulet D. 2013. Pre-beamformed RF signal reconstruction in medical ultrasound using compressive sensing. Ultrasonics, 53: 525-533.

Malioutov D M, Cetin M, Willsky A S. 2005. Homotopy continuation for sparse signal representation. Proceedings of IEEE ICASSP, 5: 733-736.

Michailovich O, Tannenbaum A. 2006. Despeckling of medical ultrasound images. IEEE Transactions on Ultrasonics, Ferroelectrics & Frequency Control, 53(1): 64-78.

Tibshirani R. 1996. Regression Shrinkage and Selection via the Lasso. Journal of the Royal Statistical Society: Series B, 58(1): 267-288.

Xie L, Yu C, Zhang C, 2012. A blind deconvolution approach to ultrasound imaging. IEEE Transactions on Ultrasonics, Ferroelectrics, and Frequency Control, 59(2): 271-280.

第 10 章　基于声辐射力的微球体操控

10.1　引　　言

在声波传播的过程中，由于传播介质对声波的吸收、散射、反射导致了声波能量密度和动量的改变，从而产生了声辐射力（acoustic radiation force，ARF）。声辐射力的大小和方向取决于声波能量密度的梯度。

基于声辐射力的黏弹性成像已经广泛应用于超声诊断学。随时间变化的声辐射力能够使软组织产生运动，由此获取软组织硬度等信息，用于分析人体软组织内部的解剖结构和特征。目前这一原理已经应用于振动声成像（vibroacoustography）、剪切波弹性成像（shear wave elasticity imaging，SWEI）、声辐射力脉冲成像（acoustic radiation force impulse imaging，ARFI）、简谐运动成像（harmonic motion imaging，HMI），以及结合声辐射力的磁共振弹性成像（magnetic resonance elastography，MRE）等医学诊断成像技术（Fatemi and Greenleaf，1998；Nightingale et al.，2000，2001；Konofagou and Hynynen，2003；Shukui et al.，2004；Dumont et al.，2009；Huang et al.，2009；Muller et al.，2009；Sarvazyan et al.，1998，2010）。

声辐射力的另一个重要应用领域是微流控领域。基于超声驻波的声流控技术是经典的操控手段，与超声行波相比，前者可以实现更灵活的微球体操控。在超声驻波场中，微球体会聚集在驻波场的波节或者波腹处（Wu，1991）。通常较轻的微球体会汇集到驻波场声压波腹，而较重的粒子会汇集在波节处。在微流芯片的亚毫米级或微米级管道内，利用超声辐射力能够精确操控溶液中粒子的运动，如通过调节超声驻波场的频率、相位，改变波节（波腹）所在的位置，实现微球体或者细胞的聚集、分离、混合、搅拌等功能，达到萃取、化学分析和生物分析等目的。

基于声涡旋的声操控是在超声驻波基础上进一步发展的操控技术。在声波传播过程中的相位奇异性会导致声波螺旋状扭转，出现中心轴上声强为零的现象，形成声涡旋。声涡旋是具有螺旋相位波前，或者也可认为是存在相位奇点的特殊声场。螺旋状的声波具有角动量，产生的力矩可以操控微粒的运动（Demote et al.，2012）。同时声涡旋也可以在声波定位仪等工具中起到精确校准的作用（Hefner and Marston，1999）。不同于光涡旋，超声可以在非透明介质内部传播。声涡旋具有非侵入、非接触地对活体内部的微球体进行操控的潜力，在无创医疗中具有应用前景。

本章简述声辐射力理论的基本概念、发展历程及其主要应用领域，介绍声辐射力操控的基本原理，其中重点介绍超声驻波场和涡旋声场中微粒、微泡的声辐射力及其运动方程；分别给出超声行波场、超声驻波场和涡旋声场中微粒、微泡的声辐射力计算结果，并分别阐述不同参数对声辐射力及微球体运动的影响，对微球体的操控结果也将进行讨论分析。

10.2　基于声辐射力的微球体操控的理论基础

10.2.1　声辐射力计算的基本原理

早期关于声辐射力的研究大多受到了电磁波压力的理论及其相关实验结果的启发。在近似真空环境中，电磁波压强可以用下式表示：

$$\langle p \rangle = (1+R)I/c \tag{10.1}$$

式中，$\langle\ \rangle$代表时间平均；R是反射系数；c是光速；I是强度。声辐射压强的表达式在与上式接近的基础上，包含有描述传播介质压缩性等的相关参数。

在 Rayleigh（1902）发表经典声辐射力理论著作之后，声辐射力开始作为一个明确的科学议题，得到了长足的发展。Rayleigh 介绍了声辐射力的概念，当时他称之为"振动压力"。Rayleigh 对声辐射力领域的关注来源于 Lebedev 在光波压力中的研究结果的启发。Lededev 的同事 Altberg（1903）在 Rayleigh 发表 *On the Pressure of Vibrations* 后，基于声波的压力，对 Kundt 管尾端辐射的声强进行了测量。Rayleigh 在其早期研究中，就法线入射的声波施加于反射平面上的压力给出了简单的一次表达式：

$$\langle p \rangle = (\gamma+1)I/(2c_0) \tag{10.2}$$

式中，I是声波的强度；γ是绝热指数；c_0是声速。$(\gamma+1)/2$描述的是介质的非线性特性。

Langevin 则给出了声辐射压力的另一表达式：

$$\langle p \rangle = (\gamma+1)I/c_0 \tag{10.3}$$

对于以上两式，历史上曾展开过多方面的讨论与对比。

Brillouin 和 Brennan（1965）对声辐射力的研究起了重要的推动作用。他们推导出动量通量密度的辐射张量表达式

$$\prod_{ik}^{\text{RAD}} = \langle p' \rangle \delta_{ik} + \rho_0 \langle u_i u_k \rangle \tag{10.4}$$

以及声辐射力的表达式

$$F_i = -\partial \prod_{ik}^{\text{RAD}} / \partial x_k \tag{10.5}$$

式中，u_i表示振动速度；p'是声压；δ_{ik}在$i=k$时等于 1，否则等于 0。

超声辐射压强、辐射力及声流的理论研究需要求解流体动力学基础非线性方程。Nyborg（1968）利用逐次逼近法得到了平面波的有效简化结果。基于压强p、密度ρ和速度u的级数展开，

$$\begin{pmatrix} p(x,t) \\ \rho(x,t) \\ u(x,t) \end{pmatrix} = \begin{pmatrix} P_0 \\ \rho_0 \\ 0 \end{pmatrix} + \begin{pmatrix} p_1(x,t) \\ \rho_1(x,t) \\ u_1(x,t) \end{pmatrix} + \begin{pmatrix} p_2(x,t) \\ \rho_2(x,t) \\ u_2(x,t) \end{pmatrix} + \cdots \tag{10.6}$$

式中，每一级的项远大于比其高一级的项，如$|p_2| \ll |p_1| \ll p_0$。平衡态下，液体均匀且静止，此时压强和密度均为常数且速度为零。

对于小振幅、传播衰减的行波而言，

$$u_1(x,t) = U_0 \exp(-\alpha x)\cos\left(\omega t - \frac{\omega}{c_0}x\right) = \frac{1}{c_0\rho_0}p_1(x,t) = \frac{c_0}{\rho_0}\rho_1(x,t) \quad (10.7)$$

式中，α 是吸收系数；c_0 是声速；f 为声波频率且 $\omega=2\pi f$。对于周期 T 的时间平均，一级近似项等于 0，即

$$\langle p_1\rangle = \langle \rho_1\rangle = \langle u_1\rangle = 0, \langle \cdots\rangle = \frac{1}{T}\int_t^{t+T}(\cdots)\mathrm{d}t \quad (10.8)$$

然而，由于运动方程中非线性项的存在，动量的时间平均是非零的，动量的平均变化为

$$\left\langle \rho\frac{\mathrm{d}u}{\mathrm{d}t}\right\rangle = \left\langle \rho\left(\frac{\partial u}{\partial t} + u\frac{\partial u}{\partial x}\right)\right\rangle = \left\langle (\rho_0 + \rho_1 + \cdots)\times\left(\frac{\partial(u_1 + u_2 + \cdots)}{\partial t} + \frac{1}{2}\frac{\partial(u_1 + u_2 + \cdots)^2}{\partial x}\right)\right\rangle \quad (10.9)$$

上式可以化简为

$$\left\langle \rho\frac{\mathrm{d}u}{\mathrm{d}t}\right\rangle = \left\langle \rho_1\frac{\partial u_1}{\partial t} + \frac{1}{2}\rho_0\frac{\partial u_1^2}{\partial x}\right\rangle \quad (10.10)$$

连续性方程：

$$\frac{\partial \rho_1}{\partial t} = -\rho_0\frac{\partial u_1}{\partial x} \quad (10.11)$$

若认为 $\langle \partial(\rho_1 u_1)/\partial t\rangle$ 为 0，则式（10.10）可以改写为

$$\left\langle \rho_1\frac{\mathrm{d}u_1}{\mathrm{d}t}\right\rangle = \left\langle \frac{\partial}{\partial t}(\rho_1 u_1) - u_1\frac{\partial \rho_1}{\partial t}\right\rangle = \left\langle \frac{1}{2}\rho_0\frac{\partial u_1^2}{\partial x}\right\rangle \quad (10.12)$$

衰减平面波线动量的平均变化为

$$\left\langle \rho\frac{\mathrm{d}u}{\mathrm{d}t}\right\rangle = \left\langle \rho_0\frac{\partial u_1^2}{\partial x}\right\rangle = \frac{\partial}{\partial x}\left(\frac{1}{2}\rho_0 U_0^2\exp(-2\alpha x)\right) = \frac{\partial}{\partial x}\left(\frac{I}{c_0}\right) \quad (10.13)$$

式中，I 是强度，为

$$I = (1/2)\rho_0 c_0 U_0^2\exp(-2\alpha x) \quad (10.14)$$

因此，在任何介质的体积单位中，某声波的线动量的恒定变化速率与声波强度的梯度呈一定比例。介质中有限体积 A 的范围为 $0<x<L$，且其在 yz 平面上有横截面 S，则沿 x 轴的时间平均作用力 F_A 为

$$F_A = -S\int_0^L\left\langle \rho\frac{\mathrm{d}u}{\mathrm{d}t}\right\rangle\mathrm{d}x = S\frac{I_0 - I_L}{c_0} \quad (10.15)$$

式中，I_0 和 I_L 分别是 $x=0$ 和 $x=L$ 的强度。上式中的积分部分是平面线性波的黏性吸收所产生的体积辐射力。

作用于微粒、微泡上的声辐射力及其在声场中的运动情况的相关研究始于一百多年前 Bjerknes（1909）所做的研究工作。Bjerknes 阐述了除了初级声场所导致的声辐射力之外，粒子之间存在次级声辐射力，且这种次级声辐射力仅在粒子之间的间距非常小的

情况下存在，称为 Bjerknes 力。对于这种初始声场作用在粒子上的声辐射力，在此之后分别由 King（1934）、Yosioka 和 Kawasima（1955）、Gor'kov（1962）、Eller（1968）、Nyborg（1968）及 Crum 和 Eller（1970）等人进行了进一步的研究、讨论和完善。

　　液体中的微球体吸收或散射声波的部分能量，吸收导致声波动量的减少，各向异性的声散射导致散射波对微球体的反作用力，因此产生了作用于微球体的声辐射力。微球体之间会因为振动或声流的影响产生相互作用。硬质微粒主要表现出偶极振动，而软组织或液体中的气体微泡则表现出可压缩性且主要表现为单极振动，并同时伴有体积上的变化。

　　声辐射力的表达式通过张量 $\prod_{ik}^{\mathrm{RAD}}$ 的面积分描述。在非黏性流体中，平面波沿 x 轴传播并作用于微球体，微球体沿着 x 轴方向受到的作用力可以表示为

$$F_x = -\oint \prod_{xk}^{\mathrm{RAD}} n_k \mathrm{d}S \tag{10.16}$$

10.2.2　驻波场中声辐射力的计算公式

　　传播中的超声波遇到一个平面板后会发生反射，反射波与入射波干涉叠加，或是两束同频率超声波相向入射，均会形成超声驻波场。超声驻波场中将会存在稳定的波腹和波节，其中波腹和波节分别以 $\lambda/2$ 的距离等间距间隔排列，从而形成稳定的声压场及稳定的声辐射力场，进一步实现对微球体的精准化操控。

　　一维齐次波动方程及其通解为

$$\frac{\partial^2 p(r',t)}{\partial r'^2} - \frac{1}{c^2}\frac{\partial^2 p(r',t)}{\partial t^2} = 0 \tag{10.17}$$

$$p(r',t) = p_1\left(t - \frac{r'}{c}\right) + p_2\left(t + \frac{r'}{c}\right) \tag{10.18}$$

式中，p_1 和 p_2 为任意值；$r' = \sqrt{r^2 + x^2}$；x 是声场中的某一点与声源换能器之间沿着声波传播方向的轴向距离；r 是声场中的这一任意点与声源换能器的纵向距离。

　　对于沿着 x 轴传播的同幅值、同频率、同相位、传播方向相反的两列平面波，其 x 轴上的声场可以用下式表示（杜功焕等，2001）：

$$P_s(x,t) = \mathrm{Re}\left\{P\exp\left[\mathrm{i}\omega\left(t - \frac{x}{c}\right)\right] + P\exp\left[\mathrm{i}\omega\left(t + \frac{x}{c}\right)\right]\right\} \tag{10.19}$$

式中，Re 表示取复数的实数部分；ω 是声波的角频率，$\omega = 2\pi f$；c 是声波的传播速度；P 是声波的幅值。

　　对于常见的仿真或者实验环境，如兆赫兹级的入射频率、常温水介质，可以认为波数 $k = \omega/c$ 为实数。

　　则式（10.19）可以简化为

$$P_s(x,t) = \mathrm{Re}\left\{-\mathrm{i}2P\sin(kx)\exp(\mathrm{i}\omega t)\right\} = 2P\sin(kx)\sin(\omega t) \tag{10.20}$$

令 $P_s(x,t) = 0$，可得

$$x = m\lambda/2 \tag{10.21}$$

式中，λ 为波长；m 为整数。满足上式的 x 即为波节所在的位置；而满足 $x=(2n+1)\lambda/4$ 的 x 即为波腹所在的位置，其中 λ 为波长，n 为整数。

对于声场中的空间尺寸远远小于波长的微球体，可以认为此微球体的存在不会对声场的空间分布产生明显的影响。

在驻波场中，微球体所受到的沿着声波传播的方向（即 x 轴）的声辐射力可以用下式表示（Hancock et al.，2001）：

$$\boldsymbol{F}_{\mathrm{a}} = -2\pi R_0^3 \frac{1}{\rho c^2} X \mathrm{grad}\left(\left\langle p_{\mathrm{s}}^2(x,r,t)\right\rangle\right) \tag{10.22}$$

式中，$\langle\ \rangle$ 代表时间平均；$\mathrm{grad}(\cdot)$ 代表梯度算子；ρ 是背景介质的密度；c 是声波在此背景介质中的传播速度；R_0 是微球体的半径。

对于式（10.20）中的声场，式（10.22）可以进一步推导、化简为

$$F = -4\pi R_0^3 \frac{P^2}{\rho c^2} X k \sin(2kx) \tag{10.23}$$

式中，k 是声波在介质中的波数。

对比式（10.20）与式（10.23）可发现如下现象：超声驻波场的周期是声辐射力场的周期的 2 倍。

对于不同特性的微球体及不同性质的声波传播介质，微球体的声辐射力及其运动趋势主要与式（10.23）中的 X 有关。

对于气相微泡，式（10.23）中的 X 可以用下式表示：

$$X = -\frac{(c/c_0)^2 \left(3\rho_0/\rho - (k_0 R_0)^2\right)}{(c_0/c)^2 (k_0 R_0)^6 + \left(3\rho_0/\rho - (k_0 R_0)^2\right)^2} \tag{10.24}$$

对于固相微粒或液相微球，X 可以表示为

$$X = \frac{\rho_0/\rho + 2(\rho_0/\rho - 1)/3}{1 + 2\rho_0/\rho} - \frac{1}{3(\rho_0/\rho)(c_0/c)^2} \tag{10.25}$$

式中，ρ_0 是微粒或者微泡的密度；c_0 是声波在微粒或者微泡中的传播速度；k_0 是微球体的波数。

通常，当微球体相比于介质液体密度更大时，微球体将向声压的波节处移动；反之，微球体将向声压的波腹处移动。对于常温水环境，则通常表现为固相微粒、微液滴等向着波节区域的方向移动，而气相微泡则朝向波腹区域的方向移动。

10.2.3　微球体与振动微泡在操控声场中的运动

1. 微球体的运动方程

对于液体环境中的微球体，其受力情况符合经典牛顿力学定理，即 $\boldsymbol{F} = m\boldsymbol{a}$。处于声场环境中，微球体会受到由于声场梯度所产生的声辐射力 $\boldsymbol{F}_{\mathrm{aco}}$、Stocks 拖曳力 $\boldsymbol{F}_{\mathrm{D}}$、重力和浮力 $\boldsymbol{F}_{\mathrm{g}}$ 等力场的作用，则根据牛顿力学公式可以得到下式（Townsend et al.，2004）：

$$\frac{\mathrm{d}}{\mathrm{d}t}(m_0\boldsymbol{v}) = \boldsymbol{F}_{\mathbf{D}} + \boldsymbol{F}_{\mathbf{g}} + \boldsymbol{F}_{\mathbf{aco}} \tag{10.26}$$

式中，

$$\boldsymbol{F}_{\mathbf{aco}} = -\nabla U^{\mathrm{rad}} \tag{10.27}$$

$$\boldsymbol{F}_{\mathbf{g}} = m_0\mathbf{g}\frac{(\rho_0 - \rho)}{\rho_0} \tag{10.28}$$

$$\boldsymbol{F}_{\mathbf{D}} = 6\pi\mu R_0(\boldsymbol{u} - \boldsymbol{v}) \tag{10.29}$$

R_0 是微球体半径；m_0 是微球体质量；ρ_0 是微球体密度；ρ 是介质密度；$\boldsymbol{u}$ 是介质流速；$\boldsymbol{v}$ 是微球体的运动速度。

此外，微球体在液体环境中的运动过程中，也可能受到质量附加力、与管壁的摩擦力等，由于这些力对微球体的运动影响并不显著，故在此暂时不予考虑，仅对上述三种类型的力进行讨论。

2. 振动微泡的运动方程

微泡会在超声作用下做一定程度的径向运动，即微泡的振动。通常情况下，微泡振动会表现出不可忽略的非线性，因此一般用各种非线性振动模型加以讨论。其中，提出最早、使用最为广泛的非线性振动模型是 Rayleigh-Plesset 模型。基于此模型的修正模型方程为（Dayton et al.，2002）：

$$\rho\left(R\ddot{R} + \frac{3}{2}\dot{R}^2\right) = \left(P_0 + \frac{2\sigma}{R_0} + \frac{2\chi}{R_0}\right)\left[\frac{R_0^3 - R_0^3\left(\dfrac{b}{V_{\mathrm{m}}}\right)}{R^3(t) - R_0^3\left(\dfrac{b}{V_{\mathrm{m}}}\right)}\right]^{\gamma} + \frac{R}{c}\frac{\mathrm{d}}{\mathrm{d}t}p(R,t)$$
$$- \frac{4\mu\dot{R}}{R} - \frac{2\sigma}{R} - \frac{2\chi}{R}\left(\frac{R_0}{R}\right)^2 - 12\mu_{\mathrm{sh}}\varepsilon\frac{\dot{R}}{R(R-\varepsilon)} - \left[P_0 + P_a(t)\right] \tag{10.30}$$

其中，液体界面的声压可以用下式表示：

$$p(R,t) = \left(P_0 + \frac{2\sigma}{R_0} + \frac{2\chi}{R_0}\right)\left[\frac{R_0^3 - R_0^3\left(\dfrac{b}{V_{\mathrm{m}}}\right)}{R^3(t) - R_0^3\left(\dfrac{b}{V_{\mathrm{m}}}\right)}\right]^{\gamma} - \frac{2\sigma}{R} - \frac{2\chi}{R}\left(\frac{R_0}{R}\right)^2 \tag{10.31}$$

同理，根据牛顿力学公式，振动微泡的运动方程如下所示（Dayton et al.，2002）：

$$\rho_{\mathrm{b}}V_{\mathrm{b}}\frac{\mathrm{d}u_{\mathrm{b}}}{\mathrm{d}t} = -V_{\mathrm{b}}\frac{\mathrm{d}p_1}{\mathrm{d}x}$$

$$+ \frac{1}{2}\rho_1|u_{\mathrm{r}}|u_{\mathrm{r}}A\frac{24}{\dfrac{2R|u_1 - u_{\mathrm{b}}|}{\nu}}\left(1 + 0.197\left(\frac{2R|u_1 - u_{\mathrm{b}}|}{\nu}\right)^{0.63} + 2.6\times10^{-4}\left(\frac{2R|u_1 - u_{\mathrm{b}}|}{\nu}\right)\right)^{1.38} \tag{10.32}$$

$$+ \frac{1}{2}\rho_1\frac{\mathrm{d}}{\mathrm{d}t}\left(V_{\mathrm{b}}(u_1 - u_{\mathrm{b}})\right) + \frac{3}{2}\frac{\rho_1 V_{\mathrm{b}}(u_1 - u_{\mathrm{b}})}{R}\frac{\mathrm{d}R}{\mathrm{d}t} + \left(V_{\mathrm{b}}(\rho_1 - \rho_{\mathrm{b}})g - \mu R^2(u_1 - u_{\mathrm{b}})^2\rho_1\right)\mu_{\mathrm{F}}$$

式中，u_r 为微泡速度与液体流速的差，即 $u_r = u_b - u_l$。

式（10.32）中，等号左侧为微泡的质量及其加速度的乘积。等号右侧第一项为声辐射力；等号右侧第二项是拖曳力，表示液体黏度对微泡运动的拖曳；等号右侧第三项是质量附加力，是微泡在液体中做加速运动所产生；此外，考虑到微泡壁振动的加速度，即有等号右边第四项，额外的质量附加力；等号右侧第五项，讨论的是可能存在的、微泡与管壁之间的摩擦力，本小节公式中符号及其实际物理意义如表 10.1 所示。

表 10.1　本小节公式中符号及其实际物理意义

符号	物理意义	符号	物理意义
β_{tot}	耗散常数	k	压缩系数
c	液体中的声速	ρ	液体密度
χ	脂质膜弹性模量	ρ_b	微泡密度
δ_{tot}	总阻尼常数	P_a	声压幅度
D	脉冲长度（s）	P_0	液体静压力
ε	脂质膜厚度	R	瞬时微泡半径
γ	气体指数	R_0	初始微泡半径
σ	界面张力系数	μ	液体黏度
t	时间	μ_{sh}	脂质膜黏度
V_m	气体常数	b	气体分子体积
ω	入射声场角频率	T	脉冲重复时间
ω_0	微泡共振频率	F	声辐射力

10.3　行波声场中微球体声辐射力的计算

小幅度振动且沿着单一方向传播的超声声波满足齐次波动方程。可基于 Field II（Jensen and Srendsen，1992；Jensen，1996）声学仿真软件，完成凹面聚焦换能器的声场的仿真，如图 10.1 所示。其中，换能器中心频率为 1 MHz，换能器直径为 30 mm，换能器聚焦距离为 38.5 mm，超声换能器放置位置的坐标是 $x = 0$ mm、$y = 0$ mm，超声声波沿 x 轴方向传播，组成换能器的阵元大小为 0.1 mm，采样频率为 100 MHz，超声声速为 1500 m/s。微泡参数为：声速 340 m/s，密度 1.293 kg/m³。

图 10.1（a）描述了聚焦换能器在焦点附近的声压分布情况，可以观察到，声压在焦点处明显升高。图 10.1（b）则描述了半径为 1 μm 的微泡在此声场环境中所受到的声辐射力，结合右侧 colorbar 所示，红色区域代表沿 x 轴正方向的声辐射力，蓝色区域代表沿 x 轴负方向的声辐射力。对比图 10.1（a）与（b）可以发现，声辐射力的方向的分界恰与声场的聚焦位置有关。在焦点左侧，微泡所受到的声辐射力沿 x 轴正方向，而在焦点右侧，微泡所受的声辐射力沿 x 轴负方向，即半径为 1 μm 的微泡将可能在声辐射力的推动下向着声场焦点区域移动。

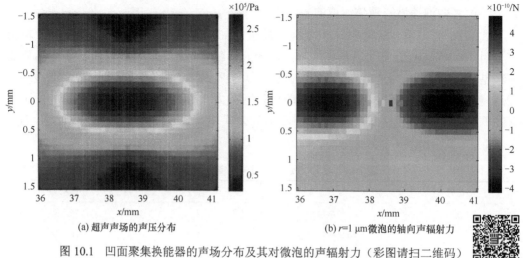

(a) 超声声场的声压分布　　　　　　　　(b) $r=1\ \mu m$ 微泡的轴向声辐射力

图 10.1　凹面聚集换能器的声场分布及其对微泡的声辐射力（彩图请扫二维码）

10.4　驻波声场中微球体声辐射力的计算

10.4.1　微粒、微泡的声辐射力对比

1. 一维超声驻波场

相比于行波，驻波场中没有能量的传递，声势阱以波腹或者波节的形式在声场空间呈现出规律性的等间距分布。驻波场的构建可以通过单波束在强反射界面的反射回波与原单波束干涉叠加形成（Shi et al.，2013）。但是单波束与强反射界面形成的驻波具有空间限制性，只能存在于强反射界面的一侧，且其所形成的驻波声场分布的空间均一性与强反射界面的性质有关，具有一定的局限性。因此，可以通过多入射波束的干涉叠加，从而形成均一、稳定的驻波声场。

图 10.2（a）、（b）分别是驻波声压瞬时值表达式 $P_s(z,t)=2P\sin(kz)\sin(\omega t)$ 在 $t=T/4$ 和 $t=3T/4$ 时的瞬时状态，其中，入射声压为 100 kPa，入射频率为 1 MHz，周期为 1 μs，水中声速为 1500 m/s，入射波束波长 1.5 mm，波数 $k=\dfrac{2\pi}{\lambda}$。

图 10.2（c）、（d）分别是 $r=2\ \mu m$ 的微粒和 $r=2\ \mu m$ 的微泡在上述超声驻波场条件下的声辐射力。其中，微粒参数为声速 2350 m/s、密度 1050 kg/m³；微泡参数为声速 340 m/s、密度 1.293 kg/m³。未单独指出时，本小节均采用此性质参数。

图 10.2(a)和(b)分别是在 $t=T/4$ 和 $t=3T/4$ 时，轴向上的一个波长范围内（1500 μm）的驻波场的声压，其中驻波场的波节所在位置约为–750 μm、0 μm 和 750 μm，驻波场的波腹所在位置约为–375 μm 和 375 μm，且波腹处的声压为 200 kPa。

图 10.2（c）和（d）分别是此驻波场对半径为 2 μm 的微粒和微泡所产生的声辐射力。仅从图中的正弦曲线的频率讨论，2 μm 的微粒与微泡的声辐射力正弦曲线的频率是驻波超声场声压正弦曲线频率的 2 倍。需要在此指出的是，二者在波节和波腹的位置处

都为 0，但由于其图示"相位"的不同，将会呈现出不同的运动趋势。对于 y 轴上半部分的区域，认为是沿 x 轴正方向的声辐射力；对于 y 轴下半部分的区域，认为是沿 x 轴负方向的声辐射力。通常，声辐射力将作为微粒、微泡运动的动力，因此微粒或者微泡的运动方向与声辐射力同方向，拖曳力、质量附加力等则与微粒或者微泡的运动方向相反。因此，可以预测，图 10.2（c）中半径为 2 μm 的微粒将分别向波节处运动，图 10.2（d）中半径为 2 μm 的微泡将分别向波腹处运动。

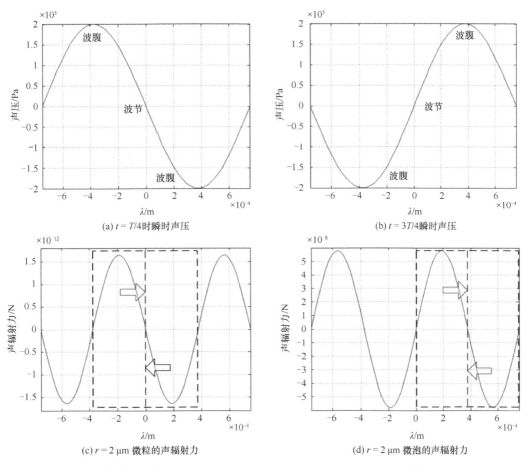

(a) $t = T/4$ 时瞬时声压
(b) $t = 3T/4$ 时瞬时声压
(c) $r = 2$ μm 微粒的声辐射力
(d) $r = 2$ μm 微泡的声辐射力

图 10.2　超声驻波场及其对 $r = 2$ μm 的微粒和微泡的声辐射力

在此需要指出的是，同声压下，同半径的微泡所受到的声辐射力的大小要远大于微粒，表现为图 10.2（c）、（d）中分别对应的声辐射力的幅值的不同，其数值分别是 1.6×10^{-12} N 和 5.8×10^{-8} N，在数量级上表现出较为明显的差异。

2. 二维超声驻波场

小振幅的声波传播过程是线性的，因此小幅度振动的声波的干涉过程满足叠加原理。本章中用于微泡操控的超声波在小振幅声波的范围内，符合声波的叠加原理。在此，基于 Field II 采用两个凹面聚焦换能器实现超声驻波场的仿真。其中，换能器中心频率为 1 MHz，换能器半径为 15 mm，换能器焦距为 38.5 mm，两个超声换能器的放置位置

的坐标分别是 $x = -38.5$ mm、$y = 0$ mm 和 $x = 38.5$ mm、$y = 0$ mm，组成换能器的阵元大小为 0.1 mm，采样频率为 100 MHz，超声声速为 1500 m/s。

图 10.3 表明，在两个相对放置的聚焦超声换能器的中心区域，可以得到稳定的超声驻波场，其中，在 $x = 0$ mm、$x = -0.75$ mm、$x = 0.75$ mm 等处，形成了超声驻波场的波腹。图 10.4 和图 10.5 分别为半径 1 μm 的微粒及微泡在图 10.3 中描述的超声驻波场中所受到的声辐射力。

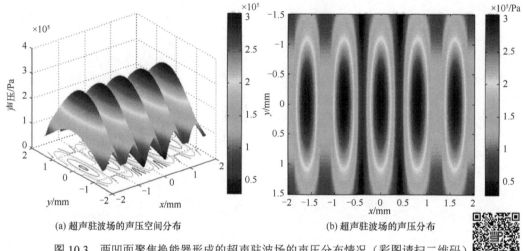

(a) 超声驻波场的声压空间分布　　　　　(b) 超声驻波场的声压分布

图 10.3　两凹面聚焦换能器形成的超声驻波场的声压分布情况（彩图请扫二维码）

图 10.4 中，对比轴向声辐射力与横向声辐射力的大小，可以发现，半径 1 μm 的微粒所受到的轴向声辐射力的幅值为 2×10^{-13} N，横向声辐射力的幅值为 4×10^{-14} N，因此，可以认为，在此超声驻波场条件下，横向声辐射力对于微粒的运动情况的影响较弱，在后续的分析与讨论中基本忽略不计。

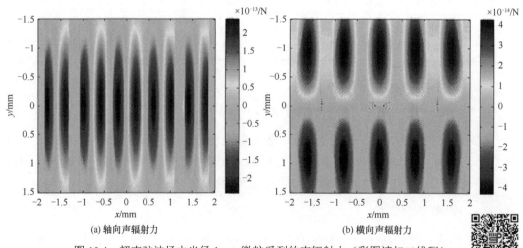

(a) 轴向声辐射力　　　　　　　　　(b) 横向声辐射力

图 10.4　超声驻波场中半径 1 μm 微粒受到的声辐射力（彩图请扫二维码）

同理，图 10.5 中，半径 1 μm 的微泡所受到的轴向声辐射力的幅值为 6×10^{-9} N，横向声辐射力的幅值为 2.5×10^{-10} N，因此在后续的分析与讨论中，忽略横向声辐射力对于微泡的运动情况的影响，即声辐射力主要作用在声束传播的方向。

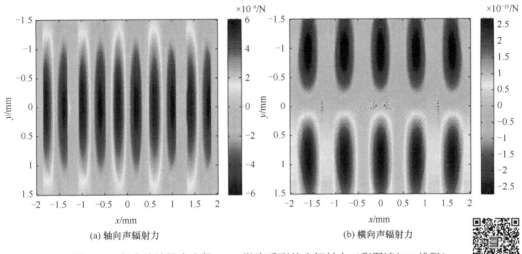

(a) 轴向声辐射力　　　　　　　　　　(b) 横向声辐射力

图 10.5　超声驻波场中半径 1 μm 微泡受到的声辐射力（彩图请扫二维码）

　　图 10.4 和图 10.5 中，红色区域代表大于 0 的声辐射力，代表的物理意义为声辐射力沿着 x 轴的正方向；蓝色区域代表小于 0 的声辐射力，代表的物理意义为声辐射力沿着 x 轴的负方向；而绿色区域代表声辐射力等于 0 的情况，即在此位置并无声辐射力作用。因此，可分析得到，图 10.4（a）中，就 $x = 0$ mm 位置而言，此处无声辐射力作用，其左、右分别为蓝色和红色区域，蓝色区域内存在沿 x 轴负方向的声辐射力，红色区域内存在沿 x 轴正方向的声辐射力，则波腹 $x = 0$ mm 左右两侧的半径 1 μm 微粒分别向 x 轴的负方向和正方向移动，停止于最近的无声辐射力作用的绿色区域，即约 $x = -0.4$ mm 和 $x = 0.4$ mm 处，可以推测，经过声辐射力一段时间的作用后，半径 1 μm 微粒将会等间距聚集，聚集的位置为波节。

　　同理，图 10.5（a）中，就 $x = 0$ mm 位置而言，此处无声辐射力作用，在其左右分别为红色和蓝色区域，红色区域内存在沿 x 轴正方向的声辐射力，蓝色区域内存在沿 x 轴负方向的声辐射力，则波腹 $x = 0$ mm 左右两侧的半径 1 μm 微泡分别向 x 轴的正方向和负方向移动，停止于 $x = 0$ mm 处，可以推测，经过声辐射力一段时间的作用后，半径 1 μm 微泡将会等间距聚集，聚集的位置为波腹。

10.4.2　入射声束频率对声辐射力的影响

　　经过声辐射力在一段时间内的作用，微泡或者微粒将会在超声驻波场中沿着声波传播的轴向方向，呈现出等间距聚集的现象，其中微粒聚集于波节，微泡聚集于波腹。波节与波节、波腹与波腹之间的间距为 $\lambda/2$，因此，可以通过改变入射声束频率 f 改变 $\lambda/2$，从而对聚集的位置进行调节。

　　图 10.6 为入射声束频率与半波长之间的关系，其基本呈反比关系。通常，当 $f = 750$ kHz，半波长约为 $\lambda/2 = 1$ mm，因此当 $f \geqslant 750$ kHz 时，即在入射声束频率为 MHz 情况下，可以实现对微粒或微泡聚集的亚毫米级的操控。

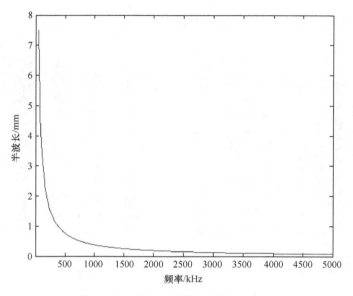

图 10.6　入射声束频率与半波长呈反比

　　图 10.7 为不同频率的两个聚焦换能器实现超声驻波场的仿真及其对半径 1 μm 微泡的轴向声辐射力。其中，换能器中心频率依次为 1 MHz、2.25 MHz 和 5 MHz，换能器半径为 15 mm，换能器聚焦距离为 38.5 mm，两个超声换能器的放置位置的坐标分别是 $x = -38.5$ mm、$y = 0$ mm 和 $x = 38.5$ mm、$y = 0$ mm，组成换能器的阵元大小为 0.1 mm，采样频率为 100 MHz，超声声速为 1500 m/s。图 10.7（b）、（d）和（f）分别是图 10.7（a）、（c）和（e）所描述的超声驻波场作用于半径为 1 μm 微泡的轴向声辐射力。

　　由图 10.7（b）可以推测，半径为 1 μm 的微泡将聚集于 $x = 0$ mm、$x = 0.8$ mm、$x = 1.6$ mm 等位置，基本符合此入射频率下的半波长。图 10.7（d）中，半径为 1 μm 的微泡将聚集于 $x = 0$ mm、$x = 0.4$ mm、$x = 0.8$ mm 等位置。图 10.7（f）中，半径为 1 μm 的微泡将聚集于 $x = -0.1$mm、$x = 0.1$ mm 等位置。

　　因此，改变入射声束的频率将通过改变声场波节和波腹的相对位置，从而改变微粒、微泡的聚集位置，实现在声波传播轴向方向上微粒、微泡的操控。

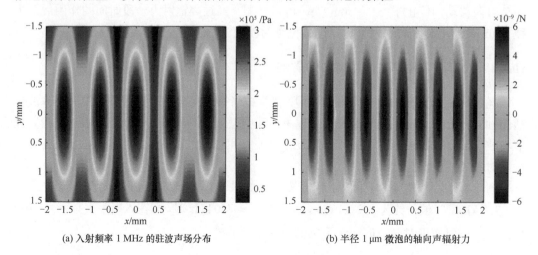

(a) 入射频率 1 MHz 的驻波声场分布　　　　　　　(b) 半径 1 μm 微泡的轴向声辐射力

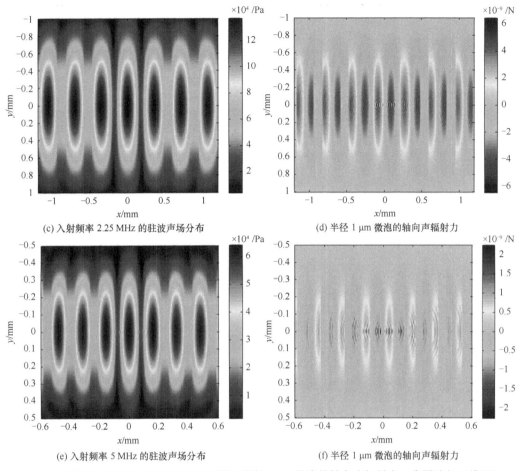

(c) 入射频率 2.25 MHz 的驻波声场分布

(d) 半径 1 μm 微泡的轴向声辐射力

(e) 入射频率 5 MHz 的驻波声场分布

(f) 半径 1 μm 微泡的轴向声辐射力

图 10.7　不同入射频率的超声驻波场及其对半径 1 μm 微泡的轴向声辐射力（彩图请扫二维码）

10.4.3　微球体半径对声辐射力的影响

图 10.8 和图 10.9 分别描述了微粒、微泡的半径对声辐射力的影响。在本节的仿真讨论中，微球体半径范围为 0.1～2.5 μm。

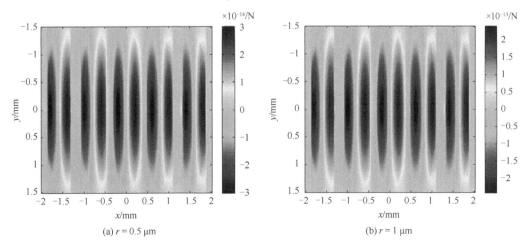

(a) r = 0.5 μm

(b) r = 1 μm

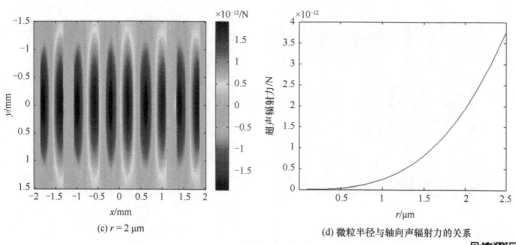

(c) $r = 2\ \mu m$

(d) 微粒半径与轴向声辐射力的关系

图 10.8 微粒的半径对轴向声辐射力的影响（彩图请扫二维码）

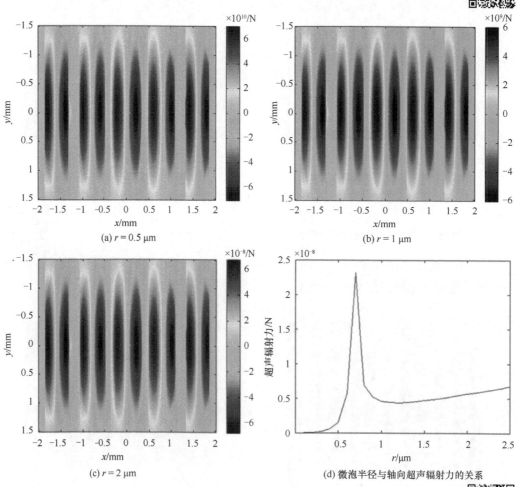

(a) $r = 0.5\ \mu m$

(b) $r = 1\ \mu m$

(c) $r = 2\ \mu m$

(d) 微泡半径与轴向超声辐射力的关系

图 10.9 微泡的半径对轴向声辐射力的影响（彩图请扫二维码）

图 10.8（a）～（c）分别描述了半径为 0.5 μm、1 μm 和 2 μm 的微粒在如图 10.7 所示的 1 MHz 超声驻波场中所受到的轴向声辐射力，可以发现，对于不同半径的微粒，其所受到的声辐射力的主要差异并不在于方向与产生的运动聚集趋势，而在于声辐射力的大小。在图 10.8（d）中，可以观察到，在讨论的半径范围内，微粒受到的轴向声辐射力的大小与微粒的半径呈现正相关关系。

微泡的轴向声辐射力的大小与其半径之间的关系则较为复杂。由于微泡在超声声场的作用下会产生一定程度的径向运动，即微泡的振动，当入射波束的频率接近于其谐振频率时，微泡将会做无规则的运动。外包膜微泡的谐振频率可以用下式简单估计（胡艺，2007）：

$$f_s = \frac{1}{2\pi}\sqrt{\frac{1}{\rho R_0^2}\left(3\gamma\left(P_0 + \frac{2\sigma}{R_0} + \frac{2\chi}{R_0}\right) - \frac{2\sigma}{R_0} - \frac{6\chi}{R_0}\right)} \qquad (10.33)$$

图 10.9 给出了不同半径的微泡在驻波声场中的声辐射力。

图 10.9（a）～（c）分别描述了半径为 0.5 μm、1 μm 和 2 μm 的微泡在如图 10.7 所示的 1 MHz 超声驻波场中所受到的轴向声辐射力，可以发现，不同半径的微泡均聚集于波腹，声辐射力之间仅存在大小差异。在图 10.9（d）中，可以观察到，在讨论的半径范围内，微泡半径为 0.7 μm 处出现声辐射力的极大值尖峰。

10.5　超声驻波场中微球体运动规律的计算

10.5.1　呈 180°夹角入射的超声驻波场中微球体的运动过程

图 10.10 所示为两组入射频率为 5 MHz 的同频率、同相位、同幅度的入射波束所形成的超声驻波场。本节所呈现的结果是基于 COMSOL Multiphysics 完成的。

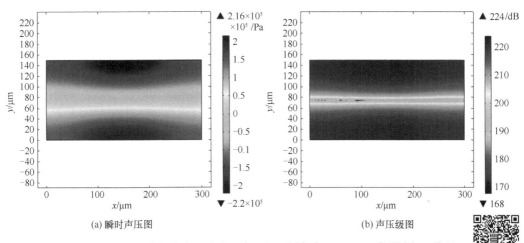

图 10.10　超声驻波场的声压分布及声压级（频率为 5 MHz）（彩图请扫二维码）

图 10.10（a）为超声驻波场的瞬时声压图，其声压瞬时值与右侧的 colorbar 相对应，红色及蓝色区域分别代表瞬时声压的峰值，图 10.10（b）为声压级图，可以发现，在观

察区域中心位置存在稳定的低声压区域，即为超声驻波场的声压波节位置，其两侧的深红色区域即为超声驻波场的声压波腹位置。

完成超声驻波场的仿真后，利用粒子追踪模块，引入待处理的微粒。表 10.2 为本节所应用的 COMSOL 仿真的环境参数与微粒参数，其中环境参数调用材料库中的 20℃室温下液态水的性质参数，选用的微粒为实际研究中较多使用的聚苯乙烯微粒（Muller et al.，2012）。

表 10.2　COMSOL 仿真的环境参数与微粒参数

环境参数		微粒参数（聚苯乙烯微粒）	
物理量	数值及单位	物理量	数值及单位
温度	293.15 K（20℃）	微粒半径	5 μm
水的密度	1000 kg/m^3	微粒中的声速	2350 m/s
水中声速	1481 m/s	微粒密度	1050 kg/m^3
动态黏滞度	1.01×10^{-3} Pa·s		

其中微粒的放置如图 10.11 所示，即采用网格化的形式，在引入超声驻波声场之前，在每个单一的三角网格单位中放置一个微粒。需要在此指出的是，图示效果中的微粒尺寸为示意尺寸，属于软件可视化模块中的可控参量，其并非直接表示实际的微粒尺寸大小。

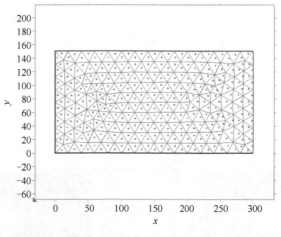

图 10.11　微粒的网格化放置

图 10.12 是直径为 10 μm 的聚苯乙烯微粒在超声驻波场作用下，在不同时间的瞬时位置。图 10.12（a）～（f）分别描述了 $t=0$ s（无超声驻波场作用）、$t=0.02$ s、$t=0.06$ s、$t=0.10$ s、$t=0.15$ s、$t=0.25$ s（微粒基本聚集于波节，完成操控）等不同时间点的微粒瞬时运动情况。其中，图中右侧的 colorbar 描述了微粒的瞬时运动速度的大小。

记录微粒在每一时刻的位置，连线并叠加可以得到如图 10.13 所示的微粒运动过程轨迹图。轨迹线上的颜色与图中右侧的 colorbar 相对应，表示微粒在轨迹线上这一位点的瞬时运动速度。

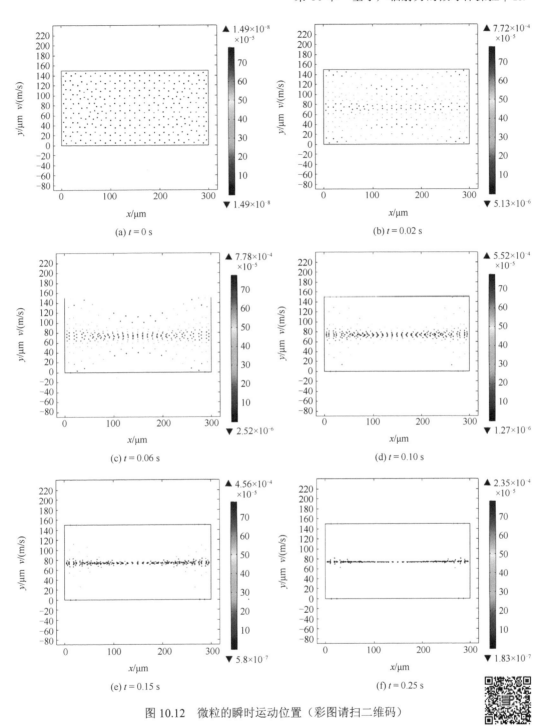

图 10.12　微粒的瞬时运动位置（彩图请扫二维码）

　　结合图 10.12 及图 10.13 不难看出，初始位置位于波节位置附近的微粒在起始阶段的运动速度几乎为 0 并一直稳定不变，并且将长期稳定地停留在波节处；初始位置在波节两侧的微粒，将会在这一运动过程中逐渐向波节位置移动，其运动的速度在趋向波节运动过程中的某一时刻达到最大值，在接近波节位置前开始趋向于 0，表现为图 10.13

中的微粒的运动轨迹线的颜色在中间某一段为红色，而两端为蓝色。y 坐标接近但 x 坐标不同的微粒，由于入射声束所呈现出的中心声压最强、两侧声压稍弱的现象，如图 10.12（d）所示，表现出了靠近声束中心的微粒先于远离声束中心的微粒到达波节位置的现象。

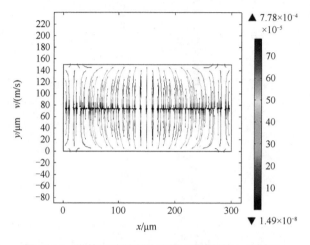

图 10.13　微粒运动过程轨迹图（彩图请扫二维码）

　　通过这一仿真过程可以看出，微粒将稳定聚集于超声驻波场的波节位置。因此，通过调整超声驻波场的不同参数、不同特性，如波束的入射频率、两入射波束的相对相位等，可以改变波节的位置，从而可以完成对微粒的定点操控。

10.5.2　呈 120°夹角入射的超声驻波场中微球体的运动过程

1. 微粒、微泡的运动过程对比

　　通常情况下，可以利用反射板使入射波束与其回波叠加形成驻波场，但是在实际操作情境中，如生物组织在体血管等环境内，并不可能在待作用区域附近安置反射板，且即使在可以安置反射板的情况下，亦需要对反射板的回波质量有较高的要求。而直接由两个换能器分别相向入射同幅值、同频率的超声波束可能会受到待作用组织自身的遮挡和干扰。因此，需要采用两个互成角度的超声换能器形成稳定的驻波场（Shi et al., 2016）。这种互成角度的超声换能器在 x 轴向上所形成的驻波场的相邻两波节或者波腹之间的距离和换能器与 x 轴之间的夹角有关：

$$d = \frac{\lambda/2}{\cos\alpha} \tag{10.34}$$

式中，α 是换能器与 x 轴之间的夹角。对于呈 120°夹角对称放置的两个超声换能器而言，α 为 30°。

　　图 10.14 是呈 120°夹角对称放置的两个超声换能器的工作示意简图，两个超声换能器的超声将穿透组织，在血管内区域波束叠加，形成超声驻波场。

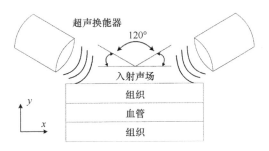

图 10.14　呈 120°夹角的两个超声换能器的工作示意简图

图 10.15 是呈 120°夹角对称放置的两个超声换能器所形成的沿 x 轴向的驻波场声压及其基于超声辐射力对微粒、微泡的操控情况。图 10.15（a）和（b）分别是在 $t = T/4$ 和 $t = 3T/4$ 时的一个波长范围内的声场声压，其中驻波场的波节所在位置约为−866 μm、0 μm 和 866 μm，驻波场的波腹所在位置约为−433 μm 和 433 μm，且波腹处的声压为 200 kPa，说明超声换能器与 x 轴之间所存在的夹角 α 仅影响相邻波腹或波节之间的位置而不会影响超声驻波场的声压幅度。图 10.15（c）和（d）分别是此超声驻波场对半径为 2 μm 的微粒和微泡所产生的超声辐射力，二者在波节和波腹的位置都为 0。对于 y 轴上半部分的区域，认为是沿 x 轴正方向的超声辐射力；对于 y 轴下半部分的区域，则认为是沿 x 轴负方向的超声辐射力，且微粒或者微泡的运动方向与超声辐射力同方向，与拖曳力、质量附加力呈反方向。因此，可以预测图 10.15（e）中半径为 2 μm 的微粒将分别沿 x 轴正方向和 x 轴负方向向波节处运动。

同理，图 10.15（d）中半径为 2 μm 的微泡将分别沿 x 轴正方向和 x 轴负方向向波腹处运动。结合牛顿运动方程，分别以时间为自变量，描述微粒和微泡的聚集情况，如图 10.15（e）和（f）所示。图 10.15（e）中，初始位置在 0 μm 处的微粒的运动路径为一条平行于 x 轴的直线，即初始位置在波节处的微粒将始终停留在波节，而其他初始位置在以波节为中心的半波长范围内的微粒将趋向于波节运动，并且最终均先后移动并停留在波节位置。图 10.15（f）中，初始位置在 433 μm 处的微泡的运动路径为一条平行于 x 轴的直线，即初始位置在波腹处的微泡将始终停留在波腹，而其他初始位置在以波腹为中心的半波长范围内的微泡将趋向于波腹运动，并且最终均先后移动并停留在波腹位置。在此需要指出的是，同声压、同半径的微泡所受到的超声辐射力的大小要远大于微粒，表现为图 10.15（c）和（d）中分别对应的声辐射力的幅值不同，其数值分别是 1.4×10^{-12} N 和 5.0×10^{-8} N，这种差距同样也会导致对微粒或者微泡操控的时间效率，如图 10.15（e）和（f）中得到相似的运动轨迹，所需的时间不同，微粒需要的时间约为 4 s，而微泡所需的时间约为 8×10^{-4} s。

2. 相位调控对微球体聚集的影响

图 10.16 是对不同半径微泡在驻波场中的运动轨迹及超声辐射力对比研究。从图 10.16（a）中可以看出，微泡从同一初始位置运动到波腹的过程中，在所取的半径为 1.0 μm、1.5 μm、2.0 μm、2.5 μm 和 3.0 μm 的微泡中，率先运动到波腹的是半径为 3.0 μm 的微泡，之后分别是半径为 2.5 μm、2.0 μm、1.5 μm 的微泡，最后到达的是半径为 1 μm

的微泡。图 10.16（b）中所描述的微泡的瞬时运动速度也可以对此进行佐证。

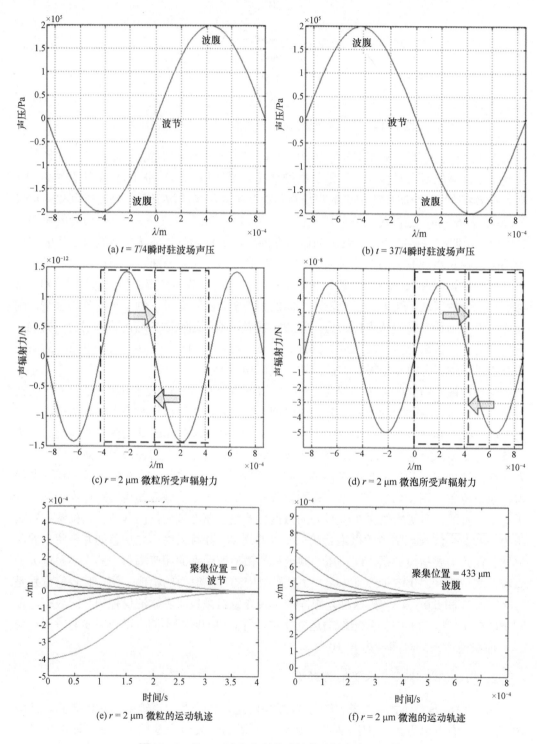

(a) $t = T/4$ 瞬时驻波场声压

(b) $t = 3T/4$ 瞬时驻波场声压

(c) $r = 2~\mu m$ 微粒所受声辐射力

(d) $r = 2~\mu m$ 微泡所受声辐射力

(e) $r = 2~\mu m$ 微粒的运动轨迹

(f) $r = 2~\mu m$ 微泡的运动轨迹

图 10.15　呈 120°夹角入射的驻波场 x 轴向声压及其
基于超声辐射力对微粒微泡的操控

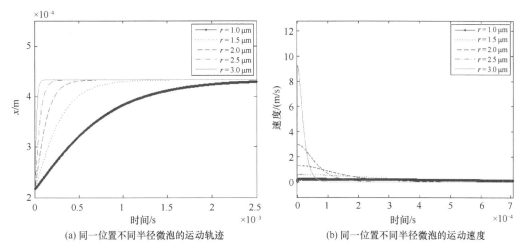

(a) 同一位置不同半径微泡的运动轨迹　　　(b) 同一位置不同半径微泡的运动速度

图 10.16　不同半径微泡在驻波场中的运动轨迹及超声辐射力

如果两组入射声束的激励信号之间存在相位差 θ，其中，在超声换能器频率和空间位置确定的情况下，波腹与波节的空间位置分布仅由相位差 θ 决定。因此，改变相对相位差 θ，就会改变波节或波腹的空间位置，从而对微泡的聚集位置产生影响，进一步实现操控的目的。

图 10.17 描述了半径为 2 μm 微泡的聚集位置与入射的两组声束之间的相对相位差的关系，其中相位差 θ 依次为 $\pi/8$、$\pi/4$、$3\pi/8$ 和 $\pi/2$。超声换能器之间对称放置且二者之间的夹角为 120°，即超声换能器与 x 轴之间的夹角为 30°。在相位差 $\theta = 0$ 时，微泡聚集于超声驻波场的波腹处，且可表示为 $x = (n\lambda/2 + \lambda/4)/\cos(\pi/6)$，$n = 0, \pm 1, \pm 2, \cdots$。因此，取 $n = 0$ 作为初始情况 $\theta = 0$ 的参考位置，即微泡初始聚集位置 $x = 433$ μm。如图 10.17 所示，在相位差 θ 以 $\pi/8$ 的步长依次增加的过程中，微泡的聚集位置以相等的步长向着 x 轴负方向移动，并在相位差 $\theta = \pi/2$ 的情况下移动到了相位差 $\theta = 0$ 时微泡初始聚集位置的相邻波节 $x = 0$ μm 处，即聚集位置等步长移动了 $(\lambda/4)/\cos(\pi/6)$。

同理，在相位差 θ 以 $\pi/8$ 的步长依次减小的过程中，微泡的聚集位置以相等的步长向着 x 轴正方向移动，并在相位差 $\theta = -\pi/2$ 的情况下移动到了相位差 $\theta = 0$ 时微泡初始聚集位置的另一个相邻波节 $x = (\lambda/2)/\cos(\pi/6)$ 处，即聚集位置等步长移动了 $(\lambda/4)/\cos(\pi/6)$。

因此，当入射声束与 x 轴之间存在夹角 α，相位差 θ 相对改变 $\pi/2$ 时，微泡的聚集位置相对改变 $(\lambda/4)/\cos\alpha$；相位差 θ 相对改变 π 时，微泡的聚集位置相对改变 $(\lambda/2)/\cos\alpha$，即是从初始聚集的波腹位置移动到相邻的波腹位置，且移动的方向与相位差 θ 的正负有关。

3. 微泡和微泡的二维运动规律

1）微泡的超声辐射力及其运动预测

图 10.18 所示为仿真所得到的整体区域内的超声辐射力的声压分布及声压级。其中，

图 10.18（a）为驻波场的瞬时声压，可以看到，声压的最大值和最小值均与理论上声波叠加后的 0.2 MPa 非常接近，可以认为入射声束之间所存在的夹角，不会对所形成的驻波的声压幅值产生明显的影响。

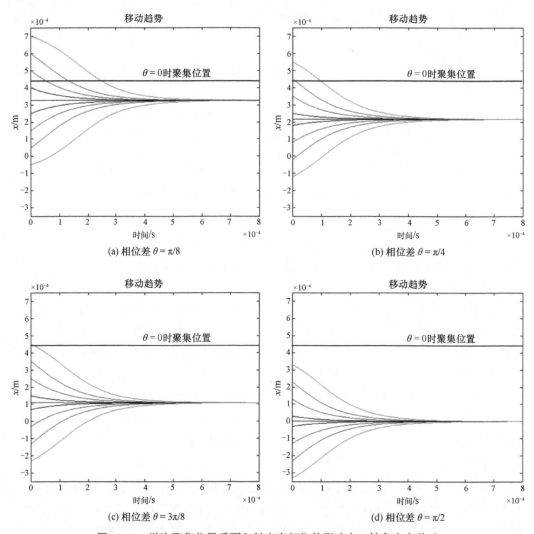

(a) 相位差 $\theta = \pi/8$

(b) 相位差 $\theta = \pi/4$

(c) 相位差 $\theta = 3\pi/8$

(d) 相位差 $\theta = \pi/2$

图 10.17　微泡聚集位置受两入射声束相位差影响向 x 轴负方向移动

此外，可以在图 10.18（a）的瞬时声压中，看到声场的波腹，即图中所表现出的红色和蓝色色块，呈现间隔性的区域分布，且在 x 轴及 y 轴方向，均可以观察到声压为 0 的线状区域，而在图 10.18（b）的声压级图中，则表现出两组呈 120° 夹角的入射声束将会在一个时间周期的整体平均后，仅在 x 轴方向上形成稳定的波节。这是由于 y 轴方向上的零声压区域是瞬时的振动结果，仅表现在观察到的瞬时状态，而 x 轴方向上的零声压区域是超声波在传播时每个周期内始终保持零声压的波节区域。

由于驻波声场的实际仿真结果在边界区域存在一定的不规则性，因此选取驻波场的中心区域为后续主要计算区域。在 COMSOL 中完成声压值的采集后，在 Matlab 中对其进行读取。图 10.19 是 $r = 2~\mu m$ 微泡的超声辐射力及其运动预测。

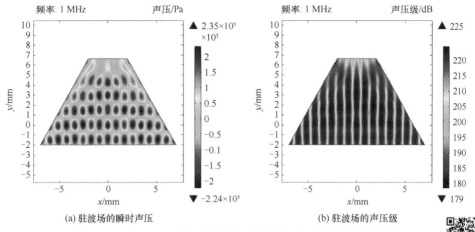

(a) 驻波场的瞬时声压　　　　　　　　　　　(b) 驻波场的声压级

图 10.18　呈 120° 入射夹角的两组入射声束所形成的驻波场声压
及声压级（彩图请扫二维码）

结合前文的叙述与图 10.19（a）可以发现，在 x 轴方向上，微泡将会聚集在驻波场的波腹区域；而当声场在 x 轴方向及 y 轴方向同时存在声场梯度时，微泡会在 y 轴方向上受到来自于声场梯度的超声辐射力。在图 10.19 中，微泡在 x 轴方向上所受到的超声辐射力最大值是 $6×10^{-8}$ N。因此可以预计，微泡将会聚集在驻波场中的波腹位置，且会以微泡簇的形式团聚在声压最大处。此外，需要指出的是，微泡之间存在次级超声辐射力，其通常作用在微泡之间的间距较小的情况下，即微泡之间的间距和微泡的直径之间基本处于同一数量级的情况下。这种次级超声辐射力会使间距较大的微泡相互接近，使间距较小的微泡相互排斥，即保证大量的微泡会以微泡簇的形式稳定共存于波腹位置。

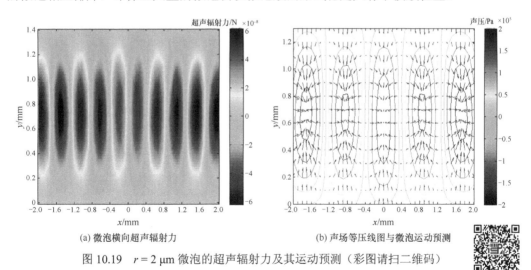

(a) 微泡横向超声辐射力　　　　　　　　　(b) 声场等压线图与微泡运动预测

图 10.19　$r = 2$ μm 微泡的超声辐射力及其运动预测（彩图请扫二维码）

2）微粒的超声辐射力及其运动预测

而对于微粒在驻波场中的运动预测，可以更加直观地利用 COMSOL 中的流体中粒子追踪模块进行仿真研究。微粒在受到来自前面仿真得到的驻波声场所带来的、存在于 x 轴方向和 y 轴方向的超声辐射力的同时，也会受到沿 x 轴方向和 y 轴方向的拖曳力，

以及沿 y 轴方向的重力与浮力。

图 10.20 描述了微粒聚集位置与驻波场及超声辐射力的关系。对比图 10.20（a）和（c），可以明显地发现，施加驻波超声场后微粒逐渐稳定聚集在声压较小的位置，即波节位置，且其聚集分布的状态与声压级的分布基本吻合。微粒在 x 轴方向和 y 轴方向的超声辐射力的最大值分别是 1.48×10^{-11} N 和 3.94×10^{-12} N，两者之间存在数量级之间的差距，且存在的沿 y 轴负方向的重力与浮力的合力为 2.59×10^{-13} N，与在 x 轴方向上的超声辐射力相比数量级更小，进一步说明对微粒运动趋势呈主导作用的是 x 轴方向上的超声辐射力。因此，分析可得，原本分布于整个空间内的微粒，如图 10.20（b）所示，最终会呈现出线状的聚集，即最终聚集于驻波场的波节，而非簇状的聚集。图 10.20（d）表明了微粒的运动轨迹，大多数微粒基本是以与 x 轴近似平行的轨迹移动至距离其最近的波节，且越趋近于波节，微粒的瞬时运动速度越小，最终停止于波节位置处。

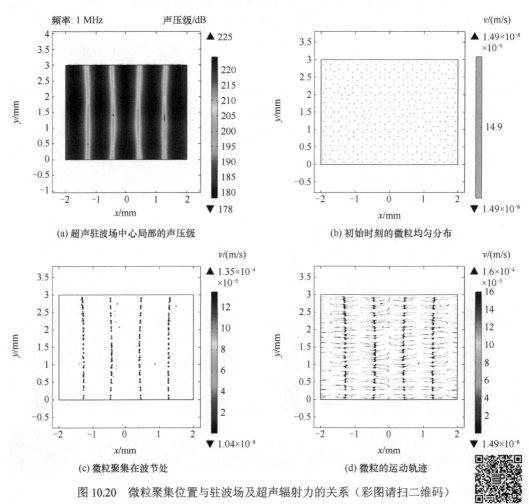

(a) 超声驻波场中心局部的声压级　　　　　(b) 初始时刻的微粒均匀分布

(c) 微粒聚集在波节处　　　　　　　　　(d) 微粒的运动轨迹

图 10.20　微粒聚集位置与驻波场及超声辐射力的关系（彩图请扫二维码）

图 10.21 则呈现了微粒向波节处的线状聚集的时间过程，可以看到，约 5 s 时，微粒基本形成了与声压级分布一致的聚集现象，如图 10.21（d）所示。与微泡聚集不同的是，微粒的聚集呈集中于波节的线状，而微泡的聚集则呈围绕波腹分布的簇状，这是由

超声驻波声场的声压分布情况决定的，波腹更像是一个"声势阱"，围着波腹一圈的位置的声压都小于波腹处的声压，各方向上的超声辐射力的大小相近，因此共同合力使四周的微泡落入"阱"中，而波节则沿着声波传播的方向呈线状分布，因而仅 x 轴方向上的超声辐射力较大，且 y 轴方向上的超声辐射力及其他受力与之相比存在数量级之间的差距，从而导致了微粒的线状聚集。此外，微泡和微粒形成聚集体的时间也存在差异。如图 10.21 所示，半径为 2 μm 的微粒基本完成聚集需要约 5 s 的时间，这是由于微粒所受到的超声辐射力相对较小的原因；而同半径大小的微泡所受到的超声辐射力则更大，且微泡的密度小质量轻，因而其运动加速度也相对较大，因此同样是完成与向相近波节移动等距离的向相近波腹移动所需的时间则更短。

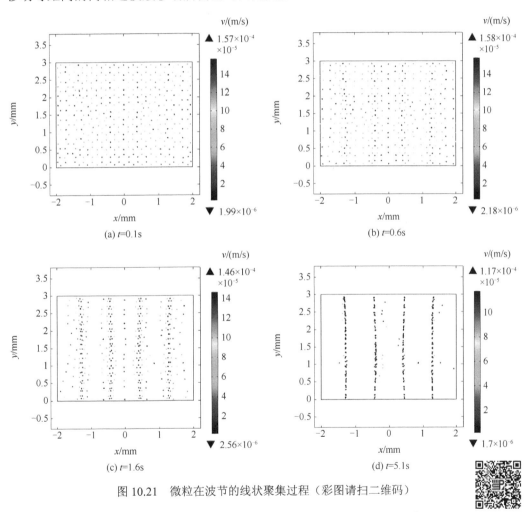

图 10.21　微粒在波节的线状聚集过程（彩图请扫二维码）

10.6　涡旋声场中的微球体声操控

10.6.1　涡旋声场的研究历程

涡旋是自然界中普遍存在的一种流体运动形式和拓扑形态，这种运动可以将旋转的角动量传递给物体，带动物体的旋转，实现物体的中心聚集。涡旋是波动中普遍存在的一种现象，我们称一个具有螺旋状相位波前的波为"涡旋波"。光涡旋是一种具有相位奇点的特殊光场，在其空间分布中带有轨道角动量，并且可以将其传递给其他物体。所以可以通过光学对微小物体进行操控。光涡旋在光学微操控、材料科学、信息传递、生物医学等领域显示出巨大的潜力。

Airy（1838）观察到透镜聚焦平面附近的光环，Bolvin（1967）发现这个光环附近的能流中有绕着焦平面附近一条线旋转的涡旋。虽然上述观察结果都是通过光学得到的，但是涡旋这一具体概念首先是通过声涡旋提出来的。Nye 和 Berry（1974）提出了波传播过程中相位产生错位和奇异性的理论，这时相位奇点的本质作用才被真正意识到。他们将波前错位的概念引入波动理论中，从而能够解释相位奇异对光的影响，并且证明相位奇异性是导致产生光涡旋的直接原因。自此，光涡旋引起广泛关注，其应用也得到了长足的发展。

Broadbent 和 Moore（1979）等开始对声涡旋展开了研究。Hefner 和 Marston（1999）提出了两种用来产生声涡旋的换能器：第一种为单个环形换能器，在单点切开，并错位一个波长的距离形成螺旋状，这样会产生螺旋状的波阵面，并且在（0，2π）的范围内有连续的相位差；第二种为四个单独换能器组成一个平面换能器，每个换能器的相位差π/2，也可以产生螺旋状的波阵面。第二种由于其每个换能器的相位单独可调，相较于第一种换能器有较大的优势。同时，Hefner 和 Marston 采用第二种简易的四通道换能器沿轴线方向产生了螺旋波束，提出了水下超声校准系统，并且根据声压和相位得到了声压和角动量的关系，证明了声涡旋对于声呐目标或者其他仪器校准较传统高斯声束更为精确。

Volke-Sepúlveda（2008）等解释了自由空间场中的声涡旋。理论计算和试验结果表明，声涡旋的角动量能够传递到物质中。试验中，采用扭摆来测量声涡旋的角动量，吸收盘的扭转表明了声涡旋的角动量可以传递给其他物体；同时对比研究了不同拓扑电荷的涡旋有效声力矩。Kang 和 Yeh（2010）提出了基于声涡旋的声势阱模型来操控微粒，并探讨各个参数对微粒所受到的声辐射力和势能的影响，提出在活体内部进行微粒操控的期望。

Anhauser（2012）等对在黏滞液体中的声涡旋进行了研究与试验。他通过水听器对换能器在甘油及硅油两种黏滞性液体中产生的声场进行测量，得到声压及声相位的变化曲线。Demote（2012）等运用 1000 个可寻址的声源组成换能器阵列，对涡旋声束所含轨道角动量的能量比进行了证明，通过对不同的拓扑电荷条件下的涡旋传播进行分析，得到轨道角动量同线动量的比值与理论预期值一致的结论。Yang（2013）等在 Volke-Sepúlveda 工作的基础上提出了 N 通道可变相位差的理论产生声涡旋，避免了传统换能器的数目及固定相位差的限制。Hong（2015）等利用阵列声源在水中产生了多种形式的微型声涡旋，观察了水和水中的小颗粒在声涡旋场中的旋转运动情况，得到了声涡旋携带的轨道角动量可以转移到液体和微小颗粒上的结论，从而开辟了声涡旋在微型声马达、微型离心机或小尺寸低能耗水净化系统等方面的应用。

近年，国内外兴起对声涡旋力矩的研究，以及利用轨道角动量的传递法对声涡旋进行操纵，声涡旋的可操纵性有着广大的应用前景。声涡旋的轨道角动量可传递到高度吸收材料，这可应用于无接触性的流变学，如光学微观流变学。声的螺旋性展开了微流控制技术及生物医学超声的新篇章。

10.6.2　圆周点声源涡旋声场的计算理论

1. 圆周点声源涡旋声场计算公式

国内外对声涡旋普遍采取声源数 $4l$（$l = 1, 2$）、固定相位差为 π/2 的环形阵列进行研究，如图 10.22 所示（Volke-Sepúlveda et al.，2008）。声涡旋不同于其他声场的本质是它具有独特的相位属性，涡旋声场相位 $\Phi = l\theta$。其中，θ 为旋转方位角，l 称为拓扑电荷，其大小代表一个波长内波束扭转的次数，符号则代表了波束的扭转方向。声涡旋的中心位置的相位具有不确定性，称为奇点，即所有相位值聚集的点。同时，该位置上的声强也为零。

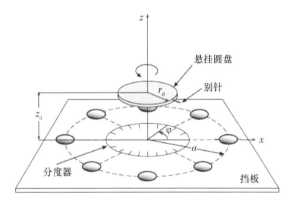

图 10.22　环形阵列示意图（Volke-Sepúlveda et al.，2008）

$4l$ 声源产生的涡旋场可通过点声源声场进行叠加计算，则声强的计算如下所示：

$$p(r,\varphi,z,t) = \exp(-iwt) \times \sum_{n=1}^{4l} \frac{A_0}{R_n} \exp(ikR_n) \exp\left\{\pm i(n-1)\pi/2\right\} \qquad (10.35)$$

式中，$R_n = \sqrt{\left\{r\cos\varphi - a\cos[2\pi(n-1)/4l]\right\}^2 + \left\{r\sin\varphi - a\sin[2\pi(n-1)/4l]\right\}^2 + z^2}$，为声源 n 距离测量点的距离；$\dfrac{A_0}{R_n}$ 为第 n 个声源产生的声压幅值；$k = w/c$ 是波数；$\Phi_n = (n-1)\pi/2$ 是第 n 个换能器的初始相位。

假设 $r^2 \ll (a^2 + z^2)$，$r \ll (a^2 + z^2)/2a$，则上式化简并保留首项可得 $R_n \approx \sqrt{a^2 + z^2}$，代入式（10.34）并进一步化简可得

$$p(r,\varphi,z,t) \approx A(z,a)\left[(kr)^l \exp\{\pm il\varphi\}\right] \times \exp\left\{i\left(\frac{kr^2}{2\sqrt{a^2 + z^2}}\right) - wt\right\} \qquad (10.36)$$

$$A(z,a) = \left(\frac{2A_0}{l!a} \left(\frac{a}{\sqrt{a^2 + z^2}} \right)^{l+1} \right) \exp\left\{ i \left(k\sqrt{a^2 + z^2} - \frac{l\pi}{2} \right) \right\} \quad (10.37)$$

特征值 $\left[r\exp(\pm i\varphi) \right]^l$ 对应于声涡旋阶数 l。

在无损媒介中，振动速度 $\vec{v}$ 可以表示为一个标量函数的梯度，这个标量函数为速度势，用符号 Ψ 表示。速度势的波动方程可表示为 $p = \rho_0(\partial\psi/\partial t)$，其中 ρ_0 是介质密度。这里结合式（10.35）可得平面中的振动速度场分布：

$$\vec{v}_\perp = \frac{1}{iw\rho_0}\nabla_\perp p \approx \frac{p}{iw\rho_0}\left\{ \frac{l}{r}(\hat{r} \pm i\hat{\varphi}) + \left(\frac{ikr}{\sqrt{a^2 + z^2}} \right)\hat{r} \right\} \quad (10.38)$$

式中，$\nabla_\perp = \nabla - \hat{z}\partial/\partial z$；$\hat{z}$ 是 z 方向上的单位向量；$\hat{r}$，$\hat{\varphi}$ 分别是各方向上的单位向量。

声强度 $\vec{I} = |p|\vec{v}_\perp$。$z$ 方向上的角动量密度为 $L_z = \rho\left(r\hat{r} \times \vec{v}_\perp \right) = \pm\left(\frac{l}{w} \right)\frac{p^2}{\rho_0 c^2}$，从公式中可以看到，$z$ 方向上的角动量密度与声压的平方、拓扑电荷成正比。可以利用 $\vec{I}$ 来表征声涡旋轨道角动量和扭矩的大小。

2. 改进的圆周点声源涡旋声场

为了更适应于一般情况，Yang（2013）等提出了 N 通道可变相位差的理论产生声涡旋，避免了传统换能器的数目及固定相位差的限制。假设换能器个数为 N，均匀分布在圆周上，各个换能器相位差设置为 $2m\pi/N$。其中，m 为声源相位参数，决定旋涡场中旋涡的个数。类似上述过程，可以得到：

$$p(r,\varphi,z,t) = A\exp\left(\frac{ikr^2}{2R_0} - iwt \right)\sum_{n=1}^{N}\exp\left[\frac{-ikra}{R_0}\cos(\varphi - \varphi_{0n}) \right]\exp(\pm i\phi_{0n}) \quad (10.39)$$

式中，$A = A(a,z) = \frac{A_0}{R_0}\exp(ikR_0)$，$A_0$ 为最大振幅；w 为声波传播的角速度；$\varphi_{0n} = \left[2m\pi(n-1) \right]/N$ 是第 n 个相位差为 $\Delta\varphi = 2m\pi/N$ 的换能器对应的初始相位；k 为波数；$R_0 = \sqrt{a^2 + z^2}$ 是第 n 个换能器到吸收盘中心（0,0,z）的距离。

那么，将此声压表达式代入 $\vec{v}_\perp = \frac{1}{iw\rho_0}\nabla_\perp p$ 中可以解得声振动速度为

$$\vec{v}_\perp = \hat{r}\left\{ \frac{rp}{c\rho_0 R_0} + \frac{aA}{c\rho_0 R_0}\exp\left(\frac{ikr^2}{2R_0} - iwt \right)\sum_{n=1}^{N}\cos(\varphi - \varphi_0)\exp\left[\frac{-ikr^2}{R_0}\cos(\varphi - \varphi_{0n}) \right]\exp(\pm i\phi_{0n}) \right\}$$

$$+\hat{\varphi}\left\{ \frac{aA}{c\rho_0 R_0}\exp\left(\frac{ikr^2}{2R_0} - iwt \right)\sum_{n=1}^{N}\sin(\varphi - \varphi_{0n})\exp\left[\frac{-ikra}{R_0}\cos(\varphi - \varphi_{0n}) \right]\exp(\pm i\phi_{0n}) \right\}$$

$$(10.40)$$

在上述讨论中，产生声涡旋的换能器频率低，产生的声涡旋声压峰值与奇点距离

大，此类涡旋声场难以完成对微纳颗粒的操控。接下来就声涡旋产生的声辐射力对微粒聚集进行探讨。

10.6.3　基于声涡旋的声辐射力和微粒操控

1. 基于声涡旋的声辐射力计算公式

在声涡旋声场中，同样可以利用 Gor'kov（1962）的理论进行计算。因为微粒半径 r 远远小于波长 λ，所以在这里考虑瑞利散射。假设声场在溶液中传播，溶液密度为 ρ_0，微球半径为 r，密度为 ρ，则其势能表达式如下所示：

$$U = 2\pi r^3 \rho_0 \left(\frac{\overline{p_{in}^2}}{3\rho_0^2 c_0^2} f_1 - \frac{\overline{v_{in}^2}}{2} f_2 \right) \tag{10.41}$$

式中，v_{in}、p_{in} 为微粒所在点处的入射波振动速度与声压值；$f_1 = 1 - \dfrac{c_0^2 \rho_0}{c^2 \rho}$，$f_2 = 2\dfrac{\rho - \rho_0}{2\rho + \rho_0}$；$c$，$c_0$ 分别代表微粒内部的声速与溶液中的声速。上式中的振动速度为速度势能 $V(r,t) = -\dfrac{1}{\rho_0} \displaystyle\int_{-\infty}^{t} p_{in}(k)\,\mathrm{d}k$ 的空间梯度。在此声场中，每个悬浮微粒所受到的声辐射力为势能分布的梯度负值：$F = -\nabla U$。在下一节的仿真中，我们将对微粒所受到的声辐射力进行研究。

2. 基于声涡旋的微粒操控方法

为了对微粒进行操控，可以选择调节换能器上的电压幅值及相位来改变声涡旋势阱的位置，实现对微粒的俘获及进一步操控。Courtney（2014）等提供了一种由大量换能器构成的阵列来产生具有 Bessel 函数特性的声场来完成对粒子的操控。使用声源阵列为 64 个中心频率为 2.35 MHz 的压电陶瓷换能器，排列在直径为 10.98 mm 的圆上，如图 10.23 所示。

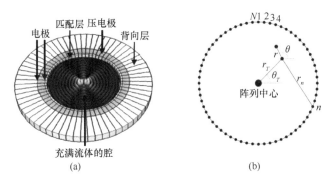

图 10.23　微粒操控阵列示意图（Courtney et al.，2014）

其中，第 n 个换能器的相位延迟 $\phi_n = \left(\dfrac{2m\pi(n-1)}{N} - kr_n \right)$；$N = 64$ 代表 64 个阵元；r_n

为势阱中心距离第 n 个阵元的位置；m 为贝塞尔函数的阶数。对第 n 个阵元的电压

$$V_n = V_0 \sum_{p=1}^{N_p} \exp\left(\frac{2im\pi(n-1)}{N} - ikr_{pn}\right)，N_p 代表势阱的个数；r_{pn} 代表第 n 个换能器距离第 p$$

个势阱的距离；V_0 为形成单一势阱时的每个换能器的电压幅值，以此来产生多重贝塞尔函数势阱。同时，通过对不同阵元的电压、相位的控制，完成对势阱个数、势阱位置和贝塞尔函数阶数的控制。

10.6.4 涡旋声场中声操控过程的计算

1. 圆周点声源涡旋声场仿真

在声源数 $4l$（$l=1$，2）、固定相位差为 $\pi/2$ 的环形阵列中，Volke-Sepulveda（2008）通过计算得到声强幅值与声压的二次方成正比、方向与振动的速度方向一致的结论。图10.24 中分别展示了在一阶、二阶声涡旋的横向平面声强分布，仿真时参数设置如下：轴向距离 $z=5$ cm，声源分布半径 $a=18.5$ cm，$\lambda=26.4$ cm。可以看出，随着声涡旋阶数的提高，声涡旋的横向声强也随之上升，此外，对比二阶声涡旋，一阶声涡旋的横向声强在 $r=8$ cm（较大的半径）附近减小，符合计算结果。

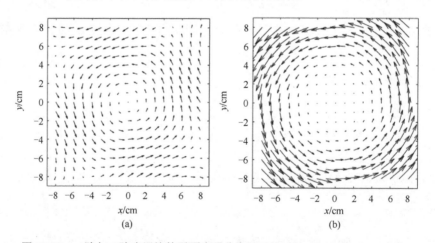

图 10.24　一阶与二阶声涡旋的平面声强分布（Volke-Sepúlveda et al.，2008）

与此类似，Yang（2013）提出 N 通道可变相位差的理论，讨论了在不同声源数 N 的情况下，声涡旋横截面的声强与声压及声场相位分布，结果如图 10.25 所示。其中，仿真参数设置如下：信号源为 1300 Hz 的正弦波，声速设置为 340 m/s，信号源放置的环形半径 $a=18.5$ cm，观察平面为 $z=5$ cm，分别对 $N=6$（相邻阵元相位相差 $\pi/3$）、$N=16$（相邻阵元相位相差 $\pi/8$）进行仿真。

由图 10.25（a）、（b）的声强分布可以看出，轴线附近的能通量十分明显，但是，当 $r>12$ cm 时，对于 $N=6$，声涡旋的能通量有明显变化，汇聚于声源处。由于较大的声源数，对于 $N=12$，声源位置不能由声强分布得到。由图 10.25（c）、（d）的声压分布可以看到，声涡旋的中心为声压幅值的极小值点，当 $N=6$ 时，存在六边形的声压峰值。

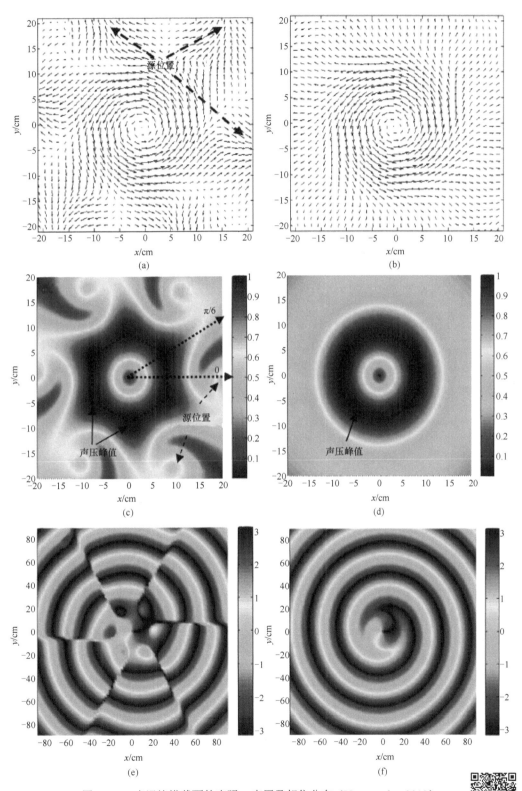

图 10.25　声涡旋横截面的声强、声压及相位分布（Yang et al.，2013）

（彩图请扫二维码）

当 $N=16$ 时，声压峰值分布近似为圆环状。在图 10.25（e）、（f）声场的相位分布中可以看出，声涡旋的中心为声压相位的奇点。当 $N=6$ 时，声场相位在 $r>12$ cm 时有明显的相位突变。$N=16$ 时，声场的相位分布为连续的螺旋式分布。从图 10.25 中可以对声涡旋的声场分布有较为直观的了解。

2. 微粒受力分析

Kang 和 Yeh（2010）等对声镊的势阱模型进行了具体的讨论，提出利用四个二维平面换能器组成声源，其相邻两个换能器之间相位相差 $\pi/2$，产生了类似于圆周点声源形成的涡旋声场。具体阵列如图 10.26 所示，讨论了声源距离、kerf 等因素对声辐射力的影响。

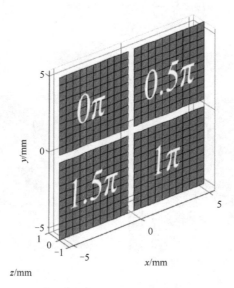

图 10.26　平面换能器阵列（Kang and Yeh，2010）

势能可以转换成其他能量，势能的大小和符号取决于微粒的体积，以及溶液和微粒的物理特性差异，即不同的微粒在相同的声场中有不同的现象。这里主要讨论半径为 13 μm 的聚苯乙烯微粒在涡旋场中横向的受力情况。仿真参数 kerf 设置为 0.51 mm，结果如图 10.27 所示。

对比图 10.27 中的（a）和（b），可以看出随着声场距离的增大，半径为 13 μm 的聚苯乙烯微粒受到的俘获和排斥的力大大减小。但是当 $z<9$ mm 时，在轴心附近不是所有的力都指向内部，所以不能形成稳定的势阱。接下来改变 kerf 的值以进一步减小排斥的力，使得微球更易聚在轴中心处。仿真参数 $z=18.9$ mm，kerf 分别取 0.51 mm、1.01 mm、2.03 mm、5.08 mm。仿真结果如下：从图 10.28 可以看出，随着 kerf 的增大，声场中横向排斥力显著减小，认为在 kerf 为 5.08 mm 时，排斥力近似为零，同时俘获力没有显著变化。

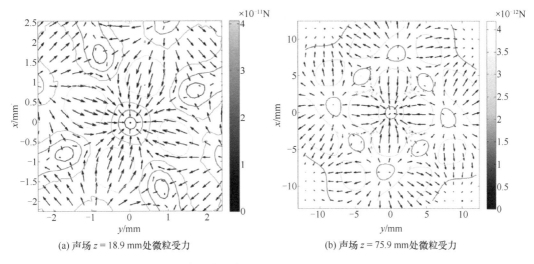

(a) 声场 $z = 18.9\ mm$ 处微粒受力   (b) 声场 $z = 75.9\ mm$ 处微粒受力

图 10.27 聚苯乙烯微粒受力情况 (Kang and Yeh, 2010)

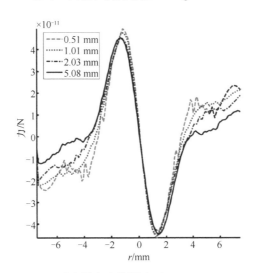

图 10.28 kerf 对声场中力的影响 (Kang and Yeh, 2010)

    虽然声涡旋为行波，但是它在横向方向的特性与驻波场很类似，具有很强的捕捉微粒的能力。对于声涡旋的轴向来说，由于没有陡峭的势能梯度，所以不具有俘获微粒的作用。接下来对于横向的微粒俘获能力进行仿真。仿真参数 kerf 设置为 5.08 mm。

    图 10.29 中，在 $z = 18\ mm$ 到 $z = 24\ mm$ 之间力没有明显的减弱。距离探头 24 mm 处的微粒可以在横向被俘获来进行下一步的操控。同时，轴向力的大小为横向力的 1/50，可以忽略不计，所以声涡旋的微粒俘获能力表现在横向方向。被俘获的微粒可以在轴向方向随意运动，可能在两端发生泄露。在 3D 操控中，可以通过两个声涡旋来防止两端的微粒泄露。

3. 微粒操控实验与仿真

    在前文中，讨论了通过大量换能器构成的阵列产生具有 Bessel 函数特性的声场，来完成对粒子的操控过程。选取的仿真结果与实验结果见图 10.30。

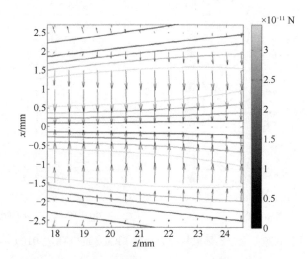

图 10.29　$y = 0$ mm 处的微粒受力情况（Kang and Yeh，2010）

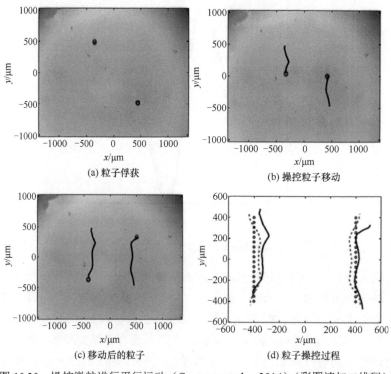

(a) 粒子俘获

(b) 操控粒子移动

(c) 移动后的粒子

(d) 粒子操控过程

图 10.30　操控微粒进行平行运动（Courtney et al.，2014）（彩图请扫二维码）

图 10.30（a）中，声场产生的两个势阱在（−500，500）和（500，−500）的位置对粒子进行了俘获。在图 10.30（b）中，调节各个换能器的电压与相位，使得势阱移动，并带动粒子移动，图中黑线表示粒子的移动轨迹。图 10.30（c）中为移动之后的两个粒子。图 10.30（d）黑色点状轨迹为理想的移动轨迹，红色点状轨迹为仿真模拟得到的势阱位置变化轨迹，黑线表示整个操控过程中粒子的移动轨迹。可以看出仿真结果与实际

操纵结果基本吻合，基本完成了对两粒子的俘获及平行移动，说明通过这种改变换能器声压与相位的方法可以达到操控微粒的目的。

除了完成对微粒进行平行操控，大量换能器构成的阵列产生了具有 Bessel 函数特性的声场，还可以对微粒进行旋转操控及微粒聚集，试验结果见图 10.31。

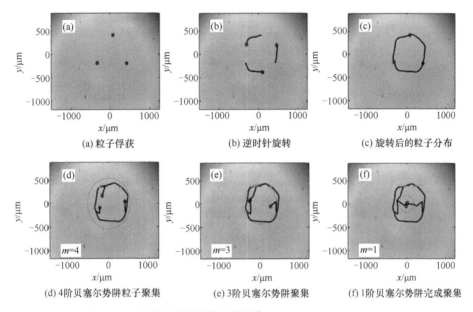

(a) 粒子俘获　　　　(b) 逆时针旋转　　　　(c) 旋转后的粒子分布

(d) 4阶贝塞尔势阱粒子聚集　(e) 3阶贝塞尔势阱聚集　(f) 1阶贝塞尔势阱完成聚集

图 10.31　操控微粒进行旋转并聚集（Courtney et al.，2014）

Courtney（2014）等经过对贝塞尔函数势阱的仿真，得到了高阶贝塞尔势阱作用范围较大、低阶贝塞尔势阱作用范围小的结论。所以图 10.31 具体控制过程为：图 10.31（a）为产生的 3 个贝塞尔势阱俘获三个微粒；图 10.31（b）为势阱逆时针旋转 60°，实线代表粒子运动轨迹；图 10.31（c）为势阱逆时针旋转 120°；图 10.31（d～f）分别为 4 阶、3 阶、1 阶的贝塞尔势阱完成对微粒的大范围俘获，逐渐缩小范围直至聚集至较小的区域的过程。在之前直线移动的基础上，本次实验完成了多个粒子的旋转移动以及多粒子的聚集，表明可以通过改变换能器阵列的电压幅值与相位可以实现贝塞尔函数阶数的调整，继而进一步完成对粒子的聚集。

10.7　本章小结

本章介绍了超声行波场、超声驻波场和涡旋声场的计算公式，得到了微粒、微泡的声辐射力仿真结果，对于微粒和微泡在操控声场运动趋势做出初步预测与估计，讨论了声场的声学参数和微球体的特性对声辐射力操控的影响，并进一步阐述了操控声场对微球体操控的实施方案。

本章的微泡声辐射力仿真是建立在单微泡动力学方程基础上的，考虑到了微泡在声场中振动对微泡受力的影响。然而微泡在超声驻波场中会聚集在声势阱中，聚集在一起的微泡会互相作用，本章所采用的单微泡动力学模型不足以完全、准确地模拟微泡聚集后的受力情况。针对上述问题，可以采用对称的几何结构描述小区域内微泡的分布，建立微泡群在二维/三维空间中的分布模型，以模拟操控声场中微泡群的动力学特性，完善理论建模仿真方案。

目前微流控芯片领域都采用高频率超声换能器，并在光学显微镜上利用各种超声驻波场实现微球体操控，这就限制了超声驻波的产生条件，即需要一对相对入射180°夹角的超声换能器。本章不仅计算分析了微流控芯片领域常用的超声驻波场及其声操控过程，而且重点计算分析了适合活体血管内声操控的驻波操控场，即120°夹角干涉波束形成的超声驻波场，以及微球体在该声场中的声操控过程。

随着对声涡旋的深入研究，基于声涡旋的操控技术也逐渐受到重视。本章系统阐述了涡旋声场的产生原理及其操控方法，给出涡旋声场的仿真结果和基于涡旋声场的声辐射力与微球体操控过程的计算结果，对影响声涡旋操控的相关因素进行了定量分析，由此为声涡旋操控奠定了理论基础。尽管目前声涡旋主要应用于微流控芯片领域，但是基于声涡旋的血管内微泡操控已经初见成效，本章中介绍和分析了该类声涡旋操控方法及其计算仿真，为声涡旋操控的生物医学应用打下了基础。

主要参考文献

杜功焕, 朱哲民, 龚秀芬. 2001. 声学基础. 南京: 南京大学出版社.

胡艺, 章东. 2007. 声辐射力定向驱动包膜微气泡运动. 2007年声频工程学术交流年会及三省一市声学会议.

Airy G B. 1838. On the intensity of light in the neighbourhood of acoustic wave. Transactions of the Cambridge Philosophical Society, 6: 379.

Anhäuser A, Wunenburger R, Brasselet E. 2012. Acoustic rotational manipulation using orbital angular momentum transfer. Physical Review Letters, 109(3): 034301.

Bjerknes V. 1909. On the absolute measurement of electromagnetic quantities. Physical Review (Series I), 29: 310-324.

Bolvin J O. 1967. EVALUATING TEACHER FUNCTIONS, Achievement.

Brillouin L, Brennan R O. 1965. Tensors in mechanics and elasticity. Journal of Applied Mechanics, 32: 238.

Broadbent E G, Moore D W. 1979. Acoustic destabilization of vortices. Philosophical Transactions of the Royal Society of London A: Mathematical, Physical and Engineering Sciences, 290(1372): 353-371.

Courtney C R P, Demore C E M, Wu H, et al. 2014. Independent trapping and manipulation of microparticles using dexterous acoustic tweezers. Applied Physics Letters, 104(15): 154103.

Crum L A, Eller A I. 1970. Motion of bubbles in a stationary sound field. The Journal of the Acoustical Society of America, 46(1B): 181-189.

Dayton P A, Allen J S, Ferrara K W. 2002. The magnitude of radiation force on ultrasound contrast agents. The Journal of the Acoustical Society of America, 112(5): 2183-2192.

Demote C E M, Yang Z, Volovick A, et al. 2012. Mechanical evidence of the orbital angular momentum to energy ratio of vortex beams. Physical Review Letters, 108(19): 194301.

Dumont D, Dahl J, Miller E, et al. 2009. Lower-limb vascular imaging with acoustic radiation force elastography: demonstration of *in vivo* feasibility. IEEE transactions on Ultrasonics, Ferroelectrics, and Frequency Control, 56(5): 931-944.

Eller A. 1968. Force on a bubble in a standing acoustic wave. The Journal of the Acoustical Society of America, 43(1): 170-171.

Fatemi M, Greenleaf J F. 1998. Ultrasound-stimulated vibro-acoustic spectrography. Science, 280(5360):

82-85.

Gor'Kov L P. 1962. On the forces acting on a small particle in an acoustical field in an ideal fluid. Soviet Physics Doklady, 6: 773.

Guz A N, Zhuk A P. 2004. Motion of solid particles in a liquid under the action of an acoustic field: The mechanism of radiation pressure. International Applied Mechanics, 40: 246-265.

Hancock A, Allen J S, Kruse D E, et al. 2001. Standing wave pressure fields generated in an acoustic levitation chamber. Medical Imaging International Society for Optics and Photonics, 4325: 535-546.

Hefner B T, Marston P L. Acoustical helicoidal wave transducers with applications for the alignment of ultrasonic and underwater systems. The Journal of the Acoustical Society of America, 1999, 106(4): 3313-3316.

Hong Z Y, Zhang J, Drinkwater B W. 2015. Observation of orbital angular momentum transfer from bessel-shaped acoustic vortices to diphasic liquid-microparticle mixtures. Physical Review Letters, 114(21): 214301.

Huang Y, Curiel L, Kukic A, et al. 2009. MR acoustic radiation force imaging: *in vivo* comparison to ultrasound motion tracking. Medical Physics, 36(6): 2016-2020.

Jensen J A, Svendsen N B. 1992. Calculation of pressure fields from arbitrarily shaped, apodized, and excited ultrasound transducers. IEEE Transactions on Ultrasonics, Ferroelectrics, and Frequency Control, 39(2): 262-267.

Jensen J A. 1996. Field: A program for simulating ultrasound systems. Medical and Biological Engineering and Computing, 34: 351-353.

Kang S T, Yeh C K. 2010. Potential-well model in acoustic tweezers. IEEE Transactions on Ultrasonics, Ferroelectrics, and Frequency Control, 57(6): 1451-1459.

King L V. 1934. On the acoustic radiation pressure on spheres. Proceedings of the Royal Society A, 147(861): 212-240.

Konofagou E E, Hynynen K. 2003. Localized harmonic motion imaging: theory, simulations and experiments. Ultrasound in Medicine and Biology, 29(10): 1405-1413.

Muller M, Gennisson J L, Deffieux T, et al. 2009. Quantitative viscoelasticity mapping of human liver using supersonic shear imaging: preliminary *in vivo* feasibility study. Ultrasound in Medicine and Biology, 35(2): 219-229.

Muller P B, Barnkob R, Jensen M J H, et al. 2012. A numerical study of microparticle acoustophoresis driven by acoustic radiation forces and streaming-induced drag forces. Lab on A Chip, 12(22): 4617-4627.

Nightingale K R, Nightingale R W, Palmeri M L, et al. 2000. A finite element model of remote palpation of breast lesions using radiation force: factors affecting tissue displacement. Ultrasonic Imaging, 22(1): 35-54.

Nightingale K R, Palmeri M L, Nightingale R W, et al. 2001. On the feasibility of remote palpation using acoustic radiation force. The Journal of the Acoustical Society of America, 110(1): 625-631.

Nyborg W L. 1968. Mechanisms for nonthermal effects of sound. The Journal of the Acoustical Society of America, 44(5): 1302-1309.

Nye J F, Berry M V. 1974. Dislocations in wave trains. Proceedings of the Royal Society of London A: Mathematical, Physical and Engineering Sciences. The Royal Society, 336(1605): 165-190.

Rayleigh L. 1902. On the pressure of vibrations. The London, Edinburgh, and Dublin Philosophical Magazine and Journal of Science, 3(15): 338-346.

Sarvazyan A P, Rudenko O V, Nyborg W L. 2010. Biomedical applications of radiation force of ultrasound: historical roots and physical basis. Ultrasound in Medicine and Biology, 36(9): 1379-1391.

Sarvazyan A P, Rudenko O V, Swanson S D, et al. 1998. Shear wave elasticity imaging: a new ultrasonic technology of medical diagnostics. Ultrasound in Medicine and Biology, 24(9): 1419-1435.

Shi A, Huang P, Guo S, et al. 2016. Precise spatial control of cavitation erosion in a vessel phantom by using an ultrasonic standing wave. Ultrasonics Sonochemistry, 31: 163-172.

Shi A, Min Y, Wan M. 2013. Flowing microbubble manipulation in blood vessel phantom using ultrasonic standing wave with stepwise frequency. Applied Physics Letters, 103(17): 174105.

Shukui Z, Mark B, Bloch S H, et al. 2004. Radiation-force assisted targeting facilitates ultrasonic molecular imaging. Molecular Imaging, 3(3): 135-148.

Townsend R J, Hill M, Harris N R, et al. 2004. Modelling of particle paths passing through an ultrasonic standing wave. Ultrasonics, 42: 319-324.

Volke-Sepúlveda K, Santillán A O, Boullosa R R. 2008. Transfer of angular momentum to matter from acoustical vortices in free space. Physical Review Letters, 100(2): 024302.

Wu J. 1991. Acoustical tweezers. The Journal of the Acoustical Society of America, 89(5): 2140-2143.

Yang L, Ma Q, Tu J, et al. 2013. Phase-coded approach for controllable generation of acoustical vortices. Journal of Applied Physics, 113(15): 154904.

Yosioka K, Kawasima Y. 1955. Acoustic radiation pressure on a compressible sphere. Acta Acustica United with Acustica, 5(3): 167-173.

第 11 章　超声空化与声致液滴相变

11.1　引　　言

近年来，空化逐步从传统理论研究向生物、医学、化学和工业等多学科交叉前沿应用领域发展。空化是生物医学超声治疗领域中溶栓、药物释放、基因转染、碎石、止血及肿瘤热消融等的主要机制。近些年来，一种新型人工空化核的产生方法——声致液滴相变，在药物传递与靶向释放、肿瘤治疗等方面展现出独特的优势，也吸引了学者的广泛关注。因此，透彻地了解和掌握超声空化，特别是声致液滴相变的物理机制、特性和理论计算方法，是进行生物医学超声空化研究的前提和必备条件。

本章首先对超声空化的理论计算进行介绍，对超声空化成核阈值和坍塌阈值、空化坍塌时间及局部温度压力等问题进行计算研究。之后重点介绍声致液滴相变的相关理论和计算原理，对其相变机制——超声的非线性传播和液滴对高度畸变声波的聚集作用进行详细介绍，并对全氟戊烷相变液滴内聚焦点处声压的大小进行计算，进而研究液滴尺寸和超声频率与发射声压对该聚焦点处声压的影响。最后，介绍声致液滴相变动力学过程，并对全氟戊烷相变液滴在超声激励下相变成为气泡的动态过程进行研究，包括相变气泡的半径、气泡壁运动速度、液滴表面温度随时间的变化等。

11.2　超声空化理论与计算原理

超声空化指的是单个或者多个空化泡在超声辐照下的动力学过程。具体地，它指的是液体中的微小气泡（空化核或者空化泡）在声波作用下形成（或被激活）、发展和崩溃等一系列动力学过程。其中，空化泡的形成（或被激活）过程被称为空化成核；发展过程包括空化泡在超声交变压力下的膨胀、收缩及增长等活动；崩溃被称为瞬态空化或者惯性空化，空化泡崩溃后将产生新的、半径较小的空化泡，这些空化泡在超声的作用下又呈现出发展、崩溃、再产生、发展、崩溃的周期性运动（Neppiras，1980）。

11.2.1　成核机制

1. 均匀成核

当足够强度的超声波作用于纯的液体（即结构均匀、无杂质及溶解气体等）时，若液体中的静态压力 P_0 小于交变声压的幅值 P_a，则在声压的负压相中，超声负压（$-P_a$）不但可以抵消静压力，还可以在液体中形成局部性的负压作用区，当这一负压（$-P_a + P_0$）足以克服液体分子间的结合力时，液体被拉断而形成空腔，随后液体蒸气或者液体中其他气体进入空腔，形成蒸气空泡或混合气体微泡（统称为空化泡）。整个空化泡的形成过程被称为均匀成核（homogeneous nucleation）（Jones et al., 1999），如图 11.1 所示。

过饱和前   过饱和后

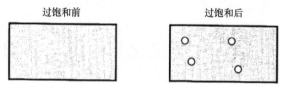

图 11.1　均匀成核示意图（Jones et al., 1999）

经典均匀成核，在饱和度为 100%以上的液体中产生气泡

当辐照于液体中的超声的负压达到某一临界值时，液体将会被拉断从而形成空腔，这一临界值就称为空化成核阈值。这一阈值如果由声压表示，就称为均匀成核的声压阈值；若用声强表示，则称为均匀成核的声强阈值。对于纯净液体（不含气体、杂质颗粒等），空化阈值的理论值相当高。以水为例，按热力学统计物理计算，在常温下空化阈值超过–100 MPa（相当于–1000 atm）。然而，实验表明，几乎所有实际液体，如自来水、江水、湖水、海水等的空化阈值，仅为–1 MPa 左右；即使经过除气、过滤、去离子等专门处理的液体，也只有–30 MPa。

根据经典成核理论，液体中气核的形成需要克服能量壁垒，在气核的形成过程中，系统中的能量将会受一对互斥因素的影响。当一个新的界面形成时，一方面，系统的自由能增加，且增量与蒸汽泡表面积（R^2）成正比；另一方面，根据热力学稳定性原理，单位体积内液体的自由能又高于蒸汽的，因此新界面的形成又会降低系统的自由能，且减量与体积（R^3）成正比。因此，大多数情况下，新形成的气泡将呈球形，因为在体积一定的情况下，球形具有最小的表面积。Maris（2006）描述了气核形成时，自由能总的变化值 ΔF，即形成气核所需的能量：

$$\Delta F = 4\pi R^2 \sigma - \frac{4}{3}\pi R^3 |\Delta f| \tag{11.1}$$

$$\Delta f = p_0 - p \tag{11.2}$$

从图 11.2 中可以看出，随着气核半径逐渐增大，所需能量先增大后减小，在一个临界半径 $R_c = 2\sigma / \Delta f$ 处，所需能量最大，为 ΔF_{max}。

$$\Delta F_{max} = \frac{16\pi\sigma^3}{3\Delta f^2} \tag{11.3}$$

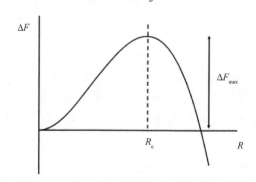

图 11.2　液体中半径为 R 的球形气核形成所需的能量（Maris, 2006）

如果忽略液体的摩尔体积（相较于蒸汽而言），液体中的成核概率为

$$\varGamma = \varGamma_0 \exp\left(\frac{-\Delta F_{\max}}{kT}\right) = \varGamma_0 \exp\left(-\frac{16\pi\sigma^3}{3kT\Delta f^2}\right) \qquad (11.4)$$

式中，$\varGamma_0$ 是一个表征概率的因素，它有很多表达形式，典型的形式由 Blander 和 Katz（1975）提出：

$$\varGamma_0 = N\left(\frac{2\sigma}{\pi m}\right)^{\frac{1}{2}} \qquad (11.5)$$

式中，N 表示液体内单位体积内的摩尔数；m 表示分子质量。尽管温度对 $\varGamma_0$ 有一定的影响，但相对于 $\Delta F_{\max}$ 而言，影响很小。

为了与实验条件联系起来，必须考虑施加负压的液体体积 $V_{\exp}$ 和时间 $\tau_{\exp}$。当 $\varGamma V_{\exp}\tau_{\exp} \approx 1$ 时，成核的可能性最大，因此根据上面的公式，可以确定一个更为明确的空化成核声压阈值 P_{cav}，尽管成核过程具有统计学特征。

$$P_{\mathrm{cav}} = p_0 - \left[\frac{16\pi\sigma^3}{3kT\ln\left(V_{\exp}\tau_{\exp}\varGamma_0\right)}\right]^{1/2} \qquad (11.6)$$

根据公式，发现空化成核声压与实验中负压体积和时间成对数关系，因此，该声压与这两个变量的关联性很弱。

2. 异质成核

在实际情况中，液体均不是绝对纯净的，液体内部往往存在一些微小气泡及杂质颗粒，这些构成液体的"薄弱环节"，当一定强度的超声辐照作用时，一方面，微小气泡被激活形成空化泡，这种微小气泡称为"空化核"（cavitation nuclei），它可以是液体中半径小于 0.1 mm 的气泡或蒸气泡（半径大于 0.1 mm 的气泡会因浮力升至液面而破灭），也可以是杂质颗粒的裂缝或表面附着的微小气泡等；另一方面，固体界面或杂质颗粒的裂缝中液体被直接拉断从而形成空化泡。以上所述的空化泡的形成过程被称为异质成核（Jones et al.，1999），如图 11.3 所示。

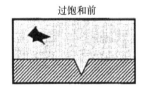
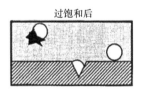

图 11.3　异质成核示意图（Jones et al.，1999）
经典异质成核，由液体中另一种物质催化产生空化核

首先来研究单个自由气泡被激活变成空化泡所需的最小声压，即 Blake 阈值（Atchley，1989）。

假设液体中单个气泡的半径为 R_0，当它在液体中保持平衡状态时，气泡内外的压

力应该相等，即满足：

$$P_0 + 2\sigma/R_0 = P_v + P_g \tag{11.7}$$

式中，P_0 为液体的静态压力；P_v 和 P_g 分别为泡内的蒸汽压及气体压力。

当向液体中施加一定压力的超声时，气泡外压力将发生变化，假设施加超声的声压变化为 $P_a = P_A \sin\omega t$，其中 P_A 为声压振幅，ω 为声波的角频率，气泡平衡条件变为

$$\left(P_0 + 2\sigma/R_0\right)\left(R_0/R\right)^3 = P_0 - P_A + 2\sigma/R \tag{11.8}$$

上式表明，气泡外流体静压力 P_0'（$= P_0 - P_A$）与空化泡半径的三次方（R^3）成反比，由此，P_0' 值的下降将会导致 R 值的迅速上升，特别当 P_0' 值小时尤其如此。事实上存在一个极小的临界流体静压力，该值的微小下降将会导致空化泡半径 R 的急剧增大，即空化变得不稳定。与极小临界流体静压值对应的空化泡半径，称为临界半径，假设为 R_B，此时应有效地满足

$$\partial(P_0 - P_A)/\partial R = 0 \tag{11.9}$$

根据该式，可以得到临界半径：

$$R_B = \left[\frac{3(P_0 + 2\sigma/R_0)R_0^3}{2\sigma}\right]^{\frac{1}{2}} \tag{11.10}$$

或者计算出相应的 Blake 阈值 P_B：

$$P_B = P_0 + \frac{8\sigma}{9}\left[\frac{3\sigma}{2R_B^3\left(P_0 + 2\sigma/R_B\right)}\right]^{\frac{1}{2}} \tag{11.11}$$

式中，σ 表示液体的表面张力；P_0 表示环境压力。利用公式（11.11）可以计算出水的抗张强度的理论值。如果认为水的分子距离增大到超出 van der Waals 距离（$R_0 = 0.4$ nm）时，水中就会产生空穴，则由水的表面张力 $\sigma = 0.076$ N/m 和 $P_0 = 1.013 \times 10^5$ Pa，可以得到 $P_B \approx 1.52 \times 10^8$ Pa $= 152$ MPa。

这表明，对于理想纯水，产生空化泡的声压值约为 152 MPa，而实验测得的最大阈值声压为 20.3 MPa，这说明理想纯水是难以获得的。

液体中存在的杂质颗粒、固体界面等会成为成核的薄弱点，空化成核往往优先在这些地方发生。这也是一般情况下，空化阈值要比理论值低得多的主要原因（Apfel，1970）。

假设空化发生在除气液体中存在的固体杂质颗粒的表面的狭缝中，如图 11.4 所示。首先介绍几个术语：

σ ——气液界面的表面张力。

2β ——圆锥形狭缝的角度。

α_A ——前进接触角。在除气过程中或者超声正压下，当气液界面与狭缝壁之间的角度达到该角度时，气液界面将保持该角度沿狭缝壁向下移动。

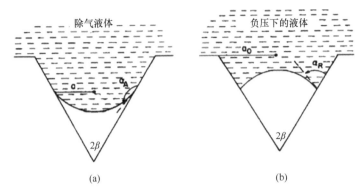

图 11.4　固体颗粒裂缝中空化核的形成原理（Apfel，1970）

（a）常态下裂缝内气泡状态；（b）负声压作用下的气泡状态

α_R——后退接触角。在超声负压作用下，当气液界面与狭缝壁之间的角度达到该角度时，气液界面将保持该角度沿狭缝壁向上移动。

a_0——狭缝的开口半径。

a——气液界面半径。

当狭缝中的气液界面稳定存在时，满足以下压力平衡方程：

$$P_0 = P_v + P_g + 2\sigma/R \tag{11.12}$$

式中，P_0 为液体的静态压力；P_v 为泡内蒸汽压；P_g 为泡内气体压力；R 为气液界面曲线的等效半径；σ 为液体的表面张力。

图 11.5（a）所示的是一个典型狭缝示意图，它的开口半径为临界尺寸。所谓临界尺寸，指的是在平衡状态下气液界面与狭缝壁的接触点恰好在狭缝开口处，并且与壁的接触角度恰好等于前进接触角 α_A（图中实线所示），当液体内压力变小时，气液界面与狭缝壁之间的接触角将小于前进接触角 α_A（图中实线上边的虚线所示）；当液体内压力大时，气液界面将保持前进接触角 α_A 沿狭缝壁向下运动（图中实线下边的虚线所示）。因此，可以计算出狭缝的开口半径为

$$R_c = R\left|\cos(\alpha_A - \beta)\right| = 2\sigma\left|\cos(\alpha_A - \beta)\right|\Big/\left[P_0 - \left(P_g + P_v\right)\right] \tag{11.13}$$

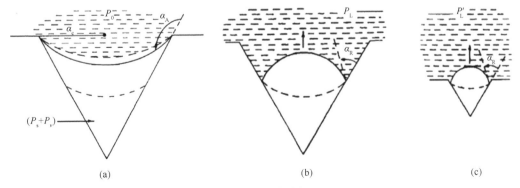

图 11.5　固体狭缝中空化成核过程（Apfel，1970）

根据临界尺寸，杂质颗粒表面的狭缝可以分为两种：开口半径小于临界尺寸的狭缝；开口半径大于临界尺寸的狭缝。对于开口半径大于临界半径的狭缝，气液界面处于平衡时，其半径为

$$a = 2\sigma|\cos(\alpha_A - \beta)|\Big/\big[P_0 - (P_g + P_v)\big] = R_c \tag{11.14}$$

对于开口半径小于临界半径的狭缝，气液界面处于平衡时，其半径与开口半径相等：

$$a = a_0 = 2\sigma|\cos(\alpha - \beta)|\Big/\big[P_0 - (P_g + P_v)\big] \tag{11.15}$$

当有超声辐照作用时，在超声的负压下，气液界面会由向内凹变成向外凸出，如图 11.5（b）和（c）所示。当负压达到一定程度使得气液界面与狭缝壁之间的夹角达到后退接触角或者气液界面变成半球状时，成核发生。

同样，假设施加超声的声压变化为 $P_a = P_A \sin \omega t$，其中，P_A 为声压振幅、ω 为声波的角频率，Apfel（1970）从理论上计算了成核发生所需的阈值声压。对于开口半径大于临界半径的狭缝，该阈值声压需满足：

$$P_A \geqslant \begin{cases} P_0 - \gamma P_g - P_v + (P_0 - P_g - P_v) \times \dfrac{|\cos(\alpha_R - \beta)|}{|\cos(\alpha_A - \beta)|}, & \alpha_R > \beta \\[2mm] P_0 - \gamma P_g - P_v + (P_0 - P_g - P_v) \times \big|[\cos(\alpha_R - \beta)]^{-1}\big|, & \alpha_R \leqslant \beta \end{cases} \tag{11.16}$$

对于开口半径小于临界半径的狭缝，该阈值声压需满足：

$$P_A \geqslant \begin{cases} P_0 - \gamma' P_g - P_v + 2\sigma|\cos(\alpha_R - \beta)|/a_0, & \alpha_R > \beta \\[2mm] P_0 - \gamma' P_g - P_v + 2\sigma/a_0, & \alpha_R \leqslant \beta \end{cases} \tag{11.17}$$

式中，γ、γ' 为常数（小于或等于 1），反映了当扩散过程滞后于声压力界面快速地外向运动时引起的狭缝内压力的减小。

鉴于 Apfel 裂缝模型中参数的难以确定性，Crum（1979）对其进行了修正，将其表述为表面张力和液体特性参数，能准确地预测成核阈值随液体表面张力、溶解气体成分及温度的变化。对于开口半径大于临界尺寸的狭缝，修正后的声压阈值为

$$P_A = (P_H - P_v - \gamma P_s) + \frac{P_H - P_v - P_s}{\delta} \times \left\{ \cos\phi(C/\sigma - 1) + \sin\phi[1 - (C/\sigma - 1)^2]^{\frac{1}{2}} \right\} \tag{11.18}$$

$$\delta = |\cos(\alpha_A - \beta)|$$

式中，C 是一个常量，具体值取决于固体表面的属性。例如，对于单电极的石蜡等，$C \approx 50$；γ 为常数，反映了成核时气腔中气体维持平衡压的能力，通常在平衡状态 $\gamma = 1$。

11.2.2 振动过程

一旦空化成核（空腔形成或者微小气泡被激活），空化泡在超声负压相的作用下膨胀，接着在相继而来的声波正压相内，这些空化泡又将被压缩。这种在超声交变声压作用下周期性膨胀、收缩过程也被称为稳态空化（Neppiras，1980）。稳态空化常常持续几个声周期，而且一般都是非线性的振动。

　　稳态空化过程实际上可看成是空化气泡壁的运动过程。假设声场强度恒定，空化泡中的气体和水蒸气满足理想气体变化规律，液体不可压缩且环境温度恒定，空化泡中的蒸气分压等于该环境温度下相应的蒸气压，气泡壁的运动满足球形对称运动。考虑液体黏度和表面张力对气泡运动的影响，气泡动力学理论提供描述液体中半径为 R_0 的单个气泡在声场作用下行为的运动方程，即著名的 Rayleigh-Plesset 方程，其形式如下（Plesset，1949）：

$$R\frac{\mathrm{d}^2R}{\mathrm{d}t^2}+\frac{3}{2}\left(\frac{\mathrm{d}R}{\mathrm{d}t}\right)^2=\frac{1}{\rho}\left\{\left(P_0+\frac{2\sigma}{R_0}-P_v\right)\left(\frac{R_0}{R}\right)^{3\kappa}+P_v-\frac{2\sigma}{R}-P_0-\frac{4\eta}{R}\frac{\mathrm{d}R}{\mathrm{d}t}-P_A\sin\omega t\right\} \tag{11.19}$$

式中，R 是气泡在某时刻的半径；ρ 和 η 分别为液体的密度和黏滞系数；$\omega=2\pi f$ 代表声波的角频率，其中 f 是声波频率。

　　稳态空化过程中，空化泡尺寸会呈现稳定的增长。这是由于液体中溶解的气体在声波周期性辐射下被"泵"入微泡中所导致，即整流扩散作用。同时在声场作用时，微泡之间存在第二辐射力，微泡群会发生融合，这也会导致微泡尺寸增大。其中，整流扩散是由表面积效应和壳膜效应两方面引起的。表面积效应指的是，当微泡收缩时，微泡内部的气体浓度增加，气体扩散到微泡以外；相反，当微泡膨胀时，其内部气体浓度降低，气体从液体中扩散到微泡内。然而，由于气体的扩散率正比于其表面积，微泡膨胀时进入微泡的气体量大于微泡收缩时扩散到外界的气体量，因此在一个膨胀收缩周期中，微泡中气体呈净增长趋势。壳膜效应指的是，当微泡收缩时，其壳膜在厚度方向拉伸，微泡表面的气体浓度降低，由此向微泡外部扩散的气体增多；相反，当微泡膨胀时，其壳膜在厚度方向上收缩，微泡表面的气体浓度增高，向微泡内的气体扩散率较大，这种气体的对流效应产生的最终结果也是增大微泡半径（Crum，1984）。

　　液体中空化泡在整流扩散和融合的作用下增长到合适大小时，在后续交变声压的作用下将达到共振半径，Minneart（1933）给出了半径为 R_r 的自由空化泡的线性共振频率为

$$f_r=\frac{1}{2\pi R_r}\sqrt{\frac{1}{\rho}\left[3\gamma\left(P_0+\frac{2\sigma}{R_r}\right)-\frac{2\sigma}{R_r}\right]} \tag{11.20}$$

式中，γ 为绝热气体常数；P_0 为液体的压力，如果忽略由周围介质引起的衰减，而且认为空化泡的表面张力或者热导率对空化泡振动的影响可以忽略，则上式可以被简化，以共振半径表示为（Hilgenfeldt et al.，1998）

$$R_r=\frac{1}{2\pi f_r}\sqrt{\frac{3\gamma P_0}{\rho}} \tag{11.21}$$

　　当增大到其共振半径 R_r 时，若声压够大，它有可能与声波发生强烈共振而形成瞬态空化。这个从小到大所需时段被称为"等待时间"。一般情况下，等待时间小于 1 ms。当然，若声压较弱，则气泡也有可能继续增长，直到浮上水面而逸出，这就形成超声除气过程。

Crum（1984）对整流扩散的研究进行了综述，并对该过程做了详细的理论推导。在交变超声作用下，不同时刻空化泡将处于不同的平衡状态，空化泡半径随时间的变化过程，即空化泡的增长速率为

$$\frac{dR_0}{dt} = \frac{Dd}{R_0}\left[\langle R/R_0\rangle + R_0\left(\frac{\langle (R/R_0)^4\rangle}{\pi Dt}\right)^{\frac{1}{2}}\right] \times \left(1 + \frac{4\sigma}{3P_0 R_0}\right)\left(\frac{C_i}{C_0} - \frac{\langle (R/R_0)^4 (P_g/P_0)\rangle}{\langle (R/R_0)^4\rangle}\right) \quad (11.22)$$

式中，$d = kTC_0/P_0$；C_i 是液体中溶解气体的浓度；C_0 是饱和浓度；D 是气体扩散系数。令 $dR_0/dt = 0$，便可得到相应的整流扩散阈值声压。

$$P_A = \left[\frac{\left(\rho R_0^2 \omega_0^2\right)^2 \left[\left(1 - \omega^2/\omega_0^2\right)^2 + b^2\left(\omega^2/\omega_0^2\right)\right]\left(1 + 2\sigma/R_0 P_0 - C_i/C_0\right)}{(3+4\kappa)(C_i/C_0) - \{[3(\eta-1)(3\eta-4)/4] + (4-3\eta)\kappa\}(1 + 2\sigma/R_0 P_0)}\right]^{\frac{1}{2}} \quad (11.23)$$

11.2.3 坍塌过程

当入射超声的强度较高时，空化泡在声场作用的几个振荡周期内迅速增大，达到一定程度以后，液体中的空化泡在声场负压相作用时仍然继续增大，而在随后的收缩过程中，由于正压相惯性力过大而突然收缩，以致崩溃坍塌，难以继续维持振荡状态。这个过程也被称为惯性空化或者瞬态空化。

在惯性空化过程中，当空化泡体积收缩至最小时，它可能延续零点几纳秒，并在气泡崩塌时产生瞬时的高温和高压，并且伴随有声致发光、冲击波、高速射流等现象产生。一般认为，在瞬态空化泡存在的时间内，不发生气体通过空化壁的质量转移，但在泡壁界面上液体的蒸发与蒸汽的凝聚却自由地进行。

空化泡的崩溃时间为（Khoroshev，1964）

$$\tau = 0.915 R_0 \left(\frac{\rho}{p_m}\right)^{\frac{1}{2}}\left(1 + \frac{p_v}{p_m}\right) \quad (11.24)$$

式中，p_m 为气泡外部作用于气泡的总压力，$p_m = p_0 + p_A$；p_v 为泡内蒸汽压；R_0 为空化泡半径；ρ 为液体密度。

由于空化泡崩溃时间很短，可以假设瞬态空化泡的收缩（直到崩溃）过程是绝热过程，根据有关理论研究给出空化崩溃瞬时的最高温度与最大压力分别为（李争彩和林书玉，2008）：

$$T_{max} = T_0\left[\frac{p_m(\gamma-1)}{Q}\right] \quad (11.25)$$

$$p_{max} = Q\left[\frac{p_m(\gamma-1)}{Q}\right]^{\frac{\gamma}{\gamma-1}} \quad (11.26)$$

式中，Q 为气泡初始平衡时泡内总压力；T_0 为气泡内的初始温度（绝对温度 K）。

理论估算及对声化学反应速度的实验表明，瞬态空化泡崩溃时，形成局部热点，其温度可达 5000 K 以上（相当于太阳表面的温度），温度变化率达 109 K/s；压力可达数百乃至上千个大气压（相当于大洋深海处的压力）。

通常情况下，当空化泡的尺寸在几个交变周期内达到初始尺寸的两倍或以上时，惯性空化将会发生。Neppiras 和 Noltingk（1951）认为，在不可压缩的液体中，当气泡壁的运动速度等于液体中的声速时，气泡尺寸将达到最大，约为初始尺寸的 2.3 倍（$R_{\max} = 2.3R_0$）。以这个作为惯性空化发生条件，Apfel（1981）计算出了惯性空化阈值。

$$R_{\mathrm{T}} = \begin{cases} \dfrac{0.13}{f}\left(\dfrac{P_0}{\rho}\right)^{\frac{1}{2}}\left\{\dfrac{p-1}{\sqrt{p}}\left[1+\dfrac{2}{3}(p-1)\right]^{\frac{1}{3}}\right\}; & p \leqslant 11 \\[4mm] \dfrac{0.3}{f}\left(\dfrac{P_0}{\rho}\right)^{\frac{1}{2}}\left[\dfrac{2}{3}(p-1)\right]^{\frac{1}{2}}; & p \geqslant 11 \end{cases} \tag{11.27}$$

式中，$p \equiv P_{\mathrm{T}} / P_0$，$P_{\mathrm{T}}$ 为惯性空化阈值；R_{T} 为阈值所对应的空化泡半径；f 为超声频率；ρ 为液体密度。

11.3　声致液滴相变理论与计算原理

空化的发生离不开空化核，通常状态下液体中存在的微小气泡都可以视为空化核，此外，就是人工引入的空化核，如超声造影剂等。以氟碳化合物（perfluorocarbon，PFC）为内核、表面活性剂或脂质等为包膜的新型液核相变造影剂（简称相变纳米液滴）是一种人工空化核，并且是一类特殊的空化核。它的特殊性主要体现在两个方面：第一，在常温下，液核相变造影剂呈液滴状并可被制备成小至几十纳米的尺寸，这使得它可透过组织内皮间隙到达靶区组织周围，从而达到辅助超声成像或治疗的目的，而这是普通气核造影剂无法实现的；第二，该造影剂具有气液相变特性，即常温下蛋白质或脂质包裹的氟碳化合物以液态形式稳定存在，但被一定频率和强度的超声辐照后将相变成为微米尺度的气泡，该过程也被称为声致液滴相变（acoustic droplet vaporization，ADV）。正是由于这两个特殊性，尤其是第二点，使得液核相变造影剂被广泛应用于超声成像和超声治疗，如造影成像、血管阻断、药物释放等（Sheeran and Dayton，2012）。

声致液滴相变现象发生的具体机制尚不是十分清楚，根据国内外学者研究，大致可以分为两种主要机制。第一种，超声的热机制，即液滴吸收超声能量，温度升高，从而发生相变。不过，如果仅仅是由于超声热机制引起的，那么增加超声脉冲持续时间将能够有效降低 ADV 阈值，但研究发现除非持续时间是毫秒级别，否则在微秒级别的持续时间范围内 ADV 阈值并不随持续时间的增加有明显的变化，另外，有研究表明，当入射超声总的有效时间相同时，分散在多个周期的短脉冲超声难以引起 ADV，而在一个周期内的长脉冲超声则可引起 ADV，这说明热机制并不是最主要的机制。第二种，超声的力学机制，尤其是惯性空化，但这一机制也存在争议，因为惯性空化发生阈值与超声频率成正比，而 ADV 的阈值却与超声频率成反比。2013 年，*PNAS* 杂志上发表了一篇名为 *Acoustic droplet vaporization is initiated by superharmonic focusing* 的文章，作者认为超声非线性传播引起的高次谐波聚集作用于液滴内部的某一点从而引起相变（Shpak et al.，2014）。虽然这一理论仍基于超声的热机制和力学机制，但这一理论能够很好地解释 ADV 阈值与超声频率和液滴尺寸之间的关系，因此，接下来将重点对这一机制进行讲解。

11.3.1 声致液滴聚焦高次谐波相变机制

当液体中存在以全氟戊烷（perfluoropentane，PFP）为内核的相变纳米液滴时，超声换能器发射的超声需要传播一段距离（通常是厘米级的）以后才能作用到液滴上，由于诱发 ADV 的超声声压较高（在 MPa 数量级），而高强度超声具有非线性传播特性，在达到液滴上时，超声会发生高度畸变。畸变的超声可以利用 Khokhlov-Zabolotskaya-Kuznetsov （KZK）方程来描述（Zabolotskaya and Khokhlov，1969）。KZK 方程是目前描述非线性超声场最为精确的方程，它综合描述了超声传播过程中的衍射、非线性和吸收效应。但是应当指出，KZK 方程所适用的声场仅仅限于距离传播轴不远的区域，这一条件又称抛物近似或近轴近似。

$$\frac{\partial^2 p}{\partial z \partial \tau} = \frac{c_0}{2}\nabla_\perp^2 p + \frac{\delta}{2c_0^3}\frac{\partial^3 p}{\partial \tau^3} + \frac{\beta}{2\rho_0 c_0^3}\frac{\partial^2 p}{\partial \tau^2} \tag{11.28}$$

方程的右边第一项代表了非线性作用，第二项代表了热黏滞吸收作用，第三项代表了衍射作用（抛物线近似条件下）。

由于 KZK 方程是一个高阶非线性偏微分方程，我们采用频域方法进行求解。换能器焦点处的声压包含了多个频率的谐波成分，可以将该声压展开成 Fourier 级数形式。另外，由于全氟戊烷液滴通常为微纳米尺寸，比液滴与换能器表面的距离小 4 个数量级，因此，当超声传播至液滴内部时，可以忽视超声在液滴内部的非线性传播，而将其视为线性传播，从而对各个频率的分量做单独的分析。

$$P = \sum_{n=0}^{\infty} C_n(\sigma, \xi) e^{jn\pi} \tag{11.29}$$

式中，C_n 为 n 次谐波复数幅值，实际激励声压为实数，因此 $C_{-n} = C_n^*$，其中 C_n^* 为 C_n 的共轭复数。

首先分析单独一种频率的超声进入液滴内部的情况。假设入射超声为频率单一的平面波，声压为 $p = a^{i(wt-kz+\varphi)}$，该声压满足波动理论（Prosperetti，2011）

$$\nabla^2 p - \frac{1}{c_s^2}\frac{\partial^2 p}{\partial t^2} = 0 \tag{11.30}$$

将 p 中关于时间的因子暂时提取出来，并将余下的带入波动理论方程，可以得到

$$\nabla^2 v_s + k_s^2 v_s = 0 \tag{11.31}$$

式中，$k_s = \omega/c_s$ 为波数（$s=0$，1，其中 0 代表液滴外部，1 代表液滴内部）；v_s 为空间声压

（省去了 $e^{i(\omega t + \phi)}$ ，即不依赖时间变化）。

在液滴的界面处声压需满足两个边界平衡条件：

$$v_1 = u_0 + w_0 \tag{11.32}$$

$$\frac{1}{\rho_1}\frac{\partial v_1}{\partial n} = \frac{1}{\rho_0}\frac{\partial u_0}{\partial n} + \frac{1}{\rho_0}\frac{\partial w_0}{\partial n} \tag{11.33}$$

式中，v_1 表示液滴内部声压；v_0 表示液滴外部声压，且 $v_0 = u_0 + w_0$，其中 u_0 表示平面波入射声压，w_0 表示散射波的声压，具体如图 11.6 所示。第一个边界条件指的是液滴内外声压平衡条件；第二个方程是对第一个方程在法向方向的求导，依据的是质点运动连续性原理。

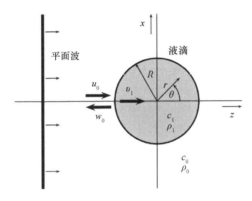

图 11.6　球形液滴的声波衍射示意图（Shpak et al.，2014）

将去掉时间依赖后的入射声压用球坐标的形式表示为

$$u_0 = e^{-ik_0 r\cos\theta} = \sum_{m=0}^{\infty}(-i)^m(2m+1)j_m(k_0 r)P_m(\cos\theta) \tag{11.34}$$

式中，$j_m(k_0 r) = \sqrt{\dfrac{\pi}{2k_0 r}}J_{m+\frac{1}{2}}(k_0 r)$，$J_{m+\frac{1}{2}}(k_0 r)$ 是 $m+1/2$ 阶的 Bessel 函数；$P_m(\cos\theta)$ 是 m 阶的勒让德多项式。基于 v_1 和 w_0 是轴对称的两个方程并同时满足公式（11.28），将两者表达为如下形式：

$$v_1 = \sum_{m=0}^{\infty}\alpha_m j_m(k_1 r)P_m(\cos\theta) \tag{11.35}$$

$$w_0 = \sum_{m=0}^{\infty}\beta_m h_m^{(2)}(k_0 r)P_m(\cos\theta) \tag{11.36}$$

式中，只有 α_m 和 β_m 是未知数，将式（11.35）和式（11.36）代入式（11.32）、式（11.33）并结合式（11.34）可以求解得出 α_m，表达式如下：

$$\alpha_m = \gamma_m \frac{j_m(k_0 R)h_m'^{(2)}(k_0 R) - h_m^{(2)}(k_0 R)j_m'(k_0 R)}{j_m(k_1 R)h_m'^{(2)}(k_0 R) - \dfrac{k_1\rho_0}{k_0\rho_0}h_m^{(2)}(k_0 R)j_m'(k_1 R)} \tag{11.37}$$

此时，将先前提取出来的时间因子 $e^{i(\omega t + \phi)}$ 重新考虑进来，可以得到任意时刻液滴内

部位于空间点（r，θ）处的声压为

$$p_{\text{inside}}(r,\theta,t) = a\text{e}^{\text{i}(\omega t + \phi)} \sum_{m=0}^{\infty} \alpha_m j_m(k_1 r) P_m(\cos\theta) \tag{11.38}$$

上述方程是在入射超声波为单一频率的正弦波的条件下得到的，由于聚焦超声传播过程是非线性的，因此包含多种频率分量，将每一种频率分量代入式（11.38）可以得到相应的任意时刻液滴内部位于空间点（r，θ）处的声压，此时，将所有频率超声在液滴内部的声压叠加起来，可以得到任意时刻液滴内部位于空间点（r，θ）处的声压值。

$$p_{\text{inside}}(r,\theta,t) = \sum_{n=0}^{\infty} \sum_{m=0}^{\infty} a_n \text{e}^{\text{i}(n\omega t + \phi_n)} \alpha_{mn} j_m(nk_1 r) P_m(\cos\theta) \tag{11.39}$$

式中，计算 α_{mn} 时，只需将式（11.37）中的 k_0 和 k_1 替换成 nk_0 和 nk_1 即可。

根据上式计算得到液滴内某一点（r，θ）在 t 时刻时，超声声压会达到最大值，而液滴的相变也从这一点开始的，如图 11.7 所示。

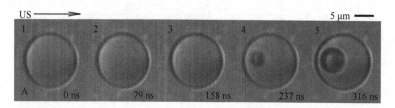

图 11.7　全氟戊烷液滴相变过程的超高速成像（Shpak et al.，2014）

11.3.2　声致液滴相变过程

超声波在介质中传播时在一个周期内存在正负压的交替变化，可表示为 $P_a = P_A \sin(\omega t)$，在超声波所形成的负压区，介质受到的作用力为 $P_0 - |P_a|$（P_0 为周围静压力）。当介质中含有相变液滴时，只有当 $P_0 - |P_a|$ 大于氟碳蒸气及水蒸气的最小拉普拉斯压力并持续一段时间时，才可引发液滴的相变过程。一段时间是指均匀成核或异质成核所需时间，图 11.8 为超声作用于相变液滴的示意图，其中图 11.8（a）为未发生相变的情况，图 11.8（b）为声致液滴相变的情况，由于周围介质及微泡壁的惯性作用，微泡尺寸的最大值并不是对应负声压最大时刻。

水溶液中的相变液滴在超声激励下汽化时，液滴表面温度下降；相反的，当气态微泡崩溃时，气体分子在液滴表面冷凝又使得表面温度升高。同时，液滴-气体-水之间也存在热传导。对全氟戊烷相变液滴的整个相变过程进行数值模拟，整个数值模拟基于气泡的半径、壁速度、液体表面温度及该温度下气泡内全氟戊烷液滴的蒸气压。液滴相变过程如图 11.9 所示。

液滴相变是分层的、逐步的，不是整个液滴一次相变，这里假设液滴最外层部分先相变，变成气态，内部仍然保持液滴状态，当相变后的液滴处于平衡状态时，满足以下方程

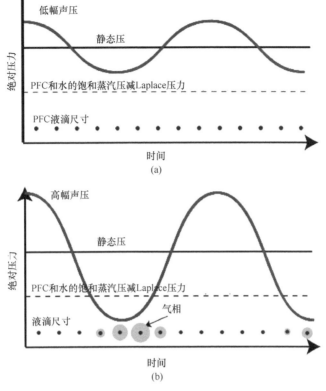

图 11.8　全氟化碳乳剂上施加超声波的示意图（Pitt et al.，2014）

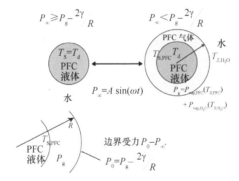

图 11.9　相变液滴和环绕液体的气相液滴的原理示意图（Pitt et al.，2014）

$$P_\infty = P_{atm} + h\rho_w g + A\sin\omega t \qquad (11.40)$$

$$P_g = P_{vap,PFC}(T_{s,PFC}) + P_{vap,H_2O}(T_{s,H_2O}) \qquad (11.41)$$

$$P_0 = P_g - \frac{2\gamma}{R(t)} \qquad (11.42)$$

式中，$T_{s,PFC}$ 表示 PFC 液滴表面的温度；T_{s,H_2O} 表示气泡表面的温度；P_g 表示的是气泡的总蒸汽压，它是关于表面温度的函数（PFC/gas 和 water/gas 界面）。如果 $T_{s,PFC}$ 和 T_{s,H_2O} 是不同的，那么在两个界面之间将存在温度梯度，假设温度梯度是线性的，那么气泡的

平均温度 $\overline{T_g}$ 为

$$\overline{T_g} = \frac{\int_{R_L}^R 4\pi r^2 T(r)\rho_g \overline{C_p M_w}\,\mathrm{d}r}{\int_{R_L}^R 4\pi r^2 \rho_g \overline{C_p M_w}\,\mathrm{d}r} \tag{11.43}$$

$$= T_{s,PEC} + \frac{3}{4}\frac{(T_{s,H_2O} - T_{s,PEC})(R^4 - R_L^4)}{(R - R_L)(R^3 - R_L^3)} - \frac{(T_{s,H_2O} - T_{s,PEC})R_L}{(R - R_L)}$$

在该温度下，气体的平均密度为

$$\rho_g = \frac{P_g \overline{M_w}}{R_G \overline{T_g}} \tag{11.44}$$

式中，R_c 表示理想气体常数；$\overline{M_w}$ 表示气体的摩尔平均分子质量：

$$\overline{M_w} = X_{PFC}M_{PFC} + (1 - X_{PFC})M_{H_2O} \tag{11.45}$$

式中，X_{PFC} 表示 PFC 蒸气在所有气体中所占的比重：

$$X_{PFC} = \frac{P_{vap,PFC}}{P_g} = \frac{P_{vap,PFC}(T_{s,PFC})}{P_{vap,PFC}(T_{s,PFC}) + P_{vap,H_2O}(T_{s,H_2O})} \tag{11.46}$$

由于分子和分母受温度变化的影响较小，在微小的热扰动下，全氟戊烷液滴气化和水气化的速率基本保持不变

$$\frac{\mathrm{d}m_{PFC}}{\mathrm{d}m_{H_2O}} = \frac{X_{PFC}M_{PFC}}{(1 - X_{PFC})M_{H_2O}} \tag{11.47}$$

式中，m_{PFC} 和 m_{H_2O} 分别表示发生气化的 PFC 液体和水的质量。

另外，由于气泡内蒸汽压 P_g 随着平均温度的变化很缓慢，因此，气泡内气体密度随着平均温度 $\overline{T_g}$ 和时间 t 的变化可近似为

$$\frac{\mathrm{d}\rho_g}{\mathrm{d}\overline{T_g}} = -\frac{P_g \overline{M_w}}{R_G \overline{T_g}^2} \tag{11.48}$$

$$\frac{\mathrm{d}\rho_g}{\mathrm{d}t} = \left(\frac{-P_g \overline{M_w}}{R_G \overline{T_g}^2}\right)\frac{\mathrm{d}\overline{T_g}}{\mathrm{d}t} \tag{11.49}$$

当一定强度的超声作用在 PFC 上时，一部分 PFC 和少量的水会气化变成气体，气化液体的质量变化速率分别为 $-\dfrac{\mathrm{d}m_{PFC}}{\mathrm{d}t}$（PFC 液滴）和 $-\dfrac{\mathrm{d}m_{H_2O}}{\mathrm{d}t}$（水的），两者之和就是总的质量变化速率。

$$-\frac{\mathrm{d}m_{PFC}}{\mathrm{d}t} + \frac{\mathrm{d}m_{H_2O}}{\mathrm{d}t} = \frac{\mathrm{d}m_g}{\mathrm{d}t} = \frac{\mathrm{d}(V_g\rho_g)}{\mathrm{d}t} = \rho_g\left[4\pi R^2\frac{\mathrm{d}R}{\mathrm{d}t} - 4\pi R_L^2\frac{\mathrm{d}R_L}{\mathrm{d}t}\right] + \frac{3}{4}\pi(R^3 - R_L^3)\frac{\mathrm{d}\rho_g}{\mathrm{d}t} \tag{11.50}$$

结合公式（11.47），上式可以简化为

$$\frac{\mathrm{d}m_\mathrm{g}}{\mathrm{d}t} = -\frac{\mathrm{d}m_\mathrm{PFC}}{\mathrm{d}t} - \frac{\mathrm{d}m_{\mathrm{H_2O}}}{\mathrm{d}t} = -\frac{\mathrm{d}m_\mathrm{PFC}}{\mathrm{d}t}\left[1 + \frac{(1-X_\mathrm{PFC})M_{\mathrm{H_2O}}}{X_\mathrm{PFC}M_\mathrm{PFC}}\right] \tag{11.51}$$

而 PFC 液滴质量的变化和其尺寸变化密切相关的，即

$$-\frac{\mathrm{d}m_\mathrm{PFC}}{\mathrm{d}t} = -\rho_\mathrm{PFC}4\pi R_\mathrm{L}^2\frac{\mathrm{d}R_\mathrm{L}}{\mathrm{d}t} = M_\mathrm{PFC}\frac{\mathrm{d}(X_\mathrm{PFC}N)}{\mathrm{d}t} \tag{11.52}$$

$N = m_\mathrm{g}\big/\overline{M_\mathrm{W}}$，表示的是气体摩尔总数量，结合方程（11.45）、式（11.48）～式（11.51）可以得到如下关系

$$\rho_\mathrm{g}4\pi R^2\frac{\mathrm{d}R}{\mathrm{d}t} - \frac{3}{4}\pi(R^3 - R_\mathrm{L}^3)\left(\frac{P_\mathrm{g}\overline{M_\mathrm{W}}}{R_\mathrm{G}\overline{T_\mathrm{g}}^2}\right)\frac{\mathrm{d}\overline{T_\mathrm{g}}}{\mathrm{d}t} = \left[\overline{M_\mathrm{W}} - \frac{\rho_\mathrm{g}}{\rho_\mathrm{PFC}}X_\mathrm{PFC}M_\mathrm{PFC}\right]\frac{\mathrm{d}N}{\mathrm{d}t} \tag{11.53}$$

由于通常情况下，PFC 的密度和气体密度相差很大，前者约为 $1670\,\mathrm{kg/m^3}$，而后者只为 $3.95\ \mathrm{kg/m^3}$，因此 $\dfrac{\rho_\mathrm{g}}{\rho_\mathrm{PFC}}X_\mathrm{PFC}M_\mathrm{PFC}$ 近似为零，可以忽略，由此可以得到气泡壁的运动速度：

$$u(R,t) = \frac{\mathrm{d}R}{\mathrm{d}t} = \frac{R_\mathrm{G}\overline{T_\mathrm{g}}}{4\pi R^2 P_\mathrm{g}}\frac{\mathrm{d}N}{\mathrm{d}t} + \frac{(R^3 - R_\mathrm{L}^3)}{3\overline{T_\mathrm{g}}R^2}\frac{\mathrm{d}\overline{T_\mathrm{g}}}{\mathrm{d}t} \tag{11.54}$$

接下来，详细分析气泡界面处在外界力作用下的动态变化情况，如图 11.10 所示。

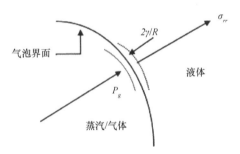

图 11.10　气-液界面上的压力平衡（Pitt et al., 2014）

在界面处，当界面微小变化时，在轴向方向上，单位面积向外的力的净增量为

$$\left(F\big/A\right)_\mathrm{net} = -P_0 + 2\mu\frac{\partial u}{\partial r} + P_\mathrm{g} - 2\gamma\big/R \tag{11.55}$$

式中，μ_L 为液体黏滞系数，如果气-液界面上不存在质量转移，那么这个净增量就等于零，即

$$0 = -P_0 - \frac{4\mu_\mathrm{L}}{R}\frac{\mathrm{d}R}{\mathrm{d}t} + P_\mathrm{g} - 2\gamma\big/R \tag{11.56}$$

结合 Navier-Stokes 方程

$$-\frac{1}{\rho_\mathrm{L}}\frac{\partial P}{\partial r} = \frac{1}{r^2}\frac{\partial F}{\partial t} - \frac{2F^2}{r^5} \tag{11.57}$$

其中 $F(t) = R^2 \dfrac{\mathrm{d}R}{\mathrm{d}t}$

可以得到气泡尺寸随时间变化的方程，该方程可视为 Rayleigh-Plesset 方程的修正

$$\frac{P_{\mathrm{g}}(T,t) - P_\infty(t)}{\rho_{\mathrm{L}}} = R\frac{\mathrm{d}^2 R}{\mathrm{d}t^2} + \frac{3}{2}\left(\frac{\mathrm{d}R}{\mathrm{d}t}\right)^2 + \frac{4v_{\mathrm{L}}}{R}\frac{\mathrm{d}R}{\mathrm{d}t} + \frac{2\gamma}{R\rho_{\mathrm{L}}} \tag{11.58}$$

根据方程（11.58）可以有效地计算出在超声作用下气泡半径的变化（$R(t)$）及相应的变化速度（$u(R,t)$）。

接下来重点研究相变过程中全氟戊烷表面温度的变化。当超声作用在全氟戊烷液滴上时，液滴的气化会降低其表面温度，从而在界面和临近气体之间产生温度梯度。同样，水的气化也使得气泡表面温度降低，并在气/水界面和临近气体之间产生温度梯度。

首先分析液滴内部温度分布

$$\rho_{\mathrm{PFC}}C_{\mathrm{P,PFC}}\frac{\mathrm{d}T}{\mathrm{d}t} = \frac{-1}{r^2}\frac{\partial}{\partial r}(r^2 q_{\mathrm{int,PFC}}), \ r < R_{\mathrm{L}} \tag{11.59}$$

$q_{\mathrm{int,PFC}}$ 表示液滴内部的能量流，当 $r = R_{\mathrm{L}}$，即在液滴表面处时，满足：

$$q_{\mathrm{int,PFC}} = q_{\mathrm{s,PFC}} = q_{\mathrm{c,gas}} + q_{\mathrm{rad}} + q_{\mathrm{evap}} \tag{11.60}$$

式中，$q_{\mathrm{s,PFC}}$ 表示 PFC 液相表面的净能量流动；$q_{\mathrm{c,gas}}$ 指通过气相 PFC 热传递的能量；q_{rad} 表示热辐射的能量；q_{evap} 表示相变的潜伏热。

$$q_{\mathrm{c,gas}} = -k_{\mathrm{gas}}\frac{\partial T}{\partial r}\bigg|_{r>R_{\mathrm{L}}} \cong -\theta h(T_{\mathrm{s,H_2O}} - T_{\mathrm{s,PFC}})$$

$$q_{\mathrm{rad}} = -\varepsilon\sigma f(T_{\mathrm{s,H_2O}}^4 - T_{\mathrm{s,PFC}}^4) \tag{11.61}$$

$$q_{\mathrm{evap}} = \frac{M_{\mathrm{PFC}}\Delta H_{\mathrm{PFC}}}{4\pi R_{\mathrm{L}}^2}\frac{\mathrm{d}N_{\mathrm{PFC}}}{\mathrm{d}t} = \frac{M_{\mathrm{PFC}}\Delta H_{\mathrm{PFC}}X_{\mathrm{PFC}}}{4\pi R_{\mathrm{L}}^2}\frac{\mathrm{d}N}{\mathrm{d}t}$$

对于超声激励下液滴表面温度随时间的变化情况，必须结合两种极端情况来求解，两种极端情况分别对应两种数学模型——均匀温度模型和渗透模型。

均匀温度模型假设：PFP 液滴热扩散系数足够高，扩散距离足够短，时间尺度足够长以致液滴内部无温度梯度。根据该假设可以得到液滴表面温度随时间的变化情况：

$$\begin{aligned}\frac{\mathrm{d}T_{\mathrm{droplet}}}{\mathrm{d}t} = \frac{\mathrm{d}T_{\mathrm{s,PFC}}}{\mathrm{d}t} &= \frac{3}{\rho C_{\mathrm{P,PFC}}}[\theta h(T_{\mathrm{s,H_2O}} - T_{\mathrm{s,PFC}}) \\ &+ \varepsilon\sigma f(T_{\mathrm{s,H_2O}}^4 - T_{\mathrm{s,PFC}}^4) - \frac{M_{\mathrm{PFC}}\Delta H_{\mathrm{PFC}}X_{\mathrm{PFC}}}{4\pi R_{\mathrm{L}}^2}\frac{\mathrm{d}N}{\mathrm{d}t}]\end{aligned} \tag{11.62}$$

渗透模型假设：热扩散距离足够小、液滴尺寸足够大、时间足够短使得界面温度能够深入液滴，根据该模型可以得到液滴表面温度随时间的变化情况，如下：

$$\frac{\mathrm{d}T_{\mathrm{s,PFC}}}{\mathrm{d}t} = \frac{q_{\mathrm{s,PFC}}}{k_{\mathrm{PFC}}}\sqrt{\frac{\alpha}{\pi(t-t')}} \tag{11.63}$$

11.4　超声空化过程中的影响因素

11.4.1　Blake 阈值

当气泡的半径比较小（纳米级）和半径较大（微米级）时，利用公式（11.11），计算得到 Blake 阈值随着气泡初始半径变化的曲线，如图 11.11 所示。由图 11.11 可看出，随着初始半径的微小变化，阈值下降很快，但当 R_0 达到某个值时，Blake 阈值 R_0 的变化就变得很缓慢。空化泡初始半径越大，需要的阈值声压越小。

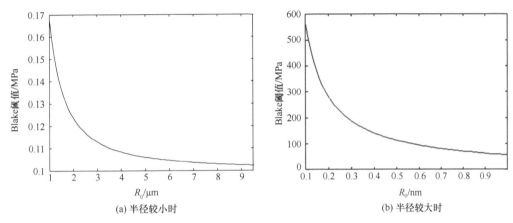

(a) 半径较小时　　　　　　　　　　(b) 半径较大时

图 11.11　不同半径下 Blake 阈值随初始半径变化曲线

11.4.2　异质成核阈值

当固体颗粒表面狭缝中存在气泡时，改变计算参数（气体压力、温度、表面张力等）时，异质成核阈值将随之变化。假设水的温度为 25℃、入射超声的频率为 36 kHz，则水中气体的饱和溶解度 $\gamma=1$，固体狭缝的半张角 $\beta=14°$，$\delta=|\cos(\alpha_A-\beta)|=0.035$，$\phi=\alpha_H+\beta$ 选择为 32°。改变平衡状态下气泡内气压，异质成核阈值随之变化的曲线如图 11.12 所示。

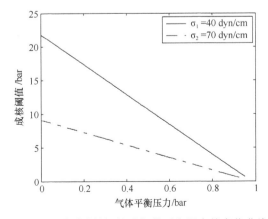

图 11.12　异质成核阈值随气体平衡压力的变化曲线

从图 11.12 中可以看出，当气泡内气体的压力逐渐增大时，异质成核所需阈值声压线性降低，并且水的表面张力越大，阈值越小；当气体压力接近水的静态压力时，成核阈值几乎为零。

当气泡稳定存在于固体狭缝中时，气泡壁与狭缝壁之间的夹角如果为 α_E，则满足：$\cos\alpha_E = -1 + C/\sigma$，根据计算 $32° < \alpha_E < 180°$，因此，观察成核阈值与水的表面张力的关系时，表面张力取值需满足 $\sigma > 27.0563$。图 11.13 所示是相应的结果，其中气泡内气体压力选取了两个值，分别为 P_g=0.19 bar 和 P_g=0.47 bar。根据结果发现，随着表面张力增大，异质成核阈值呈指数下降，并且气泡内含有的气体的压力越大，成核阈值越低。

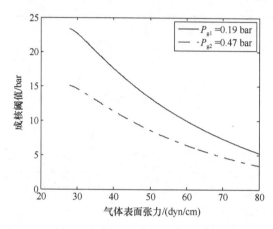

图 11.13　异质成核阈值随气体表面张力的变化曲线

改变水的温度，成核阈值随之变化的情况如图 11.14 所示。同样的，其中气泡内气体压力选取了两组值，分别为 P_g=0.04 bar 和 P_g=0.35 bar。从图中可以看出，随着温度升高，成核阈值缓慢降低，并且气泡内气体压力越大，成核阈值越小。

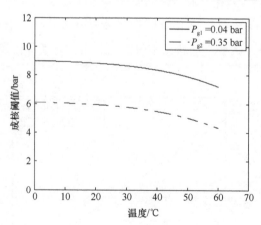

图 11.14　异质成核阈值随温度的变化曲线

11.4.3　空化坍塌阈值

图 11.15 为空化现象中几个阈值半径随声压的变化曲线，其中，R_B 为 Blake 阈值；

R_D 为整流扩散阈值；R_I 为惯性半径，即一个空腔达到极限速度的 75% 时的半径；R_T 为瞬态空化阈值。参数设置为：超声频率为 10 kHz，气体饱和度为 1，水的密度为 1000 kg/m³，静态压力为 $P_0 = 10^5$ Pa，表面张力取 $\sigma = 10^{-5}$ N/m。如图 11.15 所示，几条曲线将图像分为 A、B、C 三个区域。

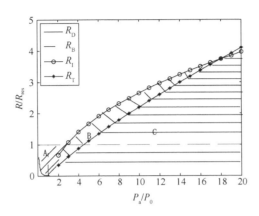

图 11.15 10 kHz，$R_{res} = 327$ μm，饱和系数为 1 时的空化预测曲线

区域 A：在这个区域中，气泡的增长只由整流扩散引起。当气泡尺寸接近共振半径时，气泡将剧烈振动并且可能会破碎成多个微泡。由于狭缝内部气体的缓冲效应，该情况一般不会在固体界面上发生。

区域 B：气泡将在整流扩散或者直接在超声的机械力作用下增长，但该过程不是瞬态的。如果气泡的尺寸增长到共振半径时，它将最终破碎成小微泡，如果这些气泡的尺寸小于原始气泡的初始半径，那么它将在区域 C 变成瞬态过程。应当注意的是，R_T 和 R_I 曲线不适用于 $p(\equiv P_A / P_0) < 2$ 的情况。

区域 C：一般将这个区域定义为惯性空化区域，这意味着此时气泡的活动情况均为瞬态的。

图 11.16 为超声频率固定为 10 kHz 时，不同气体饱和度下得到的空化预测曲线。从图中可以看出，随着气体饱和度的减小，R_T、R_I、R_B 曲线均未见明显变化，但 R_D 曲线更加趋近于共振半径，这表明只有接近于共振半径的很小一部分气泡会产生整流扩散。

图 11.17 为气体饱和系数为 1，保持不变时，改变超声频率得到的空化预测曲线。由图中可以看出，随着超声频率的增大，R_D 曲线逐渐趋近于共振半径，R_B 曲线变得弯曲，R_I、R_T 曲线幅值降低。这表明随着外加超声频率的增加，只有在共振半径附近的微泡才能发生整流扩散，且小半径下对应的 Blake 阈值增大，同时某一固定声压下所对应的惯性半径和瞬态空化阈值半径也减小。

11.4.4 空化坍塌时间

利用 Khoroshev 的理论进行数值模拟 [公式（11.24）]，讨论在不同的蒸汽压 P_v 下崩溃时间 τ 随 P_m 的变化曲线，结果如图 11.18 所示。其中取 $R_0 = 2$ μm，$\rho = 1000$ kg/m³。

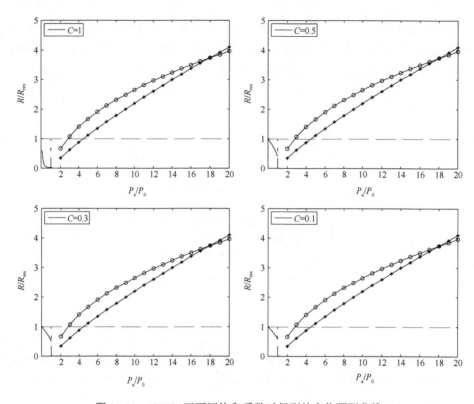

图 11.16　10 kHz 下不同饱和系数时得到的空化预测曲线

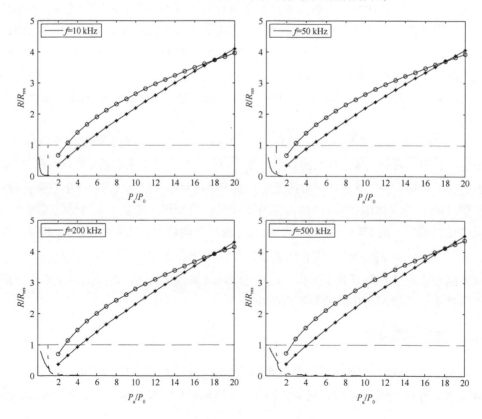

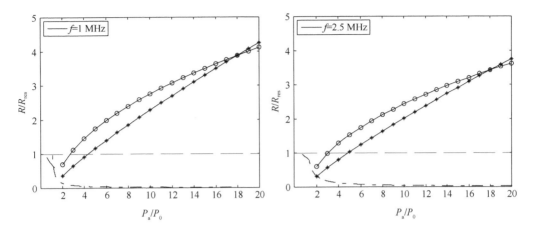

图 11.17　饱和系数为 1、不同驱动频率下得到的空化预测曲线

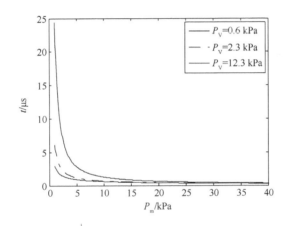

图 11.18　崩溃时间随 P_m 的变化曲线

由图 11.18 可以看出，初始半径一定时，崩溃时间 τ 随 P_m 的增大而变短，随着 P_v 的增大而变长，即 P_m 增大，空化泡崩溃所需的时间将会变短；当 P_v 增大，空化泡半径也会增大，崩溃所需的时间变长。

11.4.5　空化坍塌压力

图 11.19 是水温为 20℃、50℃时，空化坍塌时局部产生的高压 P_{max} 和气体比热比 γ 之间的关系曲线。其中参数为：$P_g=2334.6\ Pa$，气泡所受总压力 $P_m=2\ MPa$。

由图 11.19 可看出，当温度为 20℃和 50℃时，随着 γ 增大，P_{max} 逐渐减小，且减小速度先快后慢，这是由于 γ 增大使空化泡内气体含量增大，从而使"缓冲"效应增大，因而使得崩溃时最大压力有所减小。同时发现，当温度从 20℃升高到 50℃时，相同比热比下的崩溃所对应的最大压强下降了三个数量级，这表明在应用过程中环境温度不可过高。

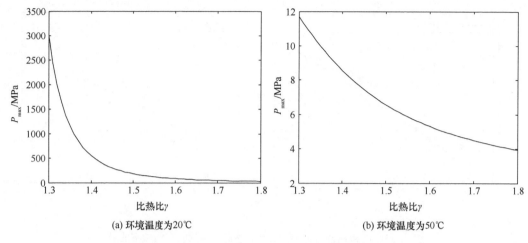

(a) 环境温度为20℃　　　　　　　　　(b) 环境温度为50℃

图 11.19　不同温度下 P_{max} 和 γ 之间的关系曲线

此外，当改变 P_m 的值时，崩溃压力也会随之改变，具体曲线如图 11.20 所示。由图可以看出，随着 P_m 的增大，崩溃压力迅速上升，这是因为气泡外加压力越大，气泡震荡过程中积聚的能量也越大，因而崩溃时产生的压力也迅速上升。

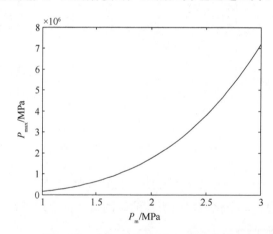

图 11.20　坍塌压力随 P_m 的变化曲线

11.5　相变液滴的聚焦效应及影响因素

11.5.1　相变液滴的聚焦效应

在计算仿真过程中，相应参数值设置如下：聚焦超声换能器的直径为 19.05 mm，几何焦距为 38.1 mm；超声在水中的传播速度 c_0 =1520 m/s（37℃），密度为 ρ=10^3 kg/m³，线性系数 β = 3.5，声扩散系数 δ = 4.3×10^6 s^{-1}；全氟戊烷液滴的密度为 ρ = 1556 kg/m³，液滴中声速为 c_1 = 406 m/s（37℃）。其中，入射超声为正弦波，频率为 3.5 MHz，换能器处声压值 P_0 = –0.39 MPa。

当水溶液中无全氟戊烷液滴时，通过求解 KZK 方程可以计算出换能器轴线上声压峰值的分布，包括正压和负压，具体结果如图 11.21 所示，其中正压峰值约为 20.75 MPa，负压极值约为 –4.648 MPa。

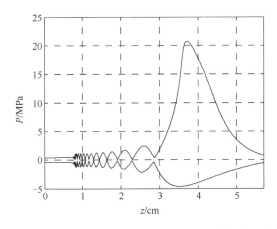

图 11.21　换能器轴线上的声压分布（未加入全氟戊烷液滴）

此外，求解 KZK 方程可以得到轴线上正压极值处的声压波形，如图 11.22 所示。由图可以看出，由于声波的非线性传播，正压极值处的声压波形出现了极大的畸变，正压极值出现在距离换能器 3.71 cm 处，此处的负压极值为 –4.5204 MPa。

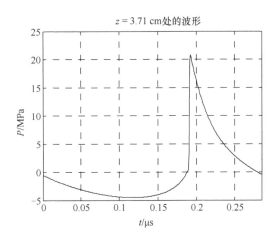

图 11.22　换能器轴线正压极值处的声压波形（未加入全氟戊烷液滴）

将负压极值处的超声波作为全氟戊烷液滴的入射声波，计算得到全氟戊烷液滴内部在超声轴线上的声压分布，如图 11.23 所示，其中液滴的半径 $R = 10$ μm。从图中可以看出，在靠近液滴中心位置处，负声压有明显的聚焦，并且其负压值为 –30.62 MPa，相较于初始声压幅值，升高了约 6.8 倍，负压极值出现的位置约为 –8.7 μm，由于此处负压极值最大，因而此处易最先产生相变。

11.5.2　液滴内部声压的频率依赖性

图 11.24 为初始半径为 10 μm 时，液滴内部声压随频率的变化曲线，由图可以看出，

在低频范围内，液滴的放大倍数较小，放大作用不明显；在 3 MHz 以后，随着频率的升高，液滴对声压的放大作用迅速增强。这表明相对于低频，高频下液滴对声压的聚焦作用更加明显，因而高频条件下引起相变所需的入射声压更低。此外，可以发现液滴内部的压力放大倍数在一些频率下出现峰值，这是因为液滴对声波的聚焦作用受到超声频率和液滴半径共同影响，当产生的第 K 次谐波和半径满足 $K \times R = 1$ 时放大效果会最明显。

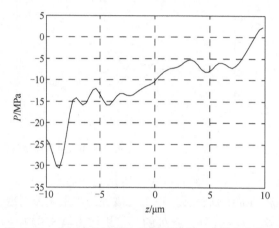

图 11.23 全氟戊烷液滴内部声压分布（声轴线上的）

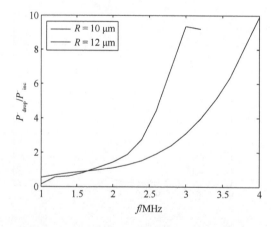

图 11.24 液滴内部声压随频率的变化过程

11.5.3 液滴内部声压的入射声压依赖性

图 11.25 为相变液滴初始半径为 10 μm 和 12 μm 时，声压放大倍数随液滴入射声压的变化曲线，其中作图时采用多项式拟合。可以看出，随着液滴入射声压的增加，液滴内部声压放大倍数也随之上升，液滴内部声压极值也增大。这说明液滴入射声压越大，液滴对入射超声的放大作用越明显。此外，从图中可以看出，在相同的入射声压下，液滴的半径越大，液滴对入射声波的放大作用越明显。

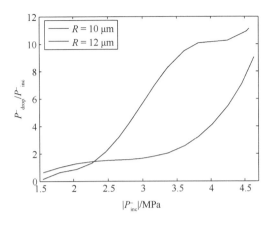

图 11.25　液滴内部声压随入射声压的变化过程

11.5.4　液滴内部声压的半径依赖性

图 11.26 为 $P_{inc}^{-} = -4.5$ MPa 和 $P_{inc}^{-} = -3.6$ MPa 时，相变液滴内部对入射声压的放大倍数随液滴半径的变化曲线，其中画图时采用多项式拟合。由图可以看出，当半径较小时，液滴的放大作用不明显；当半径大于 6 μm 时，随着半径的增大，液滴对声压的放大倍数迅速增大。这说明液滴的半径越大，液滴对入射声压的放大作用越明显，液滴内部越容易产生相变。此外，对比两条曲线可以看出，相同半径下，液滴入射声压越大，放大倍数也越大，这与图 11.24 结果一致。

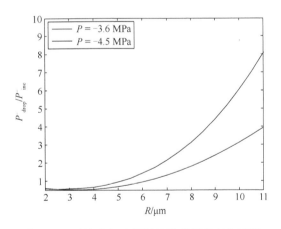

图 11.26　液滴内部声压随液滴半径的变化过程

11.6　相变液滴的相变动力学过程

图 11.27 展示了在超声波作用下相变液滴的相变动力学过程，由上到下三条曲线依次表示施加超声后液滴处的局部压力-时间曲线、液滴的半径-时间变化曲线和液滴表面速度-时间变化曲线。仿真计算时参数设置如下：全氟戊烷半径 $R = 125$ nm，环境温度 $T = 25$℃，超声波频率 $f = 500$ kHz，超声波声压幅值 $P_{\infty} = 115$ kPa，静水压 $P_0 = 196$ Pa。

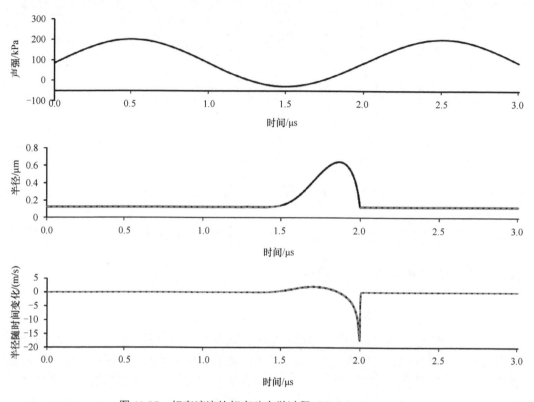

图 11.27 相变液滴的相变动力学过程（Pitt et al.，2014）

从图 11.27 可以看出，液滴在初始时刻并没有相变，直到液滴内部的压力（即局部压力和 Laplace 力之和）小于全氟戊烷和水的混合物的蒸汽压后相变才开始发生。相变开始后，气泡半径缓慢增加，表面膨胀速度最大约 2.5m/s，膨胀末期半径约为 0.7μm，较初始半径增大约 5.6 倍。随着局部压力的增大，气泡半径迅速减小，速度达 18m/s，也正是由于气泡的剧烈收缩导致了气泡的最终坍塌。

11.7 本 章 小 结

鉴于空化的基础理论在空化介导的超声治疗中的重要性及当前空化研究中的前沿核心问题，本章首先介绍了超声空化与声致液滴相变的物理机制与原理，其次介绍了超声的非线性传播和液滴对声波高度畸变的聚集作用，最后介绍了声致液滴相变动力学过程。此后，首先对超声空化成核阈值、坍塌时间及坍塌时的局部压强进行计算。计算结果表明，空化异质成核阈值随着气泡半径、外加压力和表面张力的增大而降低，气泡坍塌时间随着外加压力的增大而减少，坍塌时产生的局部高压随外加压力、外界温度和气体比热比的增加而降低。其次对相变液滴内聚焦点处声压的大小进行计算，结果表明，频率越高，入射声压越大，液滴半径越大，液滴对声压的放大作用越强。最后计算全氟戊烷相变液滴在超声激励下相变成为气泡的动态过程，包括相变气泡的半径变化、气泡壁运动速度变化、液滴表面温度的变化等。结果表明，当其他参数保持不变时，气泡的最大尺寸及振荡速度随着声压幅值、液滴尺寸、蒸汽压和温度的升高而增大，随着表面张力和频率的增大而减小。通过上述计算仿真，可以增强对超声空化及声致液滴相变过程的了解，并且对影响该过程的相关因素（如发射频率、声压、环境温度、气压、微泡表面张力、初始半径等）有更为深刻的认识，由此为进一步控制空化过程，为空化介导的生物医学应用奠定理论基础并提供指导。

主要参考文献

李争彩, 林书玉. 2008. 超声空化影响因素的数值模拟研究. 陕西师范大学学报(自然科学版), 36(1): 38-42.

Apfel R E. 1970. The role of impurities in cavitation-threshold determination. Journal of the Acoustical Society of America, 48(5B): 1179.

Apfel R E. 1981. Acoustic cavitation prediction. Journal of the Acoustical Society of America, 69(6): 1624-1633.

Atchley A A. 1989. The Blake threshold of a cavitation nucleus having a radius-dependent surface tension. Journal of the Acoustical Society of America, 85(1): 152-157.

Blander M, Katz J L. 1975. Bubble nucleation in liquids. American Institute of Chemical Engineers, 21(5): 833-848.

Crum L A. 1979. Tensile strength of water. Nature, 278(5700): 148-149.

Crum L A. 1984. Acoustic cavitation series: part five rectified diffusion. Ultrasonics, 22(5): 215-223.

Hilgenfeldt S, Brenner M P, Grossmann S, et al., 1998. Analysis of Rayleigh–Plesset dynamics for sonoluminescing bubbles. Journal of Fluid Mechanics, 365: 171-204.

Jones S F, Evans G M, Galvin K P, 1999. Bubble nucleation from gas cavities-a review. Advances in Colloid and Interface Science, 80(1): 27-50.

Khoroshev G A. 1964. Collapse of vapor-air cavitation bubbles (Collapse of single spherical vapor-air cavitation bubble, computing bubble movement and pressure as function of air content). Soviet Physics Acoustics, 9: 275-279.

Maris H J. 2006. Introduction to the physics of nucleation. Comptes Rendus Physique, 7(7): 946-958.

Minnaert M. 1933. On musical air-bubbles and the sounds of running water. Philosophical Magazine, 16(104): 235-248.

Neppiras E A, Noltingk B E. 1951. Cavitation produced by ultrasonics: theoretical conditions for the onset of cavitation. Proceedings of the Physical Society, 64(64): 1032.

Neppiras E A. 1980. Acoustic cavitation. Physics Reports, 61(3): 159-251.

Pitt W G, Singh R N, Perez K X, et al. 2014. Phase transitions of perfluorocarbon nanoemulsion induced with ultrasound: a mathematical model. Ultrasonics Sonochemistry, 21(2): 879-891.

Plesset M S. 1949. The dynamics of cavitation bubbles. Journal of Applied Mechanics, 16(3): 277-282.

Prosperetti A. 2011. Advanced Mathematics for Applications. Cambridge UK: Cambridge Univ Press.

Sheeran P S, Dayton P A. 2012. Phase-change contrast agents for imaging and therapy. Current Pharmaceutical Design, 18(15): 2152-2165.

Shpak O, Verweij M, Vos H J, et al. 2014. Acoustic droplet vaporization is initiated by superharmonic focusing. Proceedings of the National Academy of Sciences of the United States of America, 111(5): 1697-1702.

Zabolotskaya E A, Khokhlov R V. 1969. Quasi-plane waves in the nonlinear acoustics of confined beams. Soviet Physics Acoustics, 15: 35-40.

第 12 章　光　声　空　化

12.1　引　言

空化现象广泛存在于高强度聚焦超声（HIFU）治疗和激光显微手术等医学治疗过程中，并对治疗效果具有显著的增强效应。但由于组织空化阈值较高，导致空化难于控制和附加伤害大等问题。通过同时引入共焦的激光和超声于液体介质中，利用激光和超声的协同作用产生空化现象，被称为光声空化（photoacoustic cavitation）。相比于声空化和激光空化，光声空化可以降低空化阈值；不仅如此，由于聚焦激光的引入，光声空化的时间和空间可控性明显增强。因此，光声空化可减少高阈值能量带来的附加损伤并实现可控的精准治疗，大大提高了治疗的效率和安全性。

本章简要介绍了纯液体光声空化的物理过程并建立了相应的理论模型，通过数值计算方法对光声空化的成核过程和空化泡的动力学过程进行了仿真。光声空化的物理过程主要分为三个阶段：①激光诱导等离子体形成和液体升温的过程；②液体在激光诱导的高温和超声负压作用下的空化成核过程；③空化核成长为空化泡，以及其后续在超声作用下的动力学过程。首先通过自由电子密度速率方程和等离子体吸收激光能量的模型，描述了激光诱导液体的升温过程；然后利用尺度函数对经典成核理论进行修正，计算得到了光声空化泡的空化核临界半径和成核率以描述光声空化成核过程，验证并阐明激光和超声的协同作用能够降低空化成核阈值的内在机制；最后建立光声空化泡的两阶段动力学模型，并通过 Rayleigh-Plesset 方程描述了光声空化泡在超声作用下的动力学过程，指出了超声的引入会显著影响空化泡的动力学过程。本章还探讨了激光、超声和光声相对相位等关键参数对光声空化的成核过程及空化泡动力学过程的影响。

12.2　光声空化理论与计算原理

光声空化是指液体介质在激光和超声波同时作用下空穴（空泡）的形成、发展和溃灭的过程。由于激光和超声的结合，光声空化可以降低空化阈值，即光声空化可以在低于光空化阈值的激光强度和低于声空化阈值的超声波声压作用下产生（Gerold et al., 2011；Cui et al., 2013；Ju et al., 2013；Qin et al., 2015；Feng et al., 2015）。另外，光声空化由于聚焦激光的引入，可以准确定位空化的发生时间和位置（Gerold et al., 2011）。同时引入激光和超声，并利用它们的协同作用效应以诱导空化现象，这使得空化过程变得更为复杂，因为该过程中不仅包含了光空化中的热效应，而且包含了声空化中的负压效应。目前对于光声空化的实验和理论研究都较少，其中现有的理论模型都是基于高吸光系数的纳米金属粒子来展开的（Krasovitski et al., 2007；徐峥等，2010；Wu et al., 2011）。Krasovitski 等（2007）通过空化泡产生与成长过程中的动量、热量和质量转移，建立了球形纳米金悬浮液在光声共同作用下空化泡的动力学模型,该模型包括纳米金与液体之间的热传递和液体相变、空化泡的动力学,以及溶解气体在气液界面的转移等。针对此问题,Wu 等(2011)也提出了一个三阶段模型,其包括纳米金对激光能量的吸收和液体的升温过程、空化泡的成核和成长过程,以及空化泡在声场下的动力学过程。在国内,徐峥等(2010)建立了声波与激光共同作用下的气泡振荡模型,并研究了在超声和激光协同作用下溶液中纳米金颗粒表面空化泡的产生、振荡,及其随声压、频率、金纳米颗粒大小等参量的变化。本章基于纯液体中的激光空化及上述存在吸光粒子的光声空化的理论模型,建立纯液体中光声空化的三阶段模型,并通过数值计算对光声空化的成核过程和动力学过程进行理论描述。

12.2.1 纯液体中的激光空化和光声空化

高强度脉冲激光聚焦于液体介质中,当聚焦区域的功率密度超过一定阈值时,会产生介质的"光击穿",在击穿区域产生高温高压等离子体,等离子体腔体膨胀形成超音速传播的冲击波,同时伴随着空化气泡的产生,即激光空化气泡(Vogel et al., 1996)。它具有球对称性好、可控性强、无机械形变及定位精准等优点。激光空化效应在液体内产生瞬时的高温(数万开尔文)和高压(数百兆帕甚至高达吉帕)现象,形成强烈的冲击波和高速度的微射流。近年来,伴随着激光诱导空泡技术的研究不断深入,激光诱导空化效应在激光医学领域已有广泛应用,而激光诱导产生空化泡的激光阈值、光空化泡动力学过程及其影响因素是目前研究的热点。激光空化泡产生后,其内部高温高压的气体导致空化泡急速膨胀、收缩和反弹,如此重复,即激光空化泡的动力学过程(Akhatov et al., 2001;Lindau and Lauterborn, 2003)。由于膨胀和收缩过程中的能量损失,空化泡反弹的最大半径逐渐减小,直到达到某一平衡状态,因此激光空化泡振动周期一般较少。相比之下,声空化形成的空化泡在超声的作用下,其振动过程持续时间更长,并且振动状态可通过超声参数进行调节和操控。

光声空化是激光空化和声空化的结合,包含了光空化中的热效应和声空化中的负压效应。相比于激光空化,光声空化不仅可降低空化阈值,而且由于超声引入可增强空化泡的动力学过程。因此,光声空化的过程主要可分为三个阶段:第一阶段是激光诱导等离子体形成和液体的升温过程;第二阶段是液体在高温和低压状态下形成空化核和冲击波的过程;第三阶段为空化核成长为空化泡,并在超声作用下的动力学过程,如图 12.1 所示。

当足够强的聚焦激光作用于液体时,可以通过多光子电离、逆韧致吸收、"雪崩"电离过程在其焦点区域形成等离子体(图 12.1-Ⅰ)。这些等离子体吸收激光能量,然后通过碰撞和重组过程将能量转移给液体分子,从而使激光焦点区域的液体温度升高($T_0 \rightarrow T_1$)。另一方面,聚焦超声可使其焦点区域中处于超声负压相的液体压力降低。在激光诱导升温和超声诱导压降的协同作用下,液体会从稳定状态变为亚稳定状态并在随机扰动的作用下产生空化核,该过程一般会伴随冲击波形成(图 12.1-Ⅱ)。形成的空化核将会在内外压差的作用下快速成长形成空化泡,并在超声作用下发生振荡、反弹和溃灭等动力学过程(图 12.1-Ⅲ)。

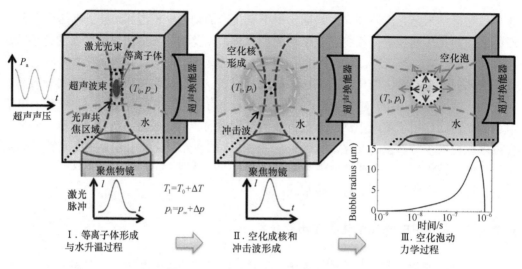

图 12.1　水中光声空化的过程示意图

12.2.2　光声空化成核理论基础与计算方法

1. 激光诱导等离子体形成过程

聚焦激光作用于液体，"光击穿"产生等离子体的形式有两种：激光致热击穿和光学击穿。当连续波或高功率的重复脉冲激光源长时间曝光时，将产生激光致热击穿，它主要发生在具有相当高的线性吸收系数的不透明介质中。光学击穿主要发生在微秒到飞秒量级的短脉冲曝光下，该短脉冲相互作用时间不允许通过线性吸收或直接吸热来产生光击穿，在这种情况下，透明液体主要通过多光子电离和雪崩电离来产生等离子体（Kennedy，1995；Noack and Vogel，1999）。本章主要研究短脉冲激光（纳秒级）作用于透明液体介质水中，导致水分子电离产生自由电子，并形成等离子体吸收激光能量，最后导致液体水温度升高的过程，即激光诱导液体水的升温过程。

液体介质分子被电离，产生等离子体的机制主要有两种（Kennedy，1995；Noack and Vogel，1999）：多光子电离（multiphoton ionization）和雪崩电离（cascade ionization）。其具体过程如下：对于纯液体，在足够强的激光作用下，强电磁场与纯净介质中的电子相互作用会导致非线性过程，如多光子电离和隧道效应，导致液体分子价电子带内的电子跃迁到导带，从而在导带中产生准自由的"种子"电子。种子电子产生之后，可通过逆韧致辐射吸收方式吸收激光光子而获得动能。当种子电子的动能超过介质的有效电离势能时，一个自由电子就可能以碰撞方式将动能传递给一个价电子带的束缚电子并使其跃迁到导带，从而形成另一个准自由的"种子"电子，该过程也称为碰撞电离（impact ionization）。重复这个过程将使自由电子数目呈指数增长，这就是雪崩电离。由上可知，雪崩电离只有在介质中存在初始"种子"电子的条件下才能发生。纯净的介质中，"种子"电子必须由介质中的一些原子或者分子通过多光子电离产生，因为多光子电离不需要"种子"电子。然而在含有杂质的介质中，"种子"电子最有可能也最容易从杂质的电离中获得，但杂质的影响在短激光波长和较小激光焦点半径等情况下也会变得很弱，甚至可以忽略。本章只考虑纯液体水中（不含任何杂质），聚焦的短脉冲激光电离液体水分子形成自由电子的过程、等离子体的形成过程，以及形成的等离子体吸收激光能量，最终导致液体水的升温过程。因此，本章中聚焦激光电离水分子的过程为：首先进行多光子电离，形成雪崩电离所需的"种子"电子；然后进行雪崩电离，形成自由电子和等离子体；最终等离子吸收激光能量导致液体水的温度升高。

一般可以通过自由电子密度速率模型来描述激光作用下自由电子密度的演化过程（Kennedy，1995；Noack and Vogel，1999）：

$$\frac{\mathrm{d}\rho_\mathrm{e}}{\mathrm{d}t}=\left(\frac{\mathrm{d}\rho_\mathrm{e}}{\mathrm{d}t}\right)_\mathrm{mp}+\eta_\mathrm{casc}\rho_\mathrm{e}-g\rho_\mathrm{e}-\eta_\mathrm{rec}\rho_\mathrm{e}^2 \tag{12.1}$$

式中，$\left(\mathrm{d}\rho_\mathrm{e}/\mathrm{d}t\right)_\mathrm{mp}$ 表示多光子电离；$\eta_\mathrm{casc}\rho_\mathrm{e}$ 表示雪崩电离，η_casc 为雪崩电离速率；$g\rho_\mathrm{e}$ 为扩散到激光焦点区域外的电子，g 为电子扩散速率；$\eta_\mathrm{rec}\rho_\mathrm{e}^2$ 表示自由电子重组损失；η_rec 为自由电子重组速率。

由于自由电子产生过程中存在损耗，为了能在纯液体中形成一定的自由电子密度，在焦点区域的激光辐照度必须足够强，以确保电子能量通过逆韧致辐射吸收增加的速度必须高于由于非弹性碰撞而导致的电子能量的损耗率；同样地，电离速度必须超过由于电子重组和扩散产生的损耗率。自由电子密度与等离子体吸收激光能量密切相关（Noack and Vogel，1999），将显著影响激光诱导液体水的升温过程。

1）多光子电离

电离一个电离势能为 ΔE 的原子或者分子所需的光子数目为 $k=\langle\Delta E/(\hbar\omega)+1\rangle$，式中，$\langle\ \rangle$ 表示取整；$\hbar$ 为约化普朗克常数；ω 为激光频率。多光子电离率正比于 I^k，其中 I 为激光辐照度。在激光频率远大于隧道频率条件下，Keldysh（1965）推导出了冷凝介质内多光子电离率的近似表达式：

$$\left(\frac{\mathrm{d}\rho_\mathrm{e}}{\mathrm{d}t}\right)_\mathrm{mp}=A\left[BI\right]^k \tag{12.2}$$

式中，
$$A=\frac{2\omega}{9\pi}\left(\frac{m_\mathrm{r}\omega}{\hbar}\right)^{3/2}\exp(2k)\Phi(z)\left(\frac{1}{16}\right)^k,$$
$$B=\frac{e^2}{m_\mathrm{r}\Delta E\omega^2 c\varepsilon_0 n},$$
$$z=\sqrt{2k-\frac{2\Delta E}{\hbar\omega}},$$
$$\Phi\left(x\right)=\exp(-x^2)\int_0^x\exp(y^2)\mathrm{d}y,$$

式中，$m_\mathrm{r}=m/2$，表示激发性电子的有效质量；e 表示电子电荷；c 表示真空中的光速；ε_0 表示真空介电常数；n 表示介质折射率。根据 Sacchi（1991）和 Kennedy（1995）的研究，仿真计算中我们假设液体水为电离势能 $\Delta E=6.5\ \mathrm{eV}$ 的非晶态半导体，且水中的光击穿可以描述为电子-空穴等离子体的形成。

2）雪崩电离

雪崩电离速率可以由电子与电场的相互作用的经典模型得出，其具体计算过程如下（Kennedy，1995；Noack and Vogel，1999）：一个质量为 m、电量为 e 的自由电子与角频率为 ω 场强为 E 的电磁场作用，电子与原子或者分子碰撞的过程中会从电磁场中吸收能量（逆韧致辐射）。电子从电磁场中获得能量速率为

$$\frac{\mathrm{d}\varepsilon}{\mathrm{d}t} = \upsilon\left(\frac{e^2E^2}{m\omega^2}\right)\left(\frac{\omega^2}{\omega^2+\upsilon}\right) \qquad (12.3)$$

式中，$\upsilon = n_a\upsilon_e s_{tr}$，该式描述了一个电子的能量增加的平均速率 υ，n_a 表示原子或者分子的密度，υ_e 是有效碰撞频率，s_{tr} 为电子的输运截面。

如果一个电子与一个重粒子碰撞的过程中没有吸收光子，那么它将会损失能量。该电子在碰撞过程中损失的能量为

$$\frac{\mathrm{d}\varepsilon}{\mathrm{d}t} = -2\left(\frac{m}{M}\right)\varepsilon_{av}\left(\frac{\omega^2}{\omega^2+\upsilon}\right) \qquad (12.4)$$

式中，ε_{av} 是电子的平均能量；M 是原子或者分子的质量，这里指的是水分子的质量。令碰撞的时间间隔为 $\tau = 1/\upsilon$，由上面的两个式子可以得到：

$$\frac{\mathrm{d}\varepsilon}{\mathrm{d}t} = \left(\frac{e^2E^2}{m} - \frac{2m\varepsilon_{av}\omega^2}{M}\right)\left(\frac{\tau}{\omega^2\tau^2+1}\right) \qquad (12.5)$$

假设电子的能量一旦超过电离能 ΔE，立刻就会再产生一个新的电子。按照统计学理论，即使有个别的电子的能量可能会脱离这个范围，但是它不会影响到总的结果。于是可得到：

$$\varepsilon_{av} = \frac{1}{2}\Delta E \qquad (12.6)$$

$$\eta_{casc} = \left(\frac{e^2E^2}{m} - \frac{2m\varepsilon_{av}\omega^2}{M}\right)\left(\frac{\tau}{\omega^2\tau^2+1}\right)/\Delta E \qquad (12.7)$$

另外，激光脉冲辐照度 I 与电磁场 E 之间满足：

$$E^2 = I/cn\varepsilon_0 \qquad (12.8)$$

最后得到每个电子的雪崩电离速率 η_{casc} 可表示为

$$\eta_{casc} = \frac{1}{\omega^2\tau^2+1}\left[\frac{e^2\tau}{cn\varepsilon_0 m\Delta E}I - \frac{m\omega^2\tau}{M}\right] \qquad (12.9)$$

式中，右边第一项表示电子能量的获得；第二项表示电子与分子之间弹性碰撞产生的能量转移，其中 m 表示电子质量，τ 表示碰撞的平均时间，仿真中 $\tau = 1$ fs（Kennedy et al.，1995）。

3）电子扩散和重组

电子扩散出焦点区域和电子重组效应会造成自由电子损失，因此在计算自由电子密

度时必须考虑到自由电子的扩散和重组损失。根据标准式给出的从焦点区域扩散率为（Kennedy，1995）：

$$g = D/\Lambda^2 \tag{12.10}$$

式中，D 是电子扩散系数；Λ 是散射特征长度，电子扩散系数为

$$D = 2\varepsilon_{av}/3m\upsilon \tag{12.11}$$

一般假定激光焦点的体积是半径为 ω_0、长度为 Z_r 的圆柱形，可得散射特征长度（Kennedy，1995）：

$$1/\Lambda^2 = \left(2.4/\omega_0\right)^2 + \left(1/z_r\right)^2 \tag{12.12}$$

因此，每个电子的扩散率可表示为（Kennedy，1995；Noack and Vogel，1999）：

$$g = \frac{\tau\Delta E}{3m}\left[\left(\frac{2.4}{\omega_0}\right)^2 + \left(\frac{1}{z_r}\right)^2\right] \tag{12.13}$$

对于自由电子的重组率 η_{rec}，一般采用由 Docchio（1988）通过测量等离子体发光的衰减获得经验值：$\eta_{rec} = 2\times10^{-9}\,cm^3/s$。

2. 激光诱导液体的升温过程与超声对液体的负压效应

1）激光诱导液体的升温过程

前文中提到高强度的聚焦激光脉冲可以导致液体水分子电离，产生对激光强吸收的等离子体，从而提高透明液体水对激光能量的吸收能力，最终可以将激光的能量转化为液体水的内能，导致液体水的温度升高。

由公式（12.1）可知，聚焦的激光脉冲电离水分子产生自由电子，自由电子密度主要由多光子电离、雪崩电离、电子扩散和电子重组决定。对于不同脉冲持续时间的激光脉冲，这四项对自由电子密度的贡献并不相同。对于脉冲持续时间较小（飞秒级）的激光脉冲，在如此短的脉冲持续时间内，重组和碰撞损失所占的比例很小，等离子体的能量密度 ε 可以根据产生临界电子密度 ρ_{cr} 的能量需求来计算（Noack and Vogel，1999）：

$$\varepsilon = \rho_{cr}\Delta E' \tag{12.14}$$

式中，$\Delta E'$ 表示电离能量加上自由电子的平均动能。我们假设每一个动能大于电离能的电子可以瞬间产生另外一个自由电子，意味着所有准自由电子的动能都介于 0 到 ΔE，即自由电子的平均动能为 $\Delta E/2$。因此，在激光脉冲结束时等离子体的能量密度为

$$\varepsilon = (3/2)\rho_{cr}\Delta E \tag{12.15}$$

对于更长的脉冲激光（纳秒级），公式（12.15）将会明显低估等离子体的能量密度 ε，因为在较长的脉冲持续期间，大量的自由电子可通过碰撞和重组把能量转移到重粒子中。对于此条件下等离子体的能量密度更常用的估计是（Noack and Vogel，1999）：

$$\varepsilon = \frac{3}{2}\Delta E\int_{-\infty}^{\infty}\left(\frac{m}{M}\frac{\omega^2\tau}{\omega^2\tau^2+1}\rho(t) + \eta_{rec}\rho(t)^2\right)dt \tag{12.16}$$

式中，ΔE、m、M 和 ω 分别表示水的电离能、电子质量、水分子质量和激光频率；τ

表示电子与粒子碰撞时间。通过公式（12.15）和公式（12.16），可以求出在激光作用下，等离子形成并吸收激光能量后，其能量密度 ε，因此单个激光脉冲作用下相应的液体水升高的温度为（Qin et al.，2015）：

$$\Delta T = \frac{\varepsilon}{C_1} \tag{12.17}$$

式中，C_1 表示液体水的比热容。

2）超声对液体的负压效应

激光和超声协同作用下，液体内部局部压力可描述为（Qin et al.，2015）：

$$p_1 = p_\infty + p_a + p_h \tag{12.18}$$

式中，p_1 表示液体局部压力；p_∞ 表示液体环境压力；p_a 表示超声声压；p_h 表示液体水升温导致的热弹性波压力。仿真时，考虑超声声波为余弦型，可得 p_a 为

$$p_a = P_A \cos\left(2\pi ft + \varphi\right) \tag{12.19}$$

式中，P_A 表示超声波幅值；f 表示超声波频率；φ 表示激光入射时（$t=0$）的超声相位，即相对的光声相位。

3. 光声空化成核

液体中空化成核可分为均相成核和异相成核（Blander and Katz，1975）。当溶解在单一均相体系中的组分能够聚集在一起形成稳定的第二项时，称为同相成核；若体系中存在两相不相容界面（如液-固界面），并在两相界面上产生稳定组分时，就是异相成核。当介质中不含成核剂或者成核剂的含量低于其溶解度时，这样的成核体系属于同相成核。此时，当温度或者压强发生变化时，会在热力学作用下发生同相成核；如果成核剂的含量超过介质溶解度的极限时，由于不溶固体颗粒的存在，气泡成核会优先在这些颗粒表面发生，即为异相成核。异相成核并不排除同相成核，只是因为当不溶固体颗粒存在时，异相成核的发生优于同相成核，成核剂颗粒周围同相成核的可能性减小。在成核剂颗粒浓度低的区域，同相成核仍然存在，此时，同相成核和异相成核是一个相互竞争的过程。本章主要研究纯净的液体水在激光和超声协同作用下的光声空化成核过程，因此液体中不含有成核剂颗粒（空化核），即本章研究的光声空化成核过程属于同相成核。

经典成核理论（classical nucleation theory）认为，新相的形成是一个激活的过程，只有超过自由能势垒才会发生。对于本章中研究的光声空化成核过程，实质是液体在激光和超声协同作用下气泡的成核过程。因此，空化气泡的形成取决于过热引起的热力学驱动力和气相产生的界面张力之间的竞争，并将成核所需克服的可逆功 W_{CNT} 表达为（Delale et al.，2003）：

$$W_{CNT} = -V_g\Delta P + A_{gl}\sigma_{gl} + N\left(\mu_g - \mu_1\right) \tag{12.20}$$

式中，V_g 表示气泡体积；ΔP 表示气泡的内外压强差；A_{gl} 表示气-液界面的面积；σ_{gl} 表示气-液界面表面张力；N 是气泡内气体分子数；μ_g 表示气相化学势；μ_v 表示液相化学势。

　　对于处于化学热力学平衡状态的半径 $r = r^*$ 的临界气泡核，气、液两相的化学势相等，因此可以忽略公式（12.20）右边第三项的影响，于是在同相成核过程中，在液体中产生一个气泡所需要克服的可逆功 W_{CNT} 为

$$W_{CNT} = -V_g \Delta P + A_{gl} \sigma_{gl} \qquad (12.21)$$

　　我们假设生成的气泡核是半径为 r 的球形，对于球形气泡，可逆功 W_{CNT} 的表达式为

$$W_{CNT} = 4\pi r^2 \sigma_{gl} - \frac{4\pi}{3} r^3 \Delta P \qquad (12.22)$$

　　这说明当液体中形成小气泡时，有两个作用影响着可逆功 W_{CNT} 的变化。由于单位体积液体的能量比单位体积气体的能量高，液体相变成气体后单位体积的能量减少，而气-液界面的产生使能量增加。因为从液体变为气体分子的数目随着气泡半径 r^3 变化，而气-液界面随着气泡半径 r^2 变化，所以刚开始的时候，自由能随着半径 r 的增大而增大，然后到达某个临界值 r^* 时，自由能达到最大值，随着半径 r 的继续增大而减小（如图 12.2 可逆功 W_{CNT} 随空化核半径的变化）。这个 W_{CNT} 最大值就是产生临界空化核 $r=r^*$ 所需要克服的可逆功 W_{CNT}^*。

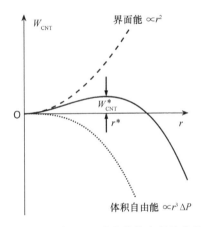

图 12.2　可逆功 W_{CNT} 随空化核半径的变化关系

　　空化核半径的临界值 r^* 可以表示为

$$r^* = \frac{2\sigma_{gl}}{\Delta P} \qquad (12.23)$$

式中，$\Delta P = P_0 - P$，P_0 是空化核内部压力，P 是空化核外液体压力。将公式（12.23）代入公式（12.22）中，可以得到临界可逆功 W_{CNT}^* 为

$$W_{CNT}^* = \frac{16\pi \sigma_{gl}^3}{3(\Delta P)^2} \qquad (12.24)$$

　　如果空化核半径 r 小于临界半径 r^*，空化核由于气液界面表面张力的作用会收缩并重新融入不稳定的液体。但是一旦空化核半径 r 超过临界尺寸 r^*，由于表面张力作用空化核会自发地膨胀长大，最终形成空化气泡。

　　通常单位时间、单位体积形成的空化核数目或者成核速率 J 可以表达为

$$J = J_0 \exp\left(-W_{\mathrm{CNT}}^*/kT\right) \qquad (12.25)$$

式中，T 表示液体的温度；k 表示玻尔兹曼常数；J_0 表示指数前因子。由于 W_{CNT}^* 出现在指数项中，成核速率对 W_{CNT}^* 依赖性非常大。

当液体温度升高（空化核内部压力变大）或者液体压力降低，即 ΔP 增大时，由公式（12.24）可知，产生临界空化核所需要克服的可逆功 W_{CNT}^* 减小，相应的成核率增大。但是当液体温度升高到一定值，或液体压力降低到一定值，液体状态到达旋节点，此时液体发生自发的旋节线分解（Hillert，1999）。在此条件下，临界可逆功 W_{CNT}^* 为零，而经典成核理论得到的 W_{CNT}^* 却为一个非零值。这是因为液体表面张力与曲率半径密切相关，特别是当空化核半径较小时，曲率对表面张力影响更为显著，而经典成核理论中的表面张力 σ_{gl} 为平面界面的表面张力，并未考虑曲率的影响，另外还会导致经典成核理论对描述接近旋节点液体的成核过程产生较大偏差。综上所述，经典成核理论能够较好地描述液体状态接近双节点时的成核过程，而不能用于描述液体状态接近旋节点时的成核过程（Punnathanam and Corti，2002）。

因此，需要对经典成核理论进行修正以更加准确地描述光声空化成核过程。本章考虑空化核曲率对液体表面张力的影响，通过 Kashchiev 尺度函数对曲面的表面张力进行修正，其可表示为（Kashchiev，2003；Kusaka，2003）：

$$\phi(\xi) = \frac{\mathrm{W}^*}{\mathrm{W}_{\mathrm{CNT}}^*} = \left(\frac{\sigma_{\mathrm{R}}}{\sigma_\infty}\right)^3 \qquad (12.26)$$

式中，$\phi(\xi)$ 表示尺度函数；σ_{R} 表示临界核的表面张力，其与曲率半径相关；σ_∞ 表示平面界面的表面张力（与曲率半径无关）；ξ 表示相同温度下液体的不稳定度，其可表示为（Kusaka，2003）：

$$\xi = \frac{p_{\mathrm{v}}(T) - p_{\mathrm{l}}(T)}{p_{\mathrm{v}}(T) - p_{\mathrm{spin}}(T)} \qquad (12.27)$$

式中，p_{spin} 表示不稳定液体的旋节线压力。因此经典成核理论可修正为（Qin et al.，2015）：

$$J = J_0 \exp\left(-W^*/kT\right) \qquad (12.28)$$

4. 光声空化理论计算及关键参数设置

1）激光诱导液体升温过程的理论计算与参数设置

对于本章研究的光声空化过程，由于液态水对超声的吸收系数非常小（Hall，1948），因此本章只考虑激光对液体的升温效应。由上文可知激光可电离液体水分子，形成自由电子，从而形成对激光吸收系数很大的等离子体，最终吸收激光能量，使液体水的温度升高。对于本章研究的纳秒级的激光脉冲，其诱导形成的等离子体的能量密度为公式（12.16）。仿真计算中，激光脉冲波形为高斯分布，激光辐照度 I 随时间的关系表示为

$$I(t) = I \exp\left[-4\ln 2(t/\tau_{\mathrm{L}})^2\right] \qquad (12.29)$$

式中，τ_L 表示激光脉冲持续时间。

对于纯水，将激光诱导自由电子产生的过程分成两个阶段。第一阶段只有多光子电离起作用，一旦激光焦点体积内至少存在一个自由电子，即 $\rho_e V_f \geqslant 1$ 时，雪崩电离立即开始起作用。第二阶段，多光子电离和雪崩电离同时起作用，因此，整个自由电子产生过程表示为

$$\eta_{\text{casc}} = \frac{1}{\omega^2 \tau^2 + 1}\left(-\frac{m\omega^2 \tau}{M}\right) \qquad 当 \rho_e V_f < 1 时 \tag{12.30}$$

$$\eta_{\text{casc}} = \frac{1}{\omega^2 \tau^2 + 1}\left[\frac{e^2 \tau}{cn\varepsilon_0 m\Delta E}I - \frac{m\omega^2 \tau}{M}\right] \qquad 当 \rho_e V_f \geqslant 1 时 \tag{12.31}$$

编写 Matlab 代码时，程序中所用到的变量一律采用 Double 型。其中，求解自由电子密度速率方程（12.1）时，我们采用基于自适应步长的龙格-库塔算法的 ode23（ ）函数。根据以上假设，激光作用于纯水的自由电子密度的计算流程如图 12.3 所示：

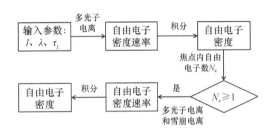

图 12.3　自由电子密度计算流程图

激光脉冲通过物镜聚焦，激光焦点近似考虑为圆柱体，其中圆柱体底面直径为 $d = 1.12\lambda \cdot n_1 / \text{NA}$，圆柱体长为 $Z_r = \pi d^2 / 4\lambda$，式中，λ 表示激光波长；NA 表示聚焦物镜的数值孔径（numerical aperture，NA）；n_1 表示水的折射率。

仿真时，可认为等离子体内部能量密度的空间分布为均匀的，并且由于本章考虑的激光脉冲持续时间 τ_L 为 3 ns，激光波长 λ 为 532 nm，数值孔径 NA 为 1.3，求得激光诱导的热效应的热限制时间 $\tau_{\text{tc}} = R_f^2 / 4D_1 = 2.35 \times 10^2$ ns，式中，R_f 为激光焦点的等效半径，即体积等于圆柱体型激光体积的球体半径；D_1 为液体水的热扩散系数；τ_{tc} 远远大于激光脉冲持续时间 τ_L，因此可认为高温等离子体向周围液体的热扩散忽略不计。

基于以上假设，在设定的激光参数下，激光诱导液体水升温过程的仿真计算首先由公式（12.1）计算激光诱导的自由电子密度，然后由公式（12.16）计算等离子体能量密度，最后通过公式（12.17）计算激光诱导液体水的升高温度 ΔT。

2）超声对液体负压效应的理论计算与参数设置

由于仿真时考虑激光脉冲持续时间为纳秒级，而超声频率为兆赫兹，即超声周期远远大于激光脉冲持续时间，所以可认为在激光辐照过程中超声压力不变，因此激光作用过程中超声压力可表示为

$$p_a = P_A \cos\varphi \tag{12.32}$$

由于压力限制时间 $\tau_{sc} = 2R_f / c_1 = 0.26$ ns，式中 c_1 表示水中的声速。τ_{sc} 小于激光脉冲持续时间 τ_L，即在激光脉冲作用过程中，液体升温导致的热弹性波不能被限制在激光焦点内，因此计算液体局部压力的公式（12.18）中最后一项液体水升温导致的热弹性波压力 p_h 在仿真时可忽略不计（Qin et al.，2015）。

3）光声空化成核的理论计算与参数设置

根据 Kashchiev 尺度函数修正的经典成核理论，单位体积、单位时间内同相成核的速率由公式（12.25）计算。公式中 J_0 为前因子，其具体的计算公式为（Delale et al.，2003）：

$$J_0 = \beta_{cr} \cdot A_{cr} \cdot Z \cdot n_1 \tag{12.33}$$

式中，

$$\beta_{cr} = \frac{p_v}{\sqrt{2\pi M k_B T_1}} = \frac{\rho_v k_B T_1}{\sqrt{2\pi M^3 k_B T_1}},$$

$$A_{cr} = 4\pi r^{*2},$$

$$Z = \frac{M}{4\pi r^{*2} \rho_v} \left(\frac{6\sigma}{k_B T_1} \right)^{1/2},$$

$$n_1 = \frac{\rho_1}{m_1},$$

式中，β_{cr} 为临界核单位面积失去或得到一个水分子的速率；A_{cr} 为临界核表面积；Z 表示 Zeldovich 因子；n_1 表示水的数量密度。因此，修正的经典成核理论描述的成核率可表示为（Qin et al.，2015）：

$$J(T_1, p_1) = \sqrt{\frac{3\sigma_R(T_1, p_1) \rho_1^2}{\pi M^3}} \exp\left(-\frac{W^*(T_1, p_1)}{k_B T_1} \right) \tag{12.34}$$

式中，

$$W^*(T_1, p_1) = \frac{4\pi}{3} r^*(T_1, p_1)^2 \sigma_R(T_1, p_1)$$

$$r^*(T_1, p_1) = \frac{2\sigma_R(T_1, p_1)}{p_v(T_1, p_1) - p_1}$$

进一步地，空化核内蒸汽压力 p_v 与蒸汽饱和压力 p_{sat} 之间的关系可表示为（Delale et al.，2003）：

$$p_v = p_{sat}(T_1) \cdot \exp\left(-\frac{p_{sat}(T_1) - p_1}{\rho_1 R_g T_1} \right) \tag{12.35}$$

式中，R_g 表示水蒸气的气体常数。

根据修正后的经典成核理论，影响光声空化成核的两个重要参数分别为液体温度 T_1 和压强差 p_v–p_1。液体温度变化主要由激光辐照产生，压强变化则取决于液体温度 T_1 和超声声压 p_a。本部分仿真，取不同的激光、超声参数温度、压强对，分别计算光声空化的临界核半径和成核率，对比研究激光辐照度、超声声压等关键参数的变化对临界核半径和成核率的影响。

12.2.3　光声空化泡动力学特征与计算方法

光声空化过程中，激光诱导液体水分子电离形成自由电子和等离子体后，等离子体吸收激光能量，导致液体温度升高；同时伴随超声负压作用，最终在纯水中形成一个临界半径为 r^* 的空化核。空化核会在内外压差（p_b–p_l，p_b 表示空化泡内部压力）的作用下膨胀，随着空化核的膨胀，空化核的内部压力降低，空化核膨胀速度减小，直到达到最大半径。此时，空化泡内部压力小于空化泡外部压力，从而导致空化泡收缩，最终达到一个最小半径。然后空化泡的内部压力和温度会显著升高，从而使空化泡继续膨胀，也称为反弹，形成第二个最大半径然后收缩，如此反复振荡直到达到平衡状态。对于空化泡在液体惯性，以及周围液体和空化泡内压力差的作用下的发育、溃灭和反弹等过程，称为空化泡的动力学过程。

对于空化泡动力学过程，目前描述的理论模型主要有：Rayleigh 模型、Rayleigh-Plesset 模型、Gilmore 模型和 Keller-Miksis 模型（Rayleigh，1917；Gilmore，1952；Plesset and Prosperetti，1977）。Rayleigh（1917）首先提出了无穷域、静止、均质、无黏、不可压缩，并且忽略液体表面张力、黏性和含气的理想球形空泡的动力学方程——Rayleigh 模型，为后续的研究奠定了基础。因为该模型没有考虑表面张力、黏性、含气等的影响，导致空泡收缩到最小半径时速度趋于无穷大，并且没有反弹现象。在此基础上，Plesset 和 Prosperetti（1977）考虑了液体表面张力、黏性的影响，修正了 Rayleigh 方程，得到了著名的 Rayleigh-Plesset （R-P）模型。此后，众多学者分别从不同方面对该模型进行了完善。Gilmore（1952）应用 Kirkwood-Bethe 假设导出了可压缩流体中空泡的运动方程，发现空泡在相对半径约等于 5%、马赫数超过 0.3 时，液体的可压缩性对空泡动力学的影响开始变得重要，该分析及导出的方程奠定了以后可压缩流体中空泡溃灭研究的基础。Keller 和 Miksis（1980）考虑液体可压缩性，进一步得到描述黏性、可压缩流体中空泡脉动特性的 Keller-Miksis（K-M）模型。该模型可以覆盖微米量级到宏观尺度自由流场、不同含气量空泡在外加声场驱动下从微弱脉动到大振幅的体积脉动行为。

本章采用包含液体表面张力和黏性的 Rayleigh-Plesset 模型描述单个光声空化泡在无限大水域中的动力学行为（Plesset and Prosperetti，1977；Qin et al.，2015）：

$$R\ddot{R} + \frac{3}{2}\dot{R}^2 = p_b - p_l - \frac{2\sigma_\infty}{R} - 4\mu\frac{\dot{R}}{R} \tag{12.36}$$

式中，R 表示空化泡半径；p_b 表示空化泡内部压力；p_l 表示液体压力由公式（12.18）求得；σ_∞ 表示水的表面张力；μ 表示水的黏度。参数 p_b 和 σ_∞ 与温度密切相关，而温度与激光辐照度密切相关。

1. 光声空化泡动力学的阶段性

由于激光和超声协同作用效应，光声空化泡动力学过程不仅需要考虑激光的热效应，而且需要考虑超声压力的作用。由上文可知，激光热效应在激光脉冲持续时间内被限制在激光焦点体积内，导致空化泡周围液体温度的不连续性，因此可将光声空化泡动力学过程分为两个阶段，即等压动力学阶段和绝热动力学阶段，如图 12.4 所示。

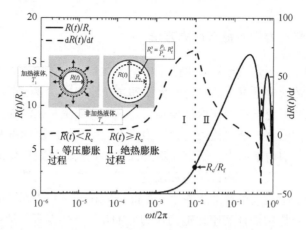

图 12.4　光声空化泡的两阶段动力学过程

在光声空化泡膨胀的初始阶段，由于空化泡膨胀速率较小且空化泡周围液体温度较高，气液界面的热传递并不是限制因素，即空化泡内压力可维持恒定，因此可认为光声空化泡膨胀的初始阶段为等压膨胀阶段。随着空化泡膨胀，汽液界面相变逐渐消耗空化泡周围的过热液体，当光声共焦体积内高温液体全部消耗完后，由于此时空化泡膨胀速率较大，且由于室温下液体相变速率较低，此时可近似认为空化泡膨胀进入第二个阶段，即绝热动力学过程。

1）光声空化泡的等压动力学阶段

光声空化核形成后，在空化核内部压力 p_b 大于其外部压力 p_l 的条件下，空化核会急速膨胀。在空化核膨胀的初始阶段，气液界面热量传递足够补偿空化泡由于膨胀导致的空化泡内部温度的降低，因此可认为空化泡内部温度维持在空化核形成时的初始温度 T_l，因此空化泡内部压力 p_b 可表示为

$$p_b(t) \approx p_v(T_l) \tag{12.37}$$

2）光声空化泡的绝热动力学阶段

根据上文中的等压动力学过程描述可知：在光声空化泡的初始膨胀阶段，气液界面的蒸发/冷凝过程足以维持空化泡内部压力稳定。当激光焦点体积内高温液体完全相变后，在本章仿真计算的参数条件下，由于第一阶段的急速膨胀，导致空化泡在第一阶段结束时膨胀速度非常大，并且此时气泡周围液体温度为室温，所以气液界面的相变/冷凝过程几乎可忽略。因此，第二阶段的空化泡动力学过程中，空化泡内部压力变化可视为绝热过程：

$$p_b(t) = p_v(R_c / R(t))^{3\gamma} \tag{12.38}$$

式中，$R_c = \sqrt[3]{\rho_l / \rho_v} R_f$ 表示两阶段的分界值；ρ_l 表示液体水的密度；ρ_v 表示水蒸气密度；γ 表示水蒸气的绝热指数。

2. 光声空化泡动力学计算方法与关键参数

本章综合考虑液体表面张力、黏性和光声空化动力学的阶段性特征，假设单个半径

为 r^* 的光声空化核在激光和超声的共焦体积的中心产生，认为空化泡周围为不可压缩流体。采用龙格-库塔算法对公式（12.36）进行数值求解，从而得到纯水中光声空化泡半径随时间的变化规律。仿真时，光声空化泡动力学过程的第一个阶段的初始条件为：空化泡初始半径 $R_0=r^*$，空化泡初始速度 $\dot{R}=0$，第一阶段结束时空化泡的半径 R_c 和速度 $\dot{R}$ 作为光声空化泡动力学第二阶段的初始条件。

空化泡的动力学是一个非常复杂的物理过程，包含了液体的压缩性、黏性、表面张力、气泡和周围液体之间的热传导、气体扩散和热力学效应等复杂的过程。若考虑所有的影响因素，对空化泡动力学过程进行分析几乎是不可能的。针对光声共焦体积中心形成的单个空化泡，并假定空化泡处于无穷域静止液体中，本章分别考虑了激光、超声、光声相对相位 φ、数值孔径 NA 等关键参数对空化泡动力学特性的影响。

12.3　光声空化的成核过程

通过前文对光声空化过程的理论介绍得知，激光通过电离液体水分子形成自由电子，自由电子通过碰撞将能量传递给液体分子，从而使液体温度升高；另一方面，超声主要通过提供负压，改变液体压力，两者共同让处于稳定状态的液体向亚稳定状态移动，即激光和声场可以使液体处于不稳定状态。成核过程是空化过程中非常重要的关键步骤，直接决定了空化发生的可能性。上文中建立了光声空化过程模型，理论描述了激光致水升温的过程和超声对液体的负压效应，并通过对经典成核理论进行修正以描述光声空化的成核过程。在此基础之上，下面将主要讨论激光、超声、光声相对相位等关键参数对光声空化成核过程的影响。

12.3.1　激光诱导液体水的升温过程

足够强的激光可以导致水分子电离，其中自由电子密度是电离过程中的一个重要的衡量指标，并且是求解激光能量密度沉积和激光致水升温的基础。在激光电离产生的自由电子密度的仿真过程中，激光参数为：波长 $\lambda=532$ nm，脉冲持续时间 $\tau_L=3$ ns，激光光束聚焦镜头的数值孔径 NA = 1.3。在两个激光辐照度下（I_{th} 和 I_{cr}），由公式（12.16）计算得到的液体水的温升 ΔT 随时间的变化关系如图 12.5 所示。图中 I_{th} 表示激光诱导水"光击穿"的辐照度阈值，I_{cr} 表示将水从室温 T_0 升高到水的大气压下水过热上限温度 T_s 所需的激光辐照度。

从图 12.5 可知，单个激光脉冲作用于液体水诱导的温升随 ΔT 时间增大而增大。可以看出，激光辐照初期温度上升非常缓慢，其后温度随着自由电子的聚集急剧攀升，然后温度升高速度减缓，逐渐达到一个平台期。由于初期多光子电离产生的自由电子密度较低，聚焦区域对激光能量的吸收系数很小，所以温度变化不明显，当自由电子密度达到一定阈值，雪崩电离开始发生，自由电子密度急剧增大，等离子体对激光能量的吸收系数迅速增大，就形成了温度急剧增大的一段，当自由电子密度增大，自由电子重组和扩散损失也增大，并且激光辐照度减小，最终自由电子密度减少，等离子体等吸收系数减小，温度升高不明显，所以液体的温升最终达到一个平台期。

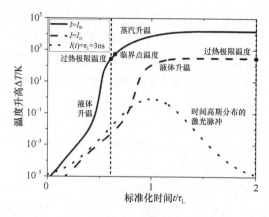

图 12.5　激光诱导的液体温升随时间的关系

$I_{th} = 5.8 \times 10^{10} \, \text{W/cm}^2$, $I_{cr} = 2.25 \times 10^{10} \, \text{W/cm}^2$

当激光辐照度足够大（如图 12.5 中实线），吸收的激光的能量将用于液体水的升温、液体水相变为水蒸气所需的蒸发能和蒸汽升温（Byun and Kwak，2004）：

$$E_L = \frac{4}{3} \pi R_f^3 \rho_l \left[C_l \left(T_s - T_0 \right) + h_{fg} + C_v \left(T_v - T_s \right) \right] \qquad (12.39)$$

式中，E_L 表示等离子体吸收的激光能量；C_v 表示水蒸气的比热容；h_{fg} 表示水的蒸发焓，T_v 表示水蒸气温度。

当激光辐照度等于临界激光辐照度 I_{cr} 时（如图 12.5 中虚线），液体水的温度将从室温 T_0 升高到水的大气压下水过热上限温度 T_s，因此液体水将会自发地发生相变形成水蒸气。光声空化中，由于超声的协同作用将使激光辐照度阈值小于 I_{cr}，所以光声空化中，等离子吸收的激光能量只用于公式（12.39）中液体水的升温。

在激光诱导液态水升温过程的基础上，下面将通过修正后的经典成核理论仿真计算光声空化的成核过程，主要探讨比较不同激光、超声参数对空化核临界半径 r^* 和空化成核率 J 的影响，并讨论光声空化的阈值和不同激光、超声参数对阈值的影响。

12.3.2　光声空化核的临界半径

成核过程一般可以通过空化核临界半径 r^* 和空化成核率 J 来表征。临界半径越小，成核率越大，表示液体空化成核可能性越大。通过改进的经典成核理论，首先研究了不同激光辐照度和超声声压对光声空化核临界半径 r^* 的影响。超声波形为余弦型，由公式（12.18）和公式（12.32）可知，超声相位 φ 可直接影响液体的压力。仿真中使用波长为 532 nm 的激光，脉冲时间为 3 ns，数值孔径为 1.3，超声幅值为 1 MPa。

不同超声声压条件下，激光辐照度对光声空化核临界半径的影响如图 12.6 所示。在相同声压条件下，光声空化核临界半径随着激光辐照度增大而逐渐减小，由图 12.5 可知液体温度与激光辐照度正相关，说明光声空化成核在液体温度较高时容易发生。在相同激光辐照度条件下，超声声压较小时（$P = -P_A$），空化核临界半径较小，说明压力越小越有利于光声空化的发生。在激光辐照度较小时，空化核临界半径为负值（图 12.6 中未显示，具体见图 12.8）。

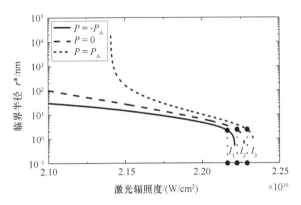

图 12.6 激光辐照度对光声空化核临界半径的影响

$I_n = 221.92 \times 10^8 + (n-1) \times 3.1 \times 10^7 \ \text{W/cm}^2$, $n = 1$, 2, 3; $P_A = 1 \ \text{MPa}$

不同激光辐照度条件下，超声声压对光声空化核临界半径的影响如图 12.7 所示。由公式（12.32）可知，超声声压与超声相位直接相关。在相同激光辐照度条件下，光声空化核临界半径随着余弦型的超声声压（超声相位）呈余弦波形变化，即先减小后增大。但是在激光辐照度较大（$I = I_3$）和超声负压较大时，液体会发生亚稳态分解，仿真结果显示临界核半径为零。在相同超声声压条件下，激光辐照度越大，空化核临界半径越小。

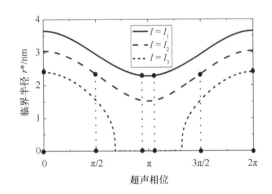

图 12.7 超声声压（超声相位）对光声空化核临界半径的影响

$I_n = 221.92 \times 10^8 + (n-1) \times 3.1 \times 10^7 \ \text{W/cm}^2$, $n = 1$, 2, 3; $P_A = 1 \ \text{MPa}$

根据图 12.6 和图 12.7，综合考虑激光辐照度和超声声压（光声相对相位 φ）对光声空化临界核半径的影响，由图 12.8 可知，临界核半径随着激光辐照度增加而减小，随着声压减小而减小。这说明了较高的激光辐照度和较低的声压更有利于液体光声空化成核。在某些极端条件下，如激光辐照度较小，或者声压为正值并且幅值足够大时，液体不会出现空化核，由公式（12.34）计算的结果显示，临界核半径为负值，如图 12.8 箭头所示；相反的，如果激光辐照度较大，或者声压为负值并且幅值足够大时，液体会发生亚稳态分解，仿真结果显示为临界核半径为零，如图 12.8 虚线椭圆所示。

12.3.3 光声空化的成核率

空化成核率 J 可直接反映空化成核过程。图 12.9 显示了不同声压下，成核率随激光

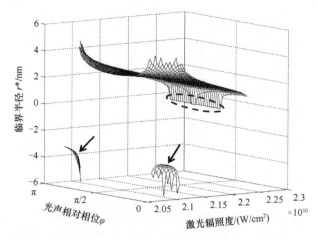

图 12.8　不同激光辐照度和光声相对相位 φ 对光声空化核临界半径的影响（$P_A = 1$ MPa）

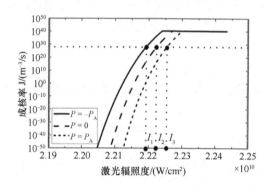

图 12.9　激光辐照度对光声空化成核率的影响
$I_n = 221.92 \times 10^8 + (n-1) \times 3.1 \times 10^7$ W/cm^2，$n = 1$，2，3；$P_A = 1$ MPa

辐照度的变化关系（$P_A = 1$ MPa）。从图中可以看出，光声空化成核率随着激光辐照度增大而增大，最终会达一个最大值。这说明了激光辐照度较大时，激光诱导的液体温升较大，从而有利于空化核的形成，这与图 12.6 中得到的结论一致。当激光辐照度增大到某个阈值，空化成核率达到一个最大值，这说明激光辐照度诱导的液体升温导致液体水的温度升高达到或者超过液体水的过热温度上限温度 T_s，导致亚稳态分解发生，这对应于图 12.8 中观察到的空化临界核半径为零的情况。在相同的激光辐照度下，声压越小空化成核率越大，这也说明了压力越小越有利于空化成核过程的发生。

图 12.10 表示不同激光辐照度下（$I_n = 221.92 \times 10^8 + (n-1) \times 3.1 \times 10^7$ W/cm^2，$n = 1$，2，3；$P_A = 1$ MPa），光声空化成核率随超声相位（超声压力）的变化关系。在激光辐照度较小（$I = I_1$）时，当相位为 0 或 2π 时，即超声压力达到最大正值时，成核速率几乎为 0，在超声声场的影响下，随着声压值降低（0—π），成核速率不断增大，当相位为 π 时，压强达到负的最大值时，成核速率达到最大值，然后随着声压值不断增大（π—2π），成核速率逐渐减小。这说明了超声声压越小，越有利于光声空化成核的发生。对比不同激光光强下的成核速率，可知激光辐照度越大，成核率越大，也可以看出当激光光强较大（$I = I_3$）时在声场的作用下，成核率随着超声声压变化而变化的幅度较小，说明超声

声压变化对成核速率的影响变小。另外，当声压较小时，空化成核率达到最大值，说明在该条件下亚稳态分解发生。

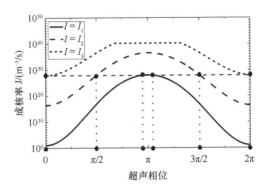

图 12.10　超声声压（超声相位）对光声空化成核率的影响
$I_n = 221.92 \times 10^8 + (n-1) \times 3.1 \times 10^7\ \text{W/cm}^2$，$n = 1$，$2$，$3$；$P_A = 1\ \text{MPa}$

图 12.11 综合考虑了激光辐照度和超声声压（光声相对相位 φ）对光声空化成核率的影响。由图可知，光声空化成核率随着激光辐照度增大而增大，随着声压减小而增大。这也说明了较高的激光辐照度和较低的声压更有利于液体光声空化成核。在激光辐照度较大，或者声压为负值并且幅值足够大时，液体会发生亚稳态分解，仿真结果显示空化成核率达到一个最大值。

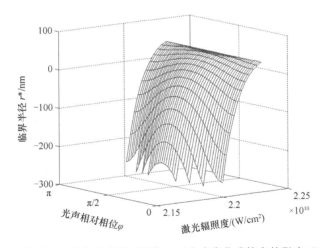

图 12.11　不同激光辐照度和光声相对相位 φ 对光声空化成核率的影响（$P_A = 1\ \text{MPa}$）

12.3.4　光声空化成核的声阈值

为了定量评价在激光脉冲作用于液体的时间内和光声共焦体积内的光声空化成核过程，可通过成核概率 Σ 来表示：

$$\Sigma = \frac{4}{3} \pi R_f^3 \int_0^{2\tau_L} J(T_1, p_1)\mathrm{d}t \tag{12.40}$$

一般通过定义 $\Sigma = 50\%$ 作为判定空化是否发生的依据，即以此为标准确定空化阈值。

图 12.6 和图 12.7 中黑色实心点表示不同激光辐照度和声压条件下空化成核概率 $\Sigma = 50\%$ 对应的空化临界核半径,而图 12.9 和图 12.10 中黑色实心点表示不同条件下空化成核概率 $\Sigma = 50\%$ 对应的空化成核率。图 12.6 和图 12.9 中空化成核概率 $\Sigma = 50\%$ 对应的激光辐照度($I_1 < I_2 < I_3$)即为不同声压下的光声空化的激光辐照度阈值,说明了光声空化的激光辐照度阈值随着超声声压增大而增大。同样的,图 12.7 和图 12.10 中空化成核概率 $\Sigma = 50\%$ 对应的超声声压即为不同激光辐照度下光声空化的声阈值,可知光声空化声阈值随着激光辐照度增大而减小。

进一步地,以 $\Sigma = 50\%$ 为标准确定空化阈值,不同激光辐照度条件下,光声空化成核概率 Σ 随声压的变化关系如图 12.12 所示。当激光辐照度为零时(实线),通过修正后的经典成核理论计算得到的空化成核阈值即表示液体水在室温下的声空化阈值。由图 12.12 可知该声空化成核阈值为–112 MPa。相比之下,激光的引入可显著降低空化成核的声阈值,这说明了激光和超声协同作用的确可降低空化阈值;同样地,随着激光辐照度增大,光声空化成核所需的超声负压值逐渐降低(53 MPa 减少到 3.9 MPa)。

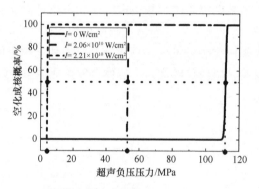

图 12.12　不同激光辐照度下的光声空化成核的声压阈值

12.3.5　光声空化成核的激光辐照度阈值

图 12.12 表示了光声空化成核的声阈值,同样地,通过修正后的经典成核理论计算可得到光声空化成核的激光辐照度阈值。图 12.13 表示了光声空化成核概率 Σ 随激光辐

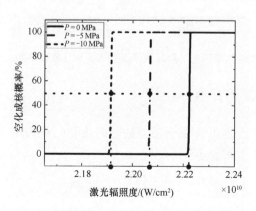

图 12.13　不同声压下的光声空化成核的激光辐照度阈值

照度的变化关系和不同声压下光声空化的激光辐照度阈值。由图 12.13 可知，光声空化成核的激光辐照度阈值随着超声压力减小而减小。当超声压力为 0 MPa 时，即在没有超声作用的条件下，空化成核的激光辐照度阈值为 2.2223×10^{10} W/cm^2。通过公式（12.16）计算得到的激光诱导液体水升温后液体的温度为 573.5 K，该温度非常接近液体水在大气压下的过热极限温度 T_s（575 K；Avedisian，1985），并且也与 Byun 和 Kwak （2004）的仿真结果相一致。这说明了在没有超声的条件下，激光主要通过电离液体分子，形成自由电子和等离子体，其吸收激光能量使液体温度升高，最终在高温液体内形成空化核。

12.3.6　激光脉冲持续时间对光声空化成核激光阈值的影响

前文讨论了光声空化成核的激光辐照度阈值和声压阈值，发现激光辐照度越高、超声声压越小，越有利于光声空化成核的发生。当激光能量 E 固定时，由公式 $I = E_0 / (\tau_L \pi R_f^2)$ 可知激光辐照度 I 由激光脉冲持续时间 τ_L 和激光焦点半径 R_f 决定。图 12.14 表示了不同激光脉冲持续时间对光声空化成核激光阈值的影响。由图 12.14 可知：光声空化成核的激光辐照度阈值随着激光脉冲持续时间增大而减小，但是激光能量阈值却随着激光脉冲持续时间增大而增大。这是因为在相同激光辐照度条件下，越长的激光脉冲持续时间越有利于激光焦点体积内的水吸收更多的激光能量，从而导致液体温升更大，最终有利于成核过程的发生。因此，对于所需相同的液体温升的光声空化成核过程，其激光辐照度阈值会随着激光脉冲持续时间增大而减小。激光能量阈值却随着激光脉冲持续时间增大而增大，这是因为激光脉冲持续时间越小，自由电子在较短时间内的重组和扩散损失越小，等离子体的能量沉积越多，提高了激光加热液体的效率。

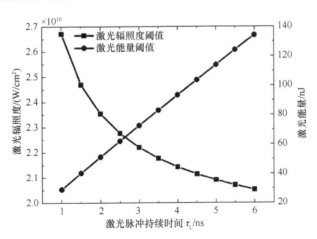

图 12.14　不同激光脉冲持续时间下光声空化成核的激光辐照度阈值和能量阈值

12.3.7　数值孔径对光声空化成核激光阈值的影响

激光脉冲通过物镜聚焦，激光焦点大小主要由聚焦物镜的数值孔径 NA 决定，数值孔径越大，激光焦点尺寸越小。图 12.15 表示了不同数值孔径对光声空化成核阈值的影响。由图 12.15 可知，光声空化成核的激光辐照度阈值随着数值孔径增大而增大，但是能量阈值随着数值孔径增大而减小。根据激光诱导液体分子电离形成自由电子的计算模型可知，自由电子扩散出激光焦点区域的扩散率随着激光焦点区域减小而增大，根据公式（12.1）得知其可导致自由电子密度下降，从而进一步导致自由电子吸收激光能量效率降低，最终导致激光诱导液体温度上升效率下降。所以激光辐照度阈值随着数值孔径增大而减小。

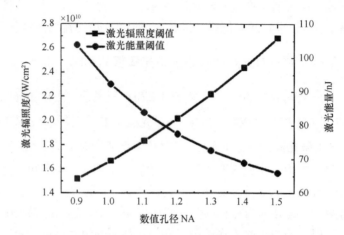

图 12.15 不同数值孔径下光声空化成核的激光辐照度阈值和能量阈值

12.4 光声空化的动力学过程

12.4.1 光声空化泡动力学过程特征

在光声空化过程中，由于激光脉冲持续时间较短（$\tau_L = 3$ ns）和激光焦点较小（微米级），因此激光导致的液体热效应被限制在激光焦点区域内，从而最终会导致空化泡周围液体温度的不连续性。本章将光声空化泡动力学过程分为两个阶段，如图 12.4 所示。首先，我们将讨论光声空化泡动力学过程，包括第一个阶段的等压膨胀阶段和整个动力学过程；然后，探讨激光、超声和光声相对相位等关键参数对整个光声空化泡动力学过程的影响；最后，探讨激光、超声和光声相对相位等关键参数对光声空化泡最大半径的影响。

1. 等压膨胀阶段

由图 12.4 可知，由于光声空化核在光声共焦体积内形成后，空化核周围液体为高温液体，汽液界面的相变可保证空化泡内蒸汽压 p_v 保持恒定，因此光声空化泡动力学的初始阶段为等压膨胀阶段。图 12.16 表示了在激光波长 $\lambda = 532$ nm、激光脉冲持续时间 $\tau_L = 3$ ns、数值孔径 NA = 1.3、激光辐照度 $I = 2.2192 \times 10^{10}$ W/cm²、超声幅值 $P_A = 1$ MPa 和光声相对相位 $\varphi = \pi$ 的条件下，光声空化泡等压膨胀阶段的动力学过程。下文中如无特殊说明，则参数数值与上述参数相同。由图 12.16 可知，在空化泡等压膨胀的初始阶段空化泡半径较小时，空化泡膨胀增大的速率较慢，这是因为空化泡半径较小时，液体表面张力导致向空化泡内部的拉普拉斯压力（$P_{\text{Lap}} = 2\sigma/R$）较大，从而减小了空化泡膨胀速率；然而随着空化泡半径增大，表面张力的作用效果将会越来越小。

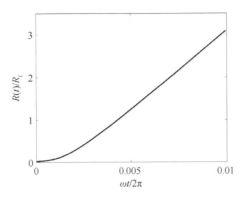

图 12.16　光声空化泡动力学的等压膨胀过程

2. 整个动力学过程

在等压膨胀阶段结束后，光声空化泡动力学过程进入绝热膨胀阶段，图 12.17 表示与图 12.16 相同条件下完整的光声空化泡动力学过程。可以看出，光声空化泡先膨胀到最大半径，然后收缩到最小半径后坍塌，没有反弹发生。因为空化泡等压膨胀阶段结束时，空化泡内部压力大于外部压力，并且此时超声处于负压相，空化泡会在超声作用下进行绝热膨胀。随着空化泡半径变大，空化泡内部压力逐渐减小，且超声声压逐渐增大，因此空化泡膨胀速率减小，直到膨胀速率减小为零，空化泡达到最大半径，然后开始收缩。由于超声正压的作用，空化泡收缩速率逐渐增大，直到达到最小半径，并发生空化泡溃灭而没有空化泡反弹现象出现。

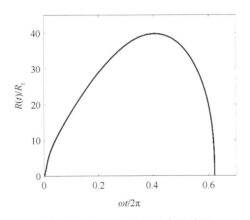

图 12.17　光声空化泡动力学过程

12.4.2　激光辐照度对光声空化泡动力学过程的影响

由于激光可诱导液体升温，因此激光辐照度可影响激光焦点体积内高温液体的温度 T_l，由公式（12.35）和公式（12.37）可知，激光辐照度可影响光声空化泡内部的压力

p_b。另外，由于液体表面张力σ_∞与温度密切相关，因此激光辐照度可影响激光焦点体积内液体的表面张力。由描述光声空化泡的动力学的公式（12.36）可知，激光辐照度将影响光声空化泡的动力学过程。图 12.18（a）和（b）分别表示了不同激光辐照度下光声空化泡的等压膨胀和整个动力学过程。由图12.18（a）可知激光辐照度增大，有利于光声空化泡膨胀，因为随着激光辐照度增大，激光导致焦点体积内液体温度T_1增大，从而导致等压膨胀阶段空化泡内压力 p_b 增大且液体表面张力σ_∞减小，最终有利于光声空化泡的膨胀。由于激光导致液体升温过程被限制在激光焦点体积内，因此对于空化泡第二阶段的绝热膨胀过程，激光辐照度的改变只影响其初始条件，即空化泡开始绝热膨胀阶段时内部的初始压力和空化泡的初始速度，其对空化泡第二阶段的绝热膨胀过程影响较小，如图 12.18（b）所示。

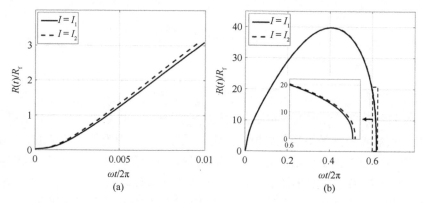

图 12.18   不同激光辐照度下光声空化泡动力学过程

12.4.3   超声幅值对光声空化泡动力学过程的影响

图 12.19 表示了不同超声幅值 P_A 条件下光声空化泡的等压膨胀和整个动力学过程。由图 12.19 可知：随着超声幅值增大，光声空化泡的等压膨胀速度增大；对于整个动力学过程，光声空化泡的最大半径随着超声幅值增大而显著增大，而空化泡存活时间随着超声幅值增大而稍有增大。由公式（12.36）可知，超声负压有利于空化泡

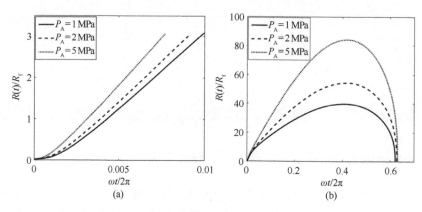

图 12.19   不同声压下光声空化泡动力学过程

膨胀,而超声正压将导致空化泡收缩,当超声幅值越大,其作用效应越明显。相比之下,超声对第一阶段等压膨胀阶段影响较小,因为该阶段的持续时间远远小于空化泡的存活时间。

12.4.4　光声相对相位对光声空化泡动力学过程的影响

上文研究了激光作用于超声负压最大时($\varphi = \pi$),光声空化泡的动力学过程及激光辐照度和超声幅值对该过程的影响,发现超声幅值相比于激光辐照度,可显著影响光声空化泡的整个动力学过程。光声相对相位φ可决定光声空化核形成时超声的相位,将影响空化泡后续动力学过程中作用的声压压力,进一步影响光声空化泡动力学过程。图 12.20 表示了相同激光辐照度下($I = I_3$),4 个特征超声相位($\varphi = 0$,$\pi/2$,π,$3\pi/2$)对光声空化泡的等压膨胀和整个动力学过程的影响。对于等压膨胀阶段,在$\varphi = \pi$时,光声空化泡的膨胀速度最大;而$\varphi = 0$时,光声空化泡的膨胀速度最小,这是因为$\varphi = \pi$对应超声声压最小(负压),而$\varphi = 0$对应超声声压最大(正压);当$\varphi = \pi/2$和$\varphi = 3\pi/2$时,空化泡的等压膨胀速率几乎没有差别,但是局部放大后发现,$\varphi = \pi/2$条件下空化泡膨胀速率稍微大于$\varphi = 3\pi/2$时,因为$\varphi = \pi/2$和$3\pi/2$对应的超声声压相等,但是$\varphi = \pi/2$之后的超声声压(负压)小于$\varphi = 3\pi/2$之后的超声声压(正压)。对于整个动力学过程,如图 12.20(b)所示,光声超声相位φ显著影响光声空化泡动力学过程。当$\varphi = \pi/2$和$\varphi = \pi$时,作用在空化泡上的后续超声声压先为负压,然后为正压,因此空化泡先急速膨胀,达到最大半径,然后空化泡在正压作用下收缩至最小半径,最后空化泡发生坍塌。然而当$\varphi = 0$和$\varphi = 3\pi/2$时,作用在空化泡上的声压先为正压,然后是负压,但是由于第一阶段等压膨胀阶段提供第二阶段绝热膨胀阶段较大的初始速度,所以空化泡会先膨胀然后收缩,由于空化泡第一次膨胀的最大半径较小,空化泡收缩速度较小,空化泡未坍塌而是发生反弹,如此重复直到超声负压作用于空化泡后,导致空化泡急速膨胀到最大半径,然后收缩最小半径并发生坍塌。由图 12.20 得知光声相对相位显著影响光声空化泡的动力学过程,不仅影响空化泡最大半径,而且影响空化泡的振动特性。下面将详细研究光声相对相位对光声空化泡第一次最大半径$R_{\max 1}$和最大半径$R_{\max}$的影响。

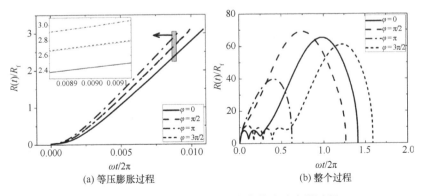

图 12.20　不同光声相位下光声空化泡动力学过程

12.4.5 光声相对相位对光声空化泡最大半径的影响

图 12.21 表示了两种激光辐照度下，不同光声相对相位对光声空化泡动力学过程中第一次最大半径 $R_{\text{max}1}$ 和最大半径 R_{max} 的影响。由图 12.21 可知，当激光辐照度较小时（$I = I_1$），光声空化泡只有在光声相对相位 φ 接近 π 时 $R_{\text{max}1}$ 较大，其他相位条件下为零。这是因为在 φ 接近 π 的相位条件下超声声压较小，而光声空化成核的激光辐照度阈值随着声压减小而减小，因此只有在光声相对相位 φ 接近 π/2 时发生光声空化成核。当激光辐照度较大时（$I = I_3$），光声空化成核可在所有光声相对相位下发生。由图 12.21 可知，$R_{\text{max}1}$ 随着光声相对相位 φ 增大而增大，直到 $\varphi = \pi/2$ 时达到最大值，然后随着 φ 增大而减小。$R_{\text{max}1}$ 在 $\varphi = 0.28\pi$ 时显著增加，在此之后光声空化泡没有初始振荡过程，因为第一次最大半径 $R_{\text{max}1}$ 和最大半径 R_{max} 相等。R_{max} 在 $\varphi = 1.41\pi$ 时显著增加，并且在此之后光声空化泡重新出现初始振荡过程。另外，从图 12.21 中可观察到 $R_{\text{max}1}$ 和 R_{max} 都在 $\varphi = \pi/2$ 时达到最大值，这是因为该条件下超声负压作用于光声空化泡时间最长且没有初始的超声正压。但是由光声空化成核理论可知，光声空化成核阈值在 $\varphi = \pi$ 时最小，综合考虑较小的光声空化成核阈值和形成较大的光声空化泡，我们选择 $\varphi = 3\pi/4$ 作为后续仿真计算光声空化过程中的光声相对相位。在此条件下，光声空化泡没有初始振荡，所以 $R_{\text{max}1} = R_{\text{max}}$。

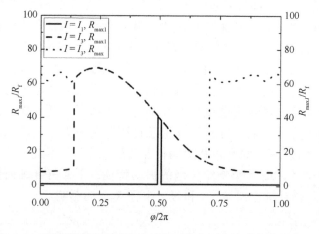

图 12.21 不同激光辐照度和光声相对相位下光声空化泡最大半径

12.4.6 数值孔径对光声空化泡最大半径的影响

图 12.22 表示了不同激光聚焦物镜的数值孔径 NA 对光声空化泡最大半径的影响。图 12.22 中显示光声空化泡最大半径随着数值孔径增大而减小。分析可知：数值孔径可直接影响激光焦点体积的大小，数值孔径越大激光焦点体积越小，所以第二阶段绝热膨胀过程的初始半径随着数值孔径增大而减小，最终导致空化泡最大半径随着数值孔径增大而减小。

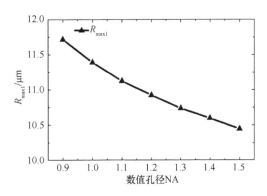

图 12.22　光声空化泡第一个最大半径随数值孔径的变化关系

12.4.7　超声声压对光声空化泡最大半径的影响

图 12.23 表示了不同声压条件下,光声空化泡第一次最大半径 R_{max1} 随激光辐照度的变化关系。在激光辐照度较小时 $R_{max1} = 0$,因为光声空化成核阈值条件未达到,所以没有形成光声空化核;随着激光辐照度增大,R_{max1} 急速增大,然后基本稳定在一恒定值。这说明了激光辐照度可显著影响光声空化的成核过程,但是对光声空化泡动力学过程影响较小,该结果与图 12.18 所示结果一致。

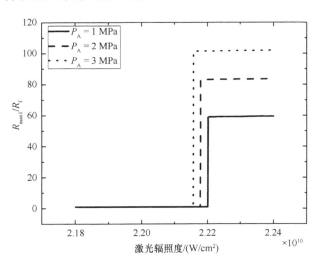

图 12.23　不同声压下,光声空化泡第一个最大半径随激光辐照度的变化关系

12.5　本 章 小 结

本章针对纯液体中的光声空化成核和动力学过程,通过建立光声空化物理过程的三阶段模型,利用数值计算方法对光声空化的成核过程和空化泡的动力学过程进行了仿真计算,并探讨了激光、超声和光声相对相位等关键参数对光声空化过程的影响。光声空化物理过程的三个阶段模型包括:①激光诱导等离子体形成和液体升温的过程;②液体在高温和超声负压条件下形成空化核的过程;③空化核成长为空化泡,并在超声作用下

的动力学过程。本章首先通过自由电子密度速率方程和等离子体吸收激光能量的模型，描述了激光诱导液体水的升温过程，得到了在不同辐照度的激光作用下液体水的温升ΔT随时间的变化关系，建立了液体水的温升ΔT与激光辐照度的对应关系；然后利用尺度函数对经典成核理论进行修正，描述了光声空化的成核过程，研究了激光和超声参数对光声空化核临界半径r^*和成核率J的影响，并通过成核概率$\Sigma = 50\%$确定了光声空化、声空化、激光空化三种空化模式的空化阈值，验证了光声空化的确可降低空化阈值，阐明了激光和超声的协同作用能够降低空化成核阈值的内在机制，随后进一步探讨了激光脉冲持续时间τ_L和数值孔径 NA 对光声空化成核阈值的影响；最后建立了光声空化动力学过程的两阶段模型，并通过 Rayleigh-Plesset 方程描述了光声空化泡的动力学过程，探讨了激光、超声和光声相对相位等关键参数对光声空化泡动力学过程的影响。

主要参考文献

徐峥, 许坚毅, 刘晓峻. 2010. 声光协同作用下金纳米颗粒表面空化泡的动力学研究. 声学学报, (1): 14-18.

Akhatov I, Lindau O, Topolnikov A, et al. 2001. Collapse and rebound of a laser-induced cavitation bubble. Physics of Fluids (1994-present), 13(10): 2805-2819.

Avedisian C T. 1985. The homogeneous nucleation limits of liquids. Journal of Physical and Chemical Reference Data, 14(3): 695-729.

Blander M, Katz J L. 1975. Bubble nucleation in liquids. AIChE Journal, 21(5): 833-848.

Byun K T, Kwak H Y. 2004. A model of laser-induced cavitation. Japanese Journal of Applied Physics, 43(2R): 621.

Cui H, Zhang T, Yang X. 2013. Laser-enhanced cavitation during high intensity focused ultrasound: An in vivo study. Applied Physics Letters, 102(13): 133702.

Delale C F, Hruby J, Marsik F. 2003. Homogeneous bubble nucleation in liquids: The classical theory revisited. The Journal of Chemical Physics, 118(2): 792-806.

Docchio F. 1988. Lifetimes of plasmas induced in liquids and ocular media by single Nd: YAG laser pulses of different duration. EPL (Europhysics Letters), 6(5): 407.

Feng Y, Qin D, Wan M. 2015. Laser-Induced Cavitation and Photoacoustic Cavitation. Cavitation in Biomedicine. Netherlands: Springer: 401-455.

Gerold B, Kotopoulis S, McDougall C, et al. 2011. Laser-nucleated acoustic cavitation in focused ultrasound. Review of Scientific Instruments, 82(4): 044902.

Gilmore F R. 1952. The growth or collapse of a spherical bubble in a viscous compressible liquid. California Institute of Technology, 26: 1-40.

Hall L. 1948. The origin of ultrasonic absorption in water. Physical Review, 73(7): 775.

Hillert M. 1999. Phase equilibria, phase diagrams and phase transformations: their thermodynamic basis: Zeitschrift Für Physikalische Chemie, 211(Part 2): 227-228.

Ju H, Roy RA, Murray T W. 2013. Gold nanoparticle targeted photoacoustic cavitation for potential deep tissue imaging and therapy. Biomedical Optics Express, 4(1): 66-76.

Kashchiev D. 2003. Thermodynamically consistent description of the work to form a nucleus of any size. The Journal of Chemical Physics, 118(4): 1837-1851.

Keldysh L. 1965. Ionization in the field of a strong electromagnetic wave. The Journal of Experimental and Theoretical Physics, 47.

Keller J B, Miksis M. 1980. Bubble oscillations of large amplitude. The Journal of the Acoustical Society of America, 68(2): 628-633.

Kennedy P K, Boppart S A, Hammer D X, et al. 1995. A first-order model for computation of laser-induced breakdown thresholds in ocular and aqueous media. II. Comparison to experiment. IEEE Journal of Quantum Electronics, 31(12): 2250-2257.

Kennedy P K. 1995. A first-order model for computation of laser-induced breakdown thresholds in ocular and aqueous media. I. Theory. IEEE Journal of Quantum Electronics, 31(12): 2241-2249.

Krasovitski B, Kislev H, Kimmel E. 2007. Modeling photothermal and acoustical induced microbubble generation and growth. Ultrasonics, 47(1): 90-101.

Kusaka I. 2003. A scaling function of nucleation barrier based on the diffuse interface theory. The Journal of Chemical Physics, 119(3): 1808-1812.

Lindau O, Lauterborn W. 2003. Cinematographic observation of the collapse and rebound of a laser-produced cavitation bubble near a wall. Journal of Fluid Mechanics, 479: 327-348.

Noack J, Vogel A. 1999. Laser-induced plasma formation in water at nanosecond to femtosecond time scales: calculation of thresholds, absorption coefficients, and energy density. IEEE Journal of Quantum Electronics, 35(8): 1156-1167.

Plesset M S, Prosperetti A. 1977. Bubble dynamics and cavitation. Annual Review of Fluid Mechanics, 9(1): 145-185.

Punnathanam S, Corti D S. 2002. Homogeneous bubble nucleation in stretched fluids: Cavity formation in the superheated Lennard-Jones liquid. Industrial & Engineering Chemistry Research, 41(5): 1113-1121.

Qin D, Feng Y, Wan M. 2015. Modeling photoacoustic cavitation nucleation and bubble dynamics with modified classical nucleation theory. The Journal of the Acoustical Society of America, 138(3): 1282-1289.

Rayleigh L. 1917. On the pressure developed in a liquid during the collapse of a spherical cavity. The London, Edinburgh, and Dublin Philosophical Magazine and Journal of Science, 34(200): 94-98.

Sacchi C. 1991. Laser-induced electric breakdown in water. JOSA B, 8(2): 337-345.

Vogel A, Busch S, Parlitz U. 1996. Shock wave emission and cavitation bubble generation by picosecond and nanosecond optical breakdown in water. The Journal of the Acoustical Society of America, 100(1): 148-165.

Wu T, Farny C H, Roy R A, et al. 2011. Modeling cavitation nucleation from laser-illuminated nanoparticles subjected to acoustic stress. The Journal of the Acoustical Society of America, 130(5): 3252-3263.